医古文学习考试指南

主　编　魏飞跃　张炳填

副主编　文乐兮　黄海波　熊德梁

　　　　王建新　葛晓舒

中南大学出版社
www.csupress.com.cn

图书在版编目(CIP)数据

医古文学习考试指南 / 魏飞跃,张炳填主编.

—长沙:中南大学出版社,2015.11

ISBN 978-7-5487-1909-0

Ⅰ. ①医… Ⅱ. ①魏… ②张… Ⅲ. ①医古文—中医学院—教学参考资料 Ⅳ. ①R2

中国版本图书馆CIP数据核字(2015)第 205901 号

医古文学习考试指南

魏飞跃　张炳填　主编

□ 责任编辑	张宪安　孙娟娟	
□ 责任印制	易建国	
□ 出版发行	中南大学出版社	
	社址:长沙市麓山南路	邮编:410083
	发行科电话:0731-88876770	传真:0731-88710482
□ 印　　装	湖南省人大常委会机关印刷厂	

□ 开　　本	787×1092　1/16	□ 印张 16	□ 字数 356 千字	□ 插页
□ 版　　次	2016 年 1 月第 1 版		□2016 年 1 月第 1 次印刷	
□ 书　　号	ISBN 978-7-5487-1909-0			
□ 定　　价	48.00 元			

《医古文学习考试指南》编委会

主　编　魏飞跃　张炳填

副主编　文乐兮　黄海波　熊德梁　王建新　葛晓舒

编　委（以姓氏笔画为序）

王建新	湖南中医药大学
文乐兮	湖南中医药大学
刘庆林	湖南中医药高等专科学校
许新晖	江西中医药大学
杨宏宝	广西中医药大学
李鑫辉	湖南中医药大学
张炳填	湖南中医药大学
易亚乔	湖南中医药大学
周　曦	湖南中医药大学
赵　钊	湖南中医药大学
聂绍通	湖南中医药高等专科学校
黄海波	广西中医药大学
曾晓进	湖南中医药大学
葛晓舒	湖南中医药大学
蔡　莹	湖南中医药大学
熊德梁	江西中医药大学
魏一苇	湖南中医药大学
魏飞跃	湖南中医药大学

内容提要

本书围绕课程目的,根据普通高等教育中医药类规划教材《医古文》编写。分基础知识、阅读文选、综合练习、模拟试卷四个部分。

基础知识部分重点介绍有助于提高阅读理解水平,增强应试能力的基本概念、基本知识与基本技能,提纲挈领,简明扼要。

阅读文选部分以从五版教材和其后各版规划教材中精选的五十篇文章作为正式篇目。为方便读者阅读理解,每篇正文以繁体字排列,特设[重点内容精选][重点内容译文][重点字词诠释]三大部分。重点字、词相应参考答案排列于每题右侧,以方便读者遮掩右幅以自我测试及核对;其习题保留其在文中繁体或异写体原貌,参考答案则采用规范简体书写。对学习理解有着极大帮助作用。正式篇目之外,附有历版规划教材部分传统篇目的重点原文和译文,旨在适应不同地区及不同类型或不同层次的读者需求。

综合练习部分设计了繁简字交换题、A 型选择题、X 型选择题、填空题、成语简释题、阅读理解题等六种题型,不但是对[重点字词诠释]题型的补充,更是对[重点字词诠释]所没有涵盖的重点内容的凝练与强化。

模拟试卷部分附录了用以适应不同层次不同类型考生的试卷,并附参考答案于后,可供本科生、研究生医古文考试、医古文积称晋升考试、专业技术资格考试、自学考试复习迎考时阅读参考。

前　言

　　《医古文》是高等院校中医药类专业学生和中医药从业人员研读中医药古籍,藉以登堂入室的重要基础工具课程,以提高阅读理解中医药古籍能力为其主要目的,有利于为阅读中医药古籍,汲取精华,振兴中医药事业奠定坚实基础。

　　本书围绕课程目的,基于读者需求,根据普通高等教育中医药类规划教材《医古文》编写。分基础知识、阅读文选、综合练习、模拟试卷四个部分。

　　基础知识部分重点介绍有助于提高阅读理解水平,增强应试能力的基本概念、基本知识与基本技能,提纲挈领,简明扼要。

　　阅读文选部分以从五版教材和其后各版规划教材中精选的五十篇文章作为正式篇目。为方便读者阅读理解,每篇正文以繁体字排列,特设[重点内容精选][重点内容译文][重点字词诠释]三大部分。重点字、词相应参考答案排列于每题右侧,以方便读者遮掩右幅以自我测试及核对;其习题保留其在文中繁体或异写体原貌,参考答案则采用规范简体书写。对学习理解有着极大帮助作用。正式篇目之外,附有历版规划教材部分传统篇目的重点原文和译文,旨在适应不同地区及不同类型或不同层次的读者需求。

　　综合练习部分设计了繁简字交换题、A型选择题、X型选择题、填空题、成语简释题、阅读理解题等六种题型,不但是对[重点字词诠释]题型的补充,更是对[重点字词诠释]所没有涵盖的重点内容的凝练与强化。

　　模拟试卷部分附录了用以适应不同层次不同类型考生的试卷,并附参考答案于后,可供各类读者复习迎考时参考。

　　本书编写以方便读者自学,提高学习效率,增强应试能力为初衷,故内容以简要、实用为基本特点。既可作为中医药临床和科研人员参加职称考试的复习资料,也是高等中医药院校中医、中药、针灸、骨伤、中西医结合等各专业学生及成人教育各类学生学习考试指导用书。

　　本书由湖南中医药大学、江西中医药大学、广西中医药大学、湖南中医药高等专科学校从事医古文教学与研究的资深专家教授们携手合力打造而成,具有很强的实用性和可读性,对于《医古文》的学习、考试有很大的指导与帮助。但由于编写时间仓促,纰漏在所难免,恳请读者指正。

魏飞跃　张炳填

于湖南中医药大学

目　　录

第一部分　基础知识 ……………………………………………… （1）

一、工具书提要 ………………………………………………… （1）

二、汉字提要 …………………………………………………… （2）

三、词义提要 …………………………………………………… （3）

四、句读提要 …………………………………………………… （5）

五、今译提要 …………………………………………………… （6）

第二部分　阅读文选 ……………………………………………… （8）

一、医师章 ……………………………………………………… （8）

二、秦医缓和 …………………………………………………… （9）

三、宝命全形论 ………………………………………………… （10）

四、《素问》三则 ……………………………………………… （11）

五、《素问》注文四则 ………………………………………… （12）

六、《素问》校记四则 ………………………………………… （14）

七、尽数 ………………………………………………………… （15）

八、楚惠王吞蛭辨 ……………………………………………… （16）

九、扁鹊仓公列传 ……………………………………………… （17）

十、华佗传 ……………………………………………………… （20）

十一、郭玉传 …………………………………………………… （22）

十二、皇甫谧传 ………………………………………………… （23）

十三、孙思邈传 ………………………………………………… （25）

十四、东垣老人传 ……………………………………………… （27）

十五、丹溪翁传 ………………………………………………… （28）

十六、李时珍传 ………………………………………………… （31）

十七、明处士江民莹墓志铭 …………………………………… （32）

附　钱仲阳传 …………………………………………… （33）

　　徐灵胎先生传 …………………………………… （34）

十八、养生论 …………………………………………………… （35）

十九、与崔连州论石钟乳书 …………………………………… （37）

二十、赠医师葛某序 …………………………………………… （39）

二十一、赠医师何子才序 ……………………………………… （41）

二十二、与薛寿鱼书 …………………………… (42)

　附　赠贾思诚序 …………………………… (43)

二十三、大医精诚 …………………………… (44)

二十四、不失人情论 ………………………… (46)

二十五、病家两要说 ………………………… (48)

二十六、小儿则总论 ………………………… (50)

二十七、方论三则 …………………………… (52)

二十八、用药如用兵论 ……………………… (53)

二十九、秋燥论 ……………………………… (55)

三十、诸医论 ………………………………… (56)

三十一、六名师传论 ………………………… (57)

三十二、诸家得失策 ………………………… (59)

　附　元气存亡论 …………………………… (60)

　　　汗下吐三法该尽治病诠 ……………… (61)

三十三、《汉书·艺文志》序及方技略 ……… (62)

三十四、《伤寒论》序 ……………………… (64)

三十五、《脉经》序 ………………………… (66)

三十六、《甲乙经》序 ……………………… (68)

三十七、《新修本草》序 …………………… (69)

三十八、《黄帝内经素问注》序 …………… (71)

三十九、《外台秘要》序 …………………… (74)

四十、《本草纲目》原序 …………………… (75)

四十一、《类经》序 ………………………… (77)

四十二、《串雅》序 ………………………… (80)

四十三、《温病条辨》叙 …………………… (82)

四十四、医书提要三则 ……………………… (85)

四十五、医案三则 …………………………… (86)

　附　医案 …………………………………… (88)

四十六、医话三则 …………………………… (89)

四十七、鉴药 ………………………………… (91)

四十八、鼻对 ………………………………… (94)

四十九、医俗亭记 …………………………… (96)

五十、医事笔记六则 ………………………… (97)

第三部分　综合练习 ………………………… (100)

一、繁简字交换题 …………………………… (100)

二、A 型选择题 ……………………………… (101)

三、X 型选择题 ……………………………… (124)

四、填空题 …………………………………………………………… （142）

五、成语简释题及答案 ……………………………………………… （154）

六、阅读理解题 ……………………………………………………… （158）

  （一）标点注释翻译题 …………………………………………… （128）

  （二）阅读分析题 ………………………………………………… （167）

第四部分　模拟试卷 …………………………………………… （174）

一、本科医古文考试试卷 …………………………………………… （174）

  （一）湖南中医药大学《医古文》考试试卷 …………………… （174）

  （二）湖南中医药大学《医古文》考试试卷 …………………… （180）

  （三）江西中医药大学《医古文》考试试卷 …………………… （186）

  （四）江西中医药大学《医古文》考试试卷 …………………… （192）

  （五）广西中医药大学《医古文》考试试卷 …………………… （198）

  （六）广西中医药大学《医古文》考试试卷 …………………… （201）

二、成人教育《医古文》考试试卷 ………………………………… （204）

  （一）湖南中医药大学 2006 年《医古文》考试试卷 ………… （204）

  （二）湖南中医药大学 2006 年《医古文》考试试卷 ………… （209）

  （三）广西中医学药大学《医古文》考试试卷 ………………… （214）

  （四）广西中医学药大学《医古文》考试试卷 ………………… （219）

三、职称考试医古文试卷 …………………………………………… （223）

  （一）湖南（A 级，2008 年） …………………………………… （223）

  （二）湖南（B 级，2007 年） …………………………………… （228）

  （三）湖南（C 级，2007 年） …………………………………… （233）

  （四）江西（A、B 级合卷，2007 年） ………………………… （238）

  （五）江西（A、B 级合卷，2010 年） ………………………… （241）

第一部分 基础知识

一、工具书提要

工具书是为满足人们质疑求知的需要，采用一定编排形式和查检方法进行编写，供人们迅速查检某方面的基本知识和资料线索的书。

因此，为了事半功倍地使用工具书，在使用工具书前，首先要了解各种类型工具书的内容、性质和用途，以便根据所查内容正确选择最合适的工具书。

查检字的工具书主要是《汉语大字典》，也可使用《说文解字》《康熙字典》等。

查检词(含字)的工具书主要是《辞源》《汉语大词典》，也可使用《辞海》等。

查检中医字词的工具书主要是《中国医学大辞典》《中国药学大辞典》和《中医大辞典》《中药大辞典》等。

查检中医文献的工具书主要是《中医图书联合目录》《中国医籍考》《医学史论文资料索引》《中药研究资料索引》等。

其次，要了解它的编排体例和优缺点，要把它的《序》《前言》《说明》《凡例》《附录》等仔细阅读，如有《补遗》《勘误》等，也要充分利用；再次是要了解它的检索方法。

工具书的编排方法一般为部首编排法、拼音字母编排法和笔画编排法。其中部首编排法为工具书特别是大中型辞书所常用的方法。对于按照部首编排法编排的工具书，首先必须知道该书有哪些部首，熟悉其部首表，大致了解部首的次序。其次要判断所查检的字属于哪一部首。欲判断部首，必须具有"六书"的常识(《说文》《康熙字典》《中华大字典》《辞源》等尤其如此)。如：羊、鼠、隹、页等，是象形字，属于独体字，大多作为部首。小、十、八等，为指事字，也属于独体字，唯所表示的意义比较抽象，这一类字亦常直接做部首。但指事字中有一部分是在象形字的基础上加指示性的符号，查时除去外加的符号，象形字那一部分就是部首，如"本""末""朱"等找木部，"天""夫"等找大部。若为合体，则要分析它是由哪几部分组成。会意字是会合两个或两个以上的形符表示新字的意义。其中用作部首的，只有如老、麻、黍等很少几个；其他绝大多数，要分析它由哪几部分组成，再看其中哪个部分占主要意义，一般将占主要意义的部分作为部首。如"好"，从女从子，归女部；"相"，从目从木，归目部。形声字，其形符就是部首，如"裁"归衣部，"载"归车部，"哉"归口部，"栽"归木部。

二、汉字提要

汉字是记录汉民族语言的符号体系，其形体构造有一定规律可寻。这种构造规律及其使用情况，被前人总结为六条，名曰"六书"。六书中的象形、指事、会意、形声，即汉字的四种结构方法；而转注、假借，则属于利用汉字的方法。

象形，就是根据物体的形状，将物体的轮廓或具有特征的部分描画出来。因此象形字的特点之一是：所表示的一般是有形可象的具体的"物"，故专为一物之名。诸如：自然界的日、月、云、山、水、田、土、石、井、行（háng）、玉、火；动物界的燕、鸟、隹、乌、马、牛、羊、鹿、虎、犬、豕、鼠、鱼、贝、虫、角；植物界的竹、木、禾、屮、来、瓜、果；与人及其形体器官有关的人、女、囟、目、眉、自、耳、口、齿、而、肩、又、手、止、心、肉、毛、胃、吕；被人类日常使用的器物衣、车、舟、斗、臼、巾、糸、网、皿、鼎、缶、鬲、戈、刀、斤、矛、弓、矢、门、户等。象形一类字，有独体象形，如日、月、牛、羊、人等；有合体象形，如：果、胃、眉、肩、齿等。但果、胃、肩、眉，是象形而分别加形符"木""肉""目"，齿则属于象形而另加声符"止"。由于在古文字阶段，若去掉其所加形符或声符，已不能独立成字，故仍应归属独体字。因此，象形字的另一个重要特点是：不能拆分成两个以上可以独立成字的部分。

指事，就是对于那些抽象或不能用笔画表示形象特征的事物，通过指事符号表示或标明它的意义。有的是用纯粹的符号来示意，如上、下、中、丩（纠）、小、一、二、三、亖（四）、五、八、十、厶（私）、凵、亼（集）等。有的是利用已有的象形字再添加指示性符号来表明意义所在，如本、末、朱、刃、寸、叉、天、元、夫、亦（腋）、甘、厷（肱）等。指事字的特点是：其一，所表示的既有抽象的"事"，也有具体的"物"，其"物"一般是局部而非全体。其二，不可拆分成两个以上可以独立成字的部分。

会意，就是把两个或两个以上的字组合在一起，并把它们的字义会合起来，以显现一个新义。会意一类字，有合两字会意者，例如休、林、析、相、杲、杳、步、逐、牧、取、及、灰、即、伐、守、安、武、信、采、初、戍、益、看、鸣、吠、臭、从、比、北、企、秉、多、友、丝、炎、公、炙、好、雀等。有合三字以上而会意者，例如森、众、品、焱、淼、磊、晶、鑫、莫、韦、灥、涉、春、祭、解、暴、寇、寒、泰、爨等。会意字的特点是：其一，既可表示具体的事物，又可表示抽象的概念。其二，可以拆分成两个以上能够独立成字的形体。

形声，就是由形符和声符组合起来，以形符表示事类，声符表示读音。形声字具有表音成分，是它区别于会意字的最大特点。有左形右声者，诸如：江、河、肝、肺、棋、牯、姑、诂、超、赐、理、惟、醒、噫、哕等；有左声右形者，诸如：切、期、胡、雅、教、攻、和、邵、颜等；有上形下声者，诸如：寞、空、景、霖、室、罟、箕等；有上声下形者，诸如：恭、瞽、裳、想、烈、斧、釜、盆、瓮、贡、汞等；有内形外声者，诸如：闷、问、闻、哀、衔、辩、徽、舆、赢等；有内声外形者，诸如：固、裹、衢、衷、阁等；有形在一角者，诸如：修、倏、栽、哉、颖、穀、縢、腾等；有声在一角者，诸如：旗、徒、疴、歸、聽等。

形声字既有表义部分，又有表音功能，能够同时满足以形别义和记录语音两方面的要求，而且具有极强的造字能力，故而成为汉字的主流。

转注和假借（省略）。

汉字的形体演变经历了甲骨文—金文—小篆—隶书—楷书、草书、行书等阶段。其中甲骨文、金文、篆书，由于带有浓厚的图画性而属于古文字；隶书之后的字体由于基本脱离图画性而完全符号化，因而归属今文字。

除了上述书写形体的阶段性演变外，古籍中还普遍地存在文字异写的情况。然则，便有了所谓古今字、通假字、异体字、繁简字的不同概念。对此，我们可以从汉字形、音、义三个要素的角度来认识和区分。

以形体而论，古今字的特点是今字多在古字基础上另加形符（少数为改换偏旁或另造字形者）；通假字则借字与本字之间不要求具有共同点；正、异体字主要表现为彼此形体的差别；繁简字着重在笔画繁复与精简各异。

以读音而论，古今字的古字与今字之间、通假字的借字与本字之间，均具有古音音同或音近的特点；而异体字的正体与异体之间、繁简字的繁体与简体之间，则读音总是完全相同。

以字义而论，古今字的特点是今字往往分担古字众多义项中的一部分字义；通假字则本字与借字之间没有联系；异体字尤其强调正体与异体之间在任何语言环境下意义的完全等同；繁简字虽然绝大多数情况下简体与繁体意义无异，但有一类采用同音替代特殊方法简化的简体字，则兼有自身原有的字义和所代字的字义。

三、词义提要

语音、语法、词汇是语言里的三大要素。常言道："累词以成句，积句而成文"，词语尤其是语言组织的基本单位。词可以是一个字，即所谓单音词；也可以由两个字构成，称为双音词；还可以由三个或三个以上的字组成，叫做多音词。在古代汉语中，单音词最多。

具有多种相关意义的词称为多义词。多义词少则数义，多则可以有几十个意义，但其中只有一个是本义，另外则为引申义。抓住一个词的本义，就像抓住了网罗该词义群的纲，于是对于诸多引申义我们也就有了理解的基础。

所谓词的本义是指这个词语产生时所具有的意义。由于古代以单音词为主，而汉字属于表意体系的文字，造字之初，一般意寓于形，因而在结合文献资料用例的同时分析汉字的形体结构（指甲骨文、金文、篆文的形体），是掌握本义的一个基本方法。例如"斤"的篆文形体像砍树木的斧子，其本义即是"斧"。除了象形字最能反映本义外，指事字、会意字的形体都能贴近本义，形声字的形符则主要反映字的意义范畴。

词语的引申义是指由本义推演而形成的意义。例如"朝"的本义是"早晨"，而由"早晨"义推演而形成的"朝见""朝廷""朝代"等，便是引申。引申义形成的原因，大致可归纳为三种：其一为相似，如"牢"由"兽之栏"引申为同样以栅栏形式为特征的"监狱"。其二为相关，如"兵"由"兵器"引申为"持'兵'之人"，又由"持'兵'之人"，引申为有"持'兵'之人"参与的"战争"。其三为相因，即初始义与引申义两者之间存在因果、条件等逻辑关系。如"写"由"描摹"引申为"审察"，就是基于描摹的前提是审察。

本义和引申义的关系，从疏密程度上来说，主要表现为直接引申和间接引申两个方面。

由本义引申出来的意义，称为直接引申义，这种引申情况便称为直接引申。例如"贱"的本义是"价格低"，引申为"地位低"，这一引申属于直接引申。非由本义引申而从引申义再引申出来的意义，称为间接引申义，这种引申情况则称为间接引申。如"贱"由"地位低"的第一引申义进而引申为"轻视"的第二引申义，这一引申便是间接引申。

引申的一般规律主要表现在两个方面，即由具体义到抽象义，如"簇"的本义是"丛生小竹"，引申为"聚集"；由特定义到一般义，如"牲"的本义是"供祭祀用的全牛"，进而引申泛指供祭祀及食用的家畜，包括牛、羊、马、豕、犬、鸡等。

在词的古今义当中，今义都是由古义演变来的。比较今义与古义，可以发现，其词义范围演变有扩大、缩小和转移三种情况。所谓词义范围扩大，是指古义成了新义外延的一部分，古义包含在今义中，这是词义范围演变的主要现象。如"粉"本义为"傅面者也"，即"化妆用的粉末"，今义则为"凡细末之称"。所谓词义范围缩小，是指新义成了古义外延的一部分，今义包含在古义中。如"丈夫"本来是"成年男子"或"男子"的通称，今义则特指"男性配偶"。所谓词义范围转移是指新义由与原义的某种关联发展而来，但彼此不存在类属关系，所表示的概念内涵有别。如"辩"古义为"治理"，后起义则为"辩论"。

多义现象存在于词语的静止状态，亦即储存状态中；而当词语进入句子，处于活动状态，亦即使用状态时，它就必然受到上下文意的制约而呈现单义性。故而"因文定义"是辨别词语意义的一个重要方法。所谓"文"即上下文，包括词语所在句子或所在段落其他句子的文意。如在"公疾病，求医于秦。秦伯使医缓为之……医至，曰：'疾不可为也'"（《秦医缓和》）中，第一个"为"，述说的是一种行为，义为"诊治、治疗"；第二个"为"，则强调的是结果，义为"治愈"。

其次，可依据对举结构来察辨词语的意义。所谓对举词语，是指处于结构相似的上下两句中同一位置上的词语。由于它们词性一致，词义相同、相反或相类，故可依据其中某一词语的意义推知另一词语的意义。同义对举者，如：在"仲尼没而微言绝，七十子丧而大义乖"中，"没"与"丧"对举，"没"亦为"丧"之义。类义对举者，如：在"是以君子知形恃神以立，神须形以存"中，"须"与"恃"对举，"须"非能愿动词"必须"之义，而是动词"依附"义。反义对举者，如：在"盛盛虚虚，而遗人夭殃；致邪失正，而绝人长命"中，"遗"与"绝"对举，"遗"含"留下"义，"绝"为"断送"义。在其"致邪失正"一句中，"致"与"失"对举，"致"含"招惹"义，"失"为"损伤"义。

其三，如果遇到用今义解释不通的词时，可联想由该词所组成的成语。因为出现在成语中的词一般保留了该词较早期的意义，然则，这一意义或许正是我们所要寻求的。例如欲解"赳赳武夫，公侯干城"中的"干"，成语"大动干戈"中"干"所保留的"盾牌"义或能给人以提示；欲知"今子不务自尤，而维鼻是訾"中的"尤"，成语"怨天尤人"中"尤"所保留的"责怪"义，又可给人以参考。

另外，古代汉语词汇在长期运用过程中，形成诸多用词惯例，因而可以借助这些用词惯例来有助于我们辨别词义。一是某词与某词搭配，便必定具有某义。例如"夷"与"华"或"夏"搭配为"华夷"或"夷夏"，则"夷"必指少数民族。二是有些词语出现在句中某个位置上，就必然具有某一意义或某种用法。例如"诸"用在疑问句句末，便一定为"之乎"义；"云"出现在段末或文末，就一定是语气助词。三是形成诸多固定结构。例如"特……耳"总是"只是……罢了"的意思，其中"特"换成"但""徒""独""第""直"等，"耳"换成"尔""而已"等，任意搭配，皆意义相同；"得无……乎"总是"莫不是……吧"一类意思，其中"无"换成"毋""不""莫""非""勿"等，"乎"换成"欤""耶"等，任意搭配，皆意义相同。

四、句读提要

句读也称为句逗、句投、句度、句断。在语意已尽处断句为"句"，为便于诵读而在语意未尽处断句为"读"。常见的句读符号有点号（包括芝麻点与圆点）、圈号与钩勒号。点号和圈号一般用以表明语句意义之已完或未完（古书直行书写，点在字旁的表示"句"，说明语意已尽；点在字下的表示"读"，说明语意未尽）。钩勒号大多用以标志段落和章节的划分。

要准确无误地给古代医书句读，应具备古汉语、中医药与文史等各方面的知识。在努力充实这些知识的同时，应注意以下问题：

一是弄清文意。这是得以正确句读的根本所在。其步骤一般有三：首先，认真阅读，联系上下文反复思考，基本剖明层次；继而在大体把握文意的前提下，尝试进行初步句读；最后重新审阅所读之文：倘意义明白，文句通畅，便反映大致无误；若意义出格，前后矛盾，就说明必有差错，宜逐一辨识，予以纠正。

二是利用虚词。有些虚词经常用于句首，一般可在其前句读；有些虚词往往用于句尾，通常可在其后句读。但必须注意可能出现的例外现象。

三是分析句式。由于对偶具有句式对称、排比具有句式整齐的特点，因而可藉以作为句读的依据。

四是借助韵脚。凡属于韵文，例如诗、词、曲、歌诀乃至散文中的有韵之文，一般为隔句押韵，也有逐句押韵者，都可借助韵脚句读。

五、今译提要

今译的标准是"信、达、雅"，即准确、通顺、优美。在这三条中，准确是第一位的。

今译有直译和意译两种类型。直译要求译文与原文的词性、词义、语法结构及逻辑关系一一对应，不任意改动词序和增删文字。对于古代的散文、科学论文及医学文献，一般适宜采用直译的形式。意译以传达原作的精神为目的，可以不受原文词序、语法结构的限制，即不要求与原文保持严格的对应关系。但它同样以"信"为基础，而绝非脱离原文的任意发挥。对古代的韵文，比较适宜采用意译的形式。

今译的方法可具体概括为"对、换、留、删、补、移"六字。其中以"对"和"换"尤为重要，这是进行直译的基本要求。对，就是按原文的词序、结构、句式对应语译，并将原文中的文言单音词对译为相应的以该词作词素的现代双音节词。如："子之所慎，斋战疾"可译为"孔子所慎重对待的事情是：斋戒、战争、疾病。"其中"斋"——斋戒、"战"——战争、"疾"——疾病，都是在原文单音词基础上补一个字而构成的双音词。换，就是把原文中不能或不宜对译的文言词语，替换成意义相同或相近的现代词语。如："予然之，之医所"可译为"我认为他的建议正确，到了医生的住所。"其中"予"替换成"我"；"然"因具有临时性的语法功能——意动功能，而被替换成"认为……正确"；前一个"之"根据上文文意明确为"他的建议"；后一个"之"替换成"到"。留，就是将古今意义相同的基本词、人所共晓的成语典故以及专用名词术语（如书名、人名、官名、度量衡名、方剂名、穴位名、经络名等），直接保留在译文中。如：在"亡如世鲜知十之才士，以阙如为耻，不能举一反三，惟务按图索骥"中，"不能""举一反三""按图索骥"等词组和成语不必他译；在"齐中大夫病龋齿，臣意灸其左手阳明脉，即为苦参汤，日嗽三升，出入五六日，病已"中，"中大夫""龋齿""左手阳明脉""苦参汤""三升""五六日"等，皆可保留。删，主要是删除在句子里没有实际意义的语气助词（包括语首助词、语尾助词）和结构助词、音节助词等。如"粤稽往古，则周有扁鹊之摘《难》"中的句首语气助词"粤"、作为取消句子独立性标志的结构助词"之"，都可删除不译。补，主要是针对原文中存在的语法省略与逻辑省略现象酌情增补相应的词句。语法省略包括主语、谓语、宾语、定语、中心词、介词等因承前、蒙后或习惯而省略。如：在"晋侯梦大厉……公惧，入于室。又坏户"中，"又坏户"一句前，承前省略主语"大厉"；在"故《春秋》分为五，《诗》分为四，《易》有数家之传"中，《春秋》和《诗》两句前，皆蒙后省略动词"传"字。若翻译时不加补充，则会使人不知所云甚至误解。逻辑省略包括隐含省略和跳脱省略。如：在"李防御治嗽得官，传方于下走"中，上下两句之间隐含着因果关系，今译时可通过在下句前加上"是因为……"来体现；在"于是建藏书之策，置写书之官，下及诸子传说，皆充秘府"中，对属于举隅修辞手法的"下及诸子传说"一句，今译时宜将其隐含的"上至经典要籍"一语补充挑明；在"方技者，皆生生之具，王官之一守也"中，"王官之一守也"与前文文意不贯，今译时应补充其跳脱省略的"掌握方技"一语。移，就是将古今有异的语序按照现代汉语的语法规律进行调整。其一，"宾语—动词谓语"语序，应调整为"动词谓语—宾语"结构。如："其何裨之与有"，应按"其有何裨与"的语序翻译。其二，"谓语—主语"语序，应调整为"主语—谓语"结构。如："岑岑周体"，应按"周体岑岑"的语序翻译。其三，"中心词—定语"语序，应调整为"定语—中心词"结构。如："虑此外必有异案良方，可以拯人，可以寿世者……"应按"虑此外必有可以拯人，可以寿世（之）异案良方"的语序翻译。此外，凡遇到在句中作补语的介宾结构，今译时应将其移到谓语之前。如："饮是以上池之水三十日"，应按"以上池之水饮是三十日"的语序翻译。遇到含有互文、分承修辞手法的语句，今译时应依据词句间的意义关联调整词序或语序。如：在"冀乎究尾明首，寻注会经，开发童蒙，宣扬至理而已"中，含有互文修辞手法的"冀乎究尾明首"一句，应按"冀乎究明首尾"的词序翻译；对"肌肤筋骨，有厚薄刚柔之异"一句，则应按"厚薄"上承"肌肤""刚柔"上承"筋骨"的关联结构翻译。

第二部分　阅读文选

一、医师章

[重点内容精选]

醫師掌醫之政令，聚毒藥以共醫事。凡邦之有疾病者、疕瘍者造焉，則使醫分而治之。

以五味、五穀、五藥養其病。以五氣、五聲、五色眂其死生。兩之以九竅之變，參之以九藏之動。

凡療獸病，灌而行之，以節之，以動其氣，觀其所發而養之。凡療獸瘍，灌而劀之，以發其惡，然後藥之，養之，食之。

[重点内容译文]

医师掌管医药的行政措施与法令，聚集储备药物以供应医疗工作的需要。凡是国内有内科、外科疾病的人到他那里，（医师）就分别派遣相应的专科医生进行治疗。

根据五气、五声、五色判断其预后；又根据九窍的变化反复诊察；根据九脏脉象搏动的情况再三诊察。

大凡治疗家畜的内科疾病，要先给病畜灌药并让它走动，同时调节它行走的速度，从而使其气血活动，观察它所表现的病情进行调养。大凡治疗病畜的外伤科疾病，要清洗创口，刮去脓血和腐肉，以便消除其毒气，然后给它敷药，调护它，饲养它。

[重点字词诠释]

（一）**异写字辨认**（请找出下列各句中的古字、通假字、异体字，并写出与其相应的今字、本字、正体字）

1. 醫師掌醫之政令，聚毒藥以共醫事。	共→供	古今字
2. 十全爲上，十失一次之。	全→痊	古今字
3. 食醫掌和王之六食、六飲、六膳、百羞、百醬、八珍之齊。	羞→饈	古今字
	齊→劑	古今字
4. 以五氣、五聲、五色眂其死生。	眂→視	异体字
5. 凡君子之食恒放焉。	放→仿	通假字
6. 冬時有漱上氣疾。	漱→嗽	通假字
7. 瘍醫掌腫瘍、潰瘍、金瘍、折瘍之祝藥、劀殺之齊。	祝→注	通假字
	劀→刮	古今字

齊→剂　　古今字

（二）常用词解释

1．凡邦之有疾病者、疕瘍者造焉，則使醫分而治之。　　造：到……去。

2．歲終則稽其醫事，以制其食。　　稽：考察；考核。

3．食醫掌和王之六食、六飲。　　和：调和。

4．凡會膳食之宜，牛宜稌。　　會：配合。

5．兩之以九竅之變，參之以九藏之動。　　參：再三诊察。

二、秦医缓和

[重点内容精选]

公覺，召桑田巫。巫言如夢。公曰：“何如？”曰：“不食新矣。”

未至，公夢疾爲二豎子，曰：“彼良醫也。懼傷我，焉逃之？”其一曰：“居肓之上，膏之下，若我何？”

六月丙午，晉侯欲麥，使甸人獻麥，饋人爲之。召桑田巫，示而殺之。將食，張，如廁，陷而卒。

先王之樂，所以節百事也，故有五節。遲速本末以相及，中聲以降。五降之後，不容彈矣。於是有煩手淫聲，慆堙心耳，乃忘平和，君子弗聽也。

趙孟曰：“誰當良臣？”對曰：“主是謂矣。主相晉國，於今八年，晉國無亂，諸侯無闕，可謂良矣。”

[重点内容译文]

晋景公被惊醒，召来桑田巫人，巫人所说的和晋景公所梦见的一样。晋景公问道：“吉凶怎样？”巫人回答道：“您恐怕吃不到新收的麦子了。”

医缓还没有到达时，晋景公梦见所患的“病”变成了两个小孩，（其中一个）说：“他是个高明的医生。恐怕会要伤害我们，怎么躲避他呢？”其中另外一个说：“躲在肓的上边，膏的下边，他能把我们怎么样？”

六月丙午日，晋景公想要尝新麦，就命令主管公田的官员献来，又吩咐厨师烹制。随后召来桑田巫人，将烹制好的麦食指给他看并杀了他。（接下来）正要进食时，晋景公忽然感到腹部胀满，于是便去上厕所，最后中气下陷而死。

前代圣王的音乐，就是用来节制各种事情的规范，故有宫、商、角、徵、羽五声之节奏。（五声）或慢或快，有始有终地递相连接，调和而成中正和谐之声，（临近曲终）逐渐减弱，五声都减弱后，就不允许再弹奏了。（这时如果再弹奏，）就会出现繁复混杂的手法和浮靡不正之声，使人心志淫乱，使耳际填塞（不正之声），就会丧失平和之性，君子是不听这种声调的。

赵孟问道：“谁算得上良臣？”（医和）回答：“说的就是您。您辅佐（国君治理）

晋国，到现在已经八年，晋国国内没有动乱，与各诸侯国交往没有缺失，是故可以称得上良臣。"

[重点字词诠释]

（一）异写字辨认（请找出下列各句中的古字、通假字、异体字，并写出与其相应的今字、本字、正体字）

1. 晉侯夢大厲，被髮及地，搏膺而踴。　　　　　被→披　古今字
2. 將食，張，如廁，陷而卒。　　　　　　　　張→脹　古今字
3. 分爲四時，序爲五節，過則爲菑。　　　　　菑→災　异体字
4. 晉國無亂，諸侯無闕，可謂良矣。　　　　　闕→缺　通假字

（二）常用词解释

1. 晉侯夢大厲，被髮及地，搏膺而踴。

厲：恶鬼。

搏：拍打。

膺：胸。

踴：跳跃。

2. 公懼，入於室，又壞戶。　　　　　戶：单扇的门。

3. 公覺，召桑田巫。　　　　　　　　覺：睡醒。

4. 將食，張，如廁，陷而卒。　　　　如：前往。

卒：死亡。

5. 及日中，負晉侯出諸廁。　　　　　負：背。

諸：于。

6. 於是有煩手淫聲，慆堙心耳。　　　慆：使……淫乱。

堙：使……充塞（不正之声）。

三、宝命全形论

[重点内容精选]

夫鹽之味鹹者，其氣令器津泄；絃絕者，其音嘶敗；木敷者，其葉發；病深者，其聲噦。人有此三者，是謂壞府，毒藥無治，短鍼無取。

若夫法天則地，隨應而動，和之者若響，隨之者若影，道無鬼神，獨來獨往。

[重点内容译文]

比如盐味是咸的，当贮藏在器具中的时候，它的津液就会渗泄到器皿之外；琴弦将要断绝的时候，它的声音就会嘶哑刺耳；腐朽的树木，其枝叶就容易萎谢；人在疾病深重的时候，就会产生呃逆。人要是有了这样的现象，说明脏腑之气已有严重损伤，药物和针灸都失去治疗作用。

若能按照天地阴阳的道理，随机应变，那么疗效就能如响之应，如影随形。医学

的道理并没有什么神秘，只要懂得这些道理，就能运用自如了。

[重点字词诠释]

（一）异写字辨认（找出下列各句中的古字、通假字、异体字，并写出与其相应的今字、本字、正体字）

1. 絃絕者，其音嘶敗。　　　　　　　　　　　　　絃→弦　　异体字
2. 木敷者，其葉發。　　　　　　　　　　　　　　發→廢　　通假字
3. 三曰知毒藥爲真。　　　　　　　　　　　　　　爲→偽　　通假字
4. 衆脈弗聞。　　　　　　　　　　　　　　　　　脈→脈　　通假字
5. 衆凶弗聞。　　　　　　　　　　　　　　　　　凶→讻　　通假字
6. 至其當發，間不容瞚。　　　　　　　　　　　　瞚→瞬　　异体字
7. 手如握虎，神無營於眾物。　　　　　　　　　　營→荧　　通假字

（二）常用词语解释

1. 留淫日深，著於骨髓。　　　　　留淫：停留蔓延。
2. 夫鹽之味鹹者，其氣令器津泄。　　津泄：水分渗出。
3. 木敷者，其葉發。　　　　　　　發：通"廢"，树叶凋落。
4. 反甚其病，不可更代。　　　　　更代：替代。
5. 知萬物者，謂之天子。　　　　　天子：天之子，掌握自然规律的人。
6. 知十二節之理者，聖智不能欺也。　欺：超越。
7. 今末世之刺也，虛者實之。　　　末世：后世，近世。
8. 隨應而動，和之者若響。　　　　響：回声。
9. 至其當發，間不容瞚。　　　　　瞚：眨眼。
10. 見其烏烏，見其稷稷。　　　　　烏烏、稷稷：鸟飞貌，喻针下经气往来反应。

四、《素问》三则

[重点内容精选]

夫病已成而後藥之，亂已成而後治之，譬猶渴而穿井，鬭而鑄錐，不亦晚乎！

凡治病必察其下，適其脈，觀其志意與其病也。拘於鬼神者，不可與言至德；惡於鍼石者，不可與言至巧。病不許治者，病必不治，治之無功矣。

五藏者，中之守也。中盛藏滿，氣勝傷恐者，聲如從室中言，是中氣之濕也。言而微，終日乃復言者，此奪氣也。

[重点内容译文]

如果疾病已经形成才去治疗，祸乱已经发生才去制止，如同口渴了才去掘井，打斗时才去铸造兵器，不是太晚了吗？

大凡治病，一定要弄清病人大小便的情况，辨明其脉象，观察其精神状态和所表现的各种症状。被迷信鬼神思想束缚的人，不能与他们谈论高深的医学道理；厌恶针刺疗法的人，不能与他们谈论精巧的针刺技术。有了病不同意治疗的人，他们的病一定无法医治，即便治疗也难获功效。

人的五脏，是体内精气藏守之处。如果腹中气盛，肺脏实满，声音重浊好似从室内传出的说话声，这是中焦脾胃为湿邪所困的缘故。如果说话的声音低微，许久才说出另一句的，这是正气已经衰夺的缘故。

[重点字词诠释]

（一）异写字辨认（找出下列各句中的古字、通假字、异体字，并写出与其相应的今字、本字、正体字）

1. 故與萬物沈浮於生長之門。	沈→沉　　异体字
2. 逆之則災害生，從之則苛疾不起。	災→灾　　异体字
3. 道者，聖人行之，愚者佩之。	佩→倍　　通假字
4. 惡于鍼石者，不可與言至巧。	鍼→针　　异体字
5. 五藏者，中之守也。	藏→脏　　古今字
6. 背者，胸中之府，背曲肩隨，府將壞矣。	隨→墮　　通假字

（二）常用词解释

1. 逆之則災害生，從之則苛疾不起，是謂得道。	苛：重。
2. 從之則治，逆之則亂。	治：安定。
3. 凡治病必察其下，適其脈，觀其志意與其病也。	適：測，診察。
4. 倉廩不藏者，是門戶不要也。	倉廩：收藏谷物的仓库，喻肠胃。 要：约束。
5. 不能久立，行則振掉，骨將憊矣。	振掉：震颤摇摆。 憊：衰惫。

五、《素问》注文四则

[重点内容精选]

神有餘不足憂笑者，神病候也。以下言神病微也。夫神者，身之主也，故神順理而動，則其神必安，神安則百體和適，和則腠理周密，周密則風寒暑濕無如之何，故終天年而無不道者也。

言益火之源，以消陰翳；壯水之主，以制陽光。故曰求其屬也。

孰知其意，思方智極，理盡辭窮。

其氣有升而無降，使人依薄上下而厥逆矣。然而血不營筋，筋將受傷，縱緩無策，胸膈膜胀，真若有不能容物者矣，所謂鼓脹而有粗筋見於腹者是也。

血乃中焦所生，用蘆茹一者，主生聚於中焦也。夫飛者主氣，潛者主血；卵白主氣，卵黄主血。雀乃羽蟲，丸以雀卵者，因氣竭肝虛，補血而補氣也。

[重点内容译文]

神气有余就嘻笑，神气不足便忧伤，是说情志受病的征候啊。以下讲神气微微受病。神气是身体的主宰，所以神气顺从规律而动作，那么他的神气必定安定，神气安定，全身就和畅舒适，全身和畅舒适，腠理就周密，腠理周密，风寒暑湿就不能对他怎么样，因此能享有自然的寿命而没有不符合规律的。

经文是说用温养心肾阳气法来消除阴寒之气，用滋补肾阴法来抑制阳亢之象，所以说要推求病证的属性。

所以精熟地了解经文的道理，更感到它思虑全面，智谋深远，含义透彻，言辞详尽。

阳气只有升腾，却没有肃降，便使人全身交迫而厥逆了。既然如此，那么血液不能营养筋脉，筋脉将会受伤，弛缓而不能驾驭，胸膈肿胀，真好像有不能容纳东西似的，所谓在腹部有粗筋显现的鼓胀就是这种病证。

血是中焦产生的物质，用一份蘆茹的原因，是主司在中焦生聚血液。飞翔的动物主气，潜游的动物主血；卵白主气，卵黄主血。雀属于羽虫，用雀卵调成丸的原因，是由于阳气衰竭，肝脏虚弱，通过补血而达到补气的目的。

[重点字词诠释]

（一）异写字辨认（找出下列各句中的古字、通假字、异体字、并写出与其相应的今字、本字、正体字）

1. 泚泲起于豪毛。	豪→毫	古今字
2. 萬舉萬全，孰知其意。	孰→熟	古今字
3. 大怒則形氣絕，而血菀於上。	菀→蘊	通假字
4. 使人薄厥。	薄→暴	通假字
5. 有傷於筋。	有→又	通假字
6. 高梁之變。	高→膏	通假字
	梁→粱	通假字
7. 腠理開則耶氣竟入。	耶→邪	通假字
8. 汗出見濕，乃生痤疿。	疿→痱	异体字
9. 未入於經胳也。	胳→络	异体字

（二）常用词解释

1. 故終天年而無不道者。	道：符合自然规律。
2. 進退交戰。	戰：害怕。
3. 思方智極，理盡辭窮。	方：周全。
4. 主生聚於中焦也。	主：掌管。

六、《素问》校记四则

[重点内容精选]

隱曲謂隱蔽委曲之事也。夫腸胃發病，心脾受之。心受之則血不流，脾受之則味不化。血不流故女子不月，味不化則男子少精，是以隱蔽委曲之事不能爲也。

曩澍在西安縣署，見侯官林某，每動作飲食，左體汗泄，濡潤透衣，雖冬月猶爾，正如經注所云。

蓋雷公自言，臣之治疾，爲術疎淺，但苟且取說己意而已。王氏失其句讀，而曲爲之說，不可通矣。

故其葉發者，其葉廢也。其葉廢，即其葉落矣。王注云："敷，布也。言木氣散布，外榮於所部者，其病當發於肺葉之中。"此說甚戾。木既敷榮，何爲病發？

[重点内容译文]

隐曲谓隐蔽委曲之烦事。肠胃发生疾病，心脾的功能会受到影响。心脏受到影响，血液就会运行不畅；脾脏受到影响，谷气就不能运化。血液运行不畅，女子月经便停止；谷气不能运化，男子精液便减少。所以隐蔽委曲之类事情不能进行。

以前我在西安县署的时候，看到福建福州人林某，每每在活动、饮食时，左半身体汗出如泄，湿透衣裳，即使是冬季也是如此，正像经文及王冰注文所论述的一样。

原来雷公自己说，我治疗疾病，使用的医术粗疏浅陋，只是随意地求得愉悦自己的心意罢了。王氏在经文的句读上失误，又迂回地进行解释，致使文句不通。

所以"其叶发"就是"其叶废"，"其叶废"就是"其叶落"。王冰注释说："敷是布的意思。说木气散布，向外滋养到它分布的部位，疾病当发生在肺叶之中。"这种解说非常违背经文原义。树木既然敷布荣华，为什么会发病？

[重点字词诠释]

（一）异写字辨认（找出下列各句中的古字、通假字、异体字，并写出与其相应的今字、本字、正体字）

1. 半身不隨。 随→遂 通假字

2. 澍案：王本并注是也。 案→按 通假字

3. 凡草木枝葉彫傷謂之廢。 彫→凋 异体字

4. 是謂蚤花先生葉。 蚤→早 通假字

5. 夫人之身常偏汗出而潤溼者。 溼→湿 异体字

（二）常用词解释

1. 女子不月。 不月：月经不至。

2. 又申以不得隱曲之言。 申：重复。

3. 曩澍在西安县署。 曩：先前。

4. 而曲爲之說。　　　　　　　　　　曲：迂回。

5. 言木氣散佈，外榮於所部者。　　　部：循行。用作动词。

6. 此說甚戾。　　　　　　　　　　　戾：违背。

七、尽数

[重点内容精选]

聖人察陰陽之宜，辨萬物之利以便生，故精神安乎形，而年壽得長焉。長也者，非短而續之也，畢其數也。

精氣之來也，因輕而揚之，因走而行之，因美而良之，因長而養之，因智而明之。

流水不腐，戶樞不螻，動也。形氣亦然。形不動則精不流，精不流則氣鬱。

口必甘味，和精端容，將之以神氣，百節虞歡，咸進受氣。飲必小咽，端直無戾。

故巫醫毒藥，逐除治之，故古之人賤之也，爲其末也。

[重点内容译文]

圣人明察阴阳变化的时宜，辨别万物的有利之处，以有利于生存。所以精神安守于形体之内，寿命就能持长久。所谓"长"，不是寿命本来短暂而人为地将它延长，而是享尽其自然寿命。

精气进入形体，顺随羽鸟轻便的特性使它高高飞翔，顺随走兽善跑的特性使它奔行，顺随珠玉美好的特质使它晶莹圆润，顺随树木善长的特性使它繁茂高大，顺随圣人智慧的特质使他更显睿智明达。

流动的水不会腐臭，转动的门轴不会被蛀蚀，这是由于活动的缘故。人的形体、气机也是这样。如果形体不活动，那么体内的精气就不流通，一旦精气不流通，则气机阻滞郁结。

（进食时，）所吃食物一定要认为它的味道甘美，要使精神和谐，仪容端正，用高度集中的注意力帮助食物消化吸收，使周身愉悦欢欣，都能受纳水谷精气。饮食时必须小口吞咽，坐姿端正，不能暴饮暴食。

总之，使用巫医、药物，只能消极地驱逐病邪，所以古人轻视它，因为那些都是舍本逐末的下策。

[重点字词诠释]

（一）异写字辨认（找出下列各句中的古字、通假字、异体字，并写出与其相应的今字、本字、正体字）

1. 天生陰陽、寒暑、燥溼。　　　　　　溼→湿　异体字

2. 鬱處頭則爲腫爲風……處腹則爲張爲疛。　張→胀　古今字

3. 凡食之道，無饑無飽，是之謂五臟之葆。　　　无→毋　　通假字

葆→宝　　通假字

4. 將之以神氣，百節虞歡。　　　　　　　　　　虞→娛　　通假字

5. 今世上卜筮禱祠，故疾病愈來。　　　　　　　上→尚　　通假字

（二）常用词解释

1. 長也者，非短而續之也，畢其數也。　　　　畢：尽，终。

數：寿数。

2. 畢數之務，在乎去害。　　　　　　　　　　務：事务，要务。

3. 集于聖人與為夐明。　　　　　　　　　　　夐：远，辽阔。这里指学问渊博。

4. 苦水所，多尪與傴人。　　　　　　　　　　尪：类似鸡胸病者。

傴：脊弯。

5. 飲必小咽，端直無戾。　　　　　　　　　　戾：暴戾。这里指暴饮，骤饮。

6. 射而不中，反修于招，何益於中？　　　　　修：调整。

招：箭靶。

7. 夫以湯止沸，沸愈不止。　　　　　　　　　湯：热水。

八、楚惠王吞蛭辨

[重点内容精选]

我食寒菹而得蛭，念譴之而不行其罪乎？是廢法而威不立也，非所以使國人聞之也；譴而行誅乎？則庖廚監食者法皆當死，心又不忍也。吾恐左右見之也，因遂吞之。

臣聞天道無親，唯德是輔。王有仁德，天之所奉也，病不爲傷。"是夕也，惠王之後而蛭出，及久患心腹之積皆愈。

[重点内容译文]

我吃凉拌菜时发现蚂蟥，考虑到如果仅仅谴责厨师和管理饮食的官员却不惩办他们，就会破坏国家法令而且使自己的威信无法建立，因此这是决不能让老百姓知道的事情；如果谴责并惩处他们，那么厨师和管理饮食的官员依法都要被判罪处死，我心中又不忍。我担心身边的其他人看见蚂蟥，于是就吞了它。

我听说上天的赏罚原则是不分亲疏的，只保佑有德行的人。这天傍晚，惠王去解大便而排出蚂蟥，连同原来所患的心腹血积之病也一齐痊愈了。

[重点字词诠释]

（一）异写字辨认（找出下列各句中的古字、通假字、异体字，并写出与其相应的今字、本字、正体字）

1. 楚惠王食寒菹而得蛭，因遂吞之。　　　　　菹→葅　　异体字

（二）常用词解释

1. 楚惠王食寒菹而得蛭，因遂吞之。　　　因：于是。
2. 令尹避席再拜而賀。　　　避席：离开座位。表示敬意。
3. 王有仁德，天之所奉也。　　　奉：助；保佑。
4. 惠王之後而蛭出。　　　之：去；往。
5. 著己知來之德，以喜惠王之心。　　　著：显露；显示。

九、扁鹊仓公列传

[重点内容精选]

舍客長桑君過，扁鵲獨奇之，常謹遇之。長桑君亦知扁鵲非常人也。

飲是以上池之水三十日，當知物矣。

扁鵲以其言飲藥三十日，視見垣一方人。以此視病，盡見五藏癥結，特以診脈爲名耳。

血脈治也，而何怪！

扁鵲至虢宮門下，問中庶子喜方者曰："太子何病，國中治穰過於衆事？"

"先生得無誕之乎？何以言太子可生也？

先生之方能若是，則太子可生也；不能若是，而欲生之，曾不可以告咳嬰之兒！"

中庶子聞扁鵲言，目眩然而不瞚，舌撟然而不下，乃以扁鵲言入報虢君。

使聖人預知微，能使良醫得蚤從事，則疾可已，身可活也。人之所病，病疾多；而醫之所病，病道少。

然。建故有要脊痛。往四五日，天雨，黃氏諸倩見建家京下方石，即弄之，建亦欲效之，效之不能起，即復置之。暮，要脊痛，不得溺，至今不愈。

他所診期決死生及所治已病衆多，久頗忘之，不能盡識，不敢以對。

有數者能異之，無數者同之。然脈法不可勝驗，診疾人以度異之，乃可別同名，命病主在所居。今臣意所診者，皆有診籍。所以別之者，臣意所受師方適成，師死，以故表籍所診期決死生，觀所失所得者合脈法，以故至今知之。

[重点内容译文]

旅客长桑君来投宿，扁鹊暗自认为他不凡，常常恭敬地款待他。长桑君也发觉扁鹊不是一般人。

用没沾地面的露水饮服这药三十天，应当会要显示效验。

扁鹊按照长桑君的吩咐饮服药物三十天后，果然看得见墙垣另一边的人。此后凭着这种本领诊察疾病，完全看得清五脏六腑的病灶，只是拿诊脉做做样子罢了。

血脉正常，你惊怪什么？

扁鹊来到虢国的宫廷门前，询问爱好研究方术的中庶子说："太子患了什么病，为什么都城之中举行祈祷消灾的祭祀活动超过了其他事情?"

"您莫不是骗我吧,凭什么说太子可以活过来呢?

您的医术能像这样,那么太子就可以复活;如果不能像这样,却想使太子活过来,简直不能把您刚才所说的话告诉给刚会发笑的婴儿!"

中庶子听了扁鹊的话,惊讶得眼睛昏花不曾眨眼,舌头翘起不能放下,于是连忙将扁鹊的话带进宫去禀报虢君。

假如能像圣人那样预先知晓症状体征还不很显露的疾病,能让高明的医生及早进行治疗,那么疾病就可以治愈,身体就可以存活。一般人所担忧的,是担忧疾病多;医生所担忧的,是担忧治病的方法少。

对。我确实有腰脊疼痛。四五天前,天下着雨,黄家众女婿看到我家粮仓下的方形石头,就搬着它来玩耍。我也想学他们的样,然而仿效他们的动作去做却没能举起石头,当即又将它放下。傍晚,腰脊疼痛,不能小便,直到现在仍然没有痊愈。

其他经过我所诊治而判断了死生期限以及完全治愈的病例很多,因为时间长久多有遗忘,不能全部记住,不敢拿来禀告您。

有医术的人能够辨别它们的差异,没医术的人就混淆它们的差别。但是脉法不可能全部应验,诊断疾病的人按照诊断标准来区别它们,才能辨别名同而实异的疾病,说出病根之所在。现在我所诊治的病人,都有病历记录。我之所以能够区别它们的原因,是因为我接受老师传授技艺的过程刚刚完成,老师就去世了,因此我便将所诊治过病例的有关情况在诊籍记明,希望通过它来检验自己对病人死生判断的准确性,观察实际情况与脉法符合的程度,正是由于这个缘故,直到现在还能知晓这些。

[重点字词诠释]

(一)异写字辨认(找出下列各句中的古字、通假字、异体字,并写出与其相应的今字、本字、正体字)

1. 扁鹊者,勃海郡鄭人也。   勃→渤   古今字
2. 出入十餘年,乃呼扁鹊私坐,閒與語曰。   閒→间   古今字
3. 當晉昭公時,諸大夫彊而公族弱。   彊→强   异体字
4. 精神不能止邪氣,邪氣畜積而不得泄。   畜→蓄   古今字
5. 是以陽緩而陰急,故暴蹷而死。   蹷→厥   通假字
6. 治病不以湯液醴灑、鑱石撟引、案扤毒熨。   灑→醨   通假字

                                                   案→按   通假字

7. 因五藏之輸,乃割皮解肌,訣脈結筋,搦髓腦,揲荒爪幕。   藏→脏   古今字

                                                   輸→腧   通假字

                                                   訣→决   通假字

                                                   脈→脉   异体字

                                                   荒→肓   通假字

                                                   幕→膜   通假字

8. 夫子之爲方也,若以管窺天,以郄視文。   郄→郤   异体字

郄→隙	通假字
文→纹	古今字

9. 病應見於大表。

見→現	古今字

10. 循其兩股，以至於陰，當尚溫也。

循→揗	通假字

11. 中庶子聞扁鵲言，目眩然而不瞚。

瞚→瞬	异体字

12. 有先生則活，無先生則棄捐填溝壑，長終而不得反。

反→返	古今字

13. 流涕長潸，忽忽承睞。

睞→睫	异体字

14. 扁鵲乃使弟子子陽厲鍼砥石，以取外三陽五會。

厲→砺	古今字
鍼→针	异体字

15. 乃使子豹爲五分之熨，以八減之齊和煮之，以更熨兩脅下。

齊→剂	古今字
脅→胁	异体字

16. 使聖人預知微，能使良醫得蚤從事，則疾可已，身可活也。

蚤→早	通假字

17. 秦太醫令李醯自知伎不如扁鵲也，使人刺殺之。

伎→技	通假字

18. 即爲苦參湯，日嗽三升。

嗽→漱	通假字

19. 君有病，往四五日，君要脅痛，不可俛仰。

要→腰	古今字
脅→胁	异体字
俛→俯	异体字

20. 宋建曰："然。建故有要脊痛。"

故→固	通假字
要→腰	古今字

21. 縣權衡，案繩墨，調陰陽，別人之脈各名之。

縣→悬	古今字
案→按	通假字

（二）常用词解释

1. 扁鵲獨奇之，常謹遇之。　遇：款待；接待。

2. 出入十餘年，乃呼扁鵲私坐，閒與語曰。　閒：悄悄地。

3. 今主君之病與不同，不出三日必閒。　閒：病愈。

4. 扁鵲以其言飲藥三十日，視見垣一方人。　垣：矮墙。

5. 趙簡子爲大夫，專國事。　專：独掌。

6. 太子何病，國中治穰過於衆事？　治：举办。

7. 扁鵲曰："其死何如時？"曰："雞鳴至今。"　雞鳴：时段名，即凌晨1~3时。

8. 先生得無誕之乎？何以言太子可生也！　誕：欺騙。
之：我。

9. 不待切脈、望色、聽聲、寫形，言病之所在。　寫：描摹，引申指审察。

10. 虢君聞之大驚，出見扁鵲于中闕。　中闕：宫廷的中门。

11. 言未卒，因噓唏服臆……流涕長潸，忽忽承睫。　服臆：因悲伤而气满郁结。

12. 扁鵲孵復見，望見桓侯而退走。

涕：眼泪。

潸：泪流貌。

走：跑。

13. 其在骨髓，雖司命無奈之何！

司命：传说中掌管人的生命之神。

14. 過邯鄲，聞貴婦人，即爲帶下醫。

貴：重视；尊重。

15. 以刑罪當傳西之長安。

傳：传乘。这里指押送、递解。

16. 菑川王美人懷子而不乳。

乳：产子。

17. 黃氏諸倩見建家京下方石，即弄之。

倩：女婿。

京：谷仓。

18. 久頗忘之，不能盡識。

識：记住。

19. 有數者能異之，無數者同之。

數：技艺；技术。

十、华佗传

[重点内容精选]

若當針，亦不過一兩處，下針言"當引某許，若至，語人"，病者言"已到"，應便拔針，病亦行差。

佗行道，見一人病咽塞，嗜食而不得下，家人車載欲往就醫。

又有一郡守病，佗以爲其人盛怒則差，乃多受其貨而不加治，無何棄去，留書罵之。郡守果大怒，令人追捉殺佗。郡守子知之，屬使勿逐。守瞋恚既甚，吐黑血數升而愈。

佗之絕技，凡此類也。然本作士人，以醫見業，意常自悔。

佗語普曰："人體欲得勞動，但不當使極爾。動搖則穀氣得消，血脈流通，病不得生，譬猶戶樞不朽是也。"

阿從佗求可服食益於人者，佗授以漆葉青黏散。漆葉屑一升，青黏屑十四兩，以是爲率。言久服去三蟲，利五藏，輕體，使人頭不白。

[重点内容译文]

假若应当用针刺，所刺也不超过一两个穴位，下针时说："针感应当延引到某部位，如果针感到了，就告诉我"，当病人说"针感已到"，立即就拔出针来，疾病也就随即治愈。

华佗在路上行走，遇见一个人患了咽喉阻塞病，想吃食物却不能咽下，家人用车拉着想去医生那里。

又有一位郡守患病，华佗认为他这个人的病大怒才能治愈，于是多多地接受他的钱财却不加以治疗。不久又丢下他离去，还留封书信大骂郡守。郡守果然大怒，派人追捕杀掉华佗。郡守的儿子知道华佗的用意，嘱咐差役不要追逐。郡守愤怒已极，吐出几升黑血就病愈了。

华佗的绝妙医技，大凡都像这类情况。然而华佗本来是个读书人，如今被人看成以医术作为职业，心中常常自我懊悔。

华佗告诉吴普说："人的身体应当得到运动，只是不要使身体极度疲惫罢了。身体活动，那么水谷精气才能消化吸收，血脉才能畅通，疾病也就不会发生，比方像门轴不朽烂就是这个道理。"

樊阿向华佗求教可以服了对身体有补益作用的药方，华佗把漆叶青黏散传授给他。漆叶屑一升，青黏屑十四两，以这个作为比例。华佗说久服这种药能驱除多种寄生虫，有利五脏，使身体轻便，使人的头发不会早白。

[重点字词诠释]

（一）异写字辨认（找出下列各句中的古字、通假字、异体字，并写出与其相应的今字、本字、正体字）

1. 華佗，字元化，沛國譙人也，一名旉。	旉→敷	古今字
2. 病若在腸中，便斷腸湔洗，縫腹膏摩，四五日差。	差→瘥	古今字
3. 府吏兒尋、李延共止，俱頭痛身熱。	兒→倪	通假字
4. 蒜齏大酢，從取三升飲之，病自當去。	酢→醋	异体字
5. 即如佗言，立吐虵一枚，縣車邊，欲造佗。	虵→蛇	异体字
	縣→悬	古今字
6. 郡守子知之，屬使勿逐。	屬→嘱	古今字
7. 太祖苦頭風，每發，心亂目眩，佗針鬲，隨手而差。	鬲→膈	古今字
8. 佗曰："案脈，胎未去也。"將軍以爲不然。	案→按	通假字
9. 初，軍吏李成苦欬嗽，晝夜不寐，時吐膿血，以問佗。	欬→咳	异体字
10. 若不得此藥，故當死。	故→固	通假字
11. 是以古之仙者爲導引之事，熊經鴟顧，引輓腰體。	輓→挽	古今字
12. 一曰虎，二曰鹿，三曰熊，四曰猨，五曰鳥。	猨→猿	异体字

（二）常用词解释

1. 沛相陳珪舉孝廉，太尉黄琬辟，皆不就。	舉：推荐。
	辟：征召。
	就：到职。
2. 時人以爲年且百歲，而貌有壯容。	且：将。
3. 若當灸……每處不過七八壯，病亦應除。	壯：灸疗量词。
	應：立即。
4. 下針言"當引某許，若至，語人"。	引：延引。
	許：处所。
5. 應便拔針，病亦行差。	行：随即。

6. 若病結積在內⋯⋯當須刳割者，便飲其麻沸散。　　刳：剖開。

7. 或難其異，佗曰："尋外實，延內實，故治之宜殊。"難：詢問。

　　　　殊：不同。

8. 向來道邊有賣餅家。　　　　　　向：剛才。

　　　　餅：面食。

9. 忍病十歲，壽俱當盡，不足故自刳裂。　　故：特地。

　　　　自：枉自。

10. 佗遂下手，所患尋差，十年竟死。　　尋：不久。

11. 佗舍去，婦稍小差。　　稍：漸漸。

12. 果得一死男⋯⋯長可尺所。　　可：大約。

13. 若妻信病⋯⋯寬假限日；若其虛詐，便收送之。　信：確實。

　　　　收：逮捕。

14. 於是傳付許獄，考驗首服。　　考：審問。

15. 佗術實工，人命所縣，宜含宥之。　　工：精湛。

　　　　縣：同"悬"，悬系。

　　　　宥：寬恕。

16. 遂考竟佗。　　考竟：在獄中處死。

17. 卿今彊健，我欲死，何忍無急去藥，以待不祥？去：同"弃"，收藏。

18. 是以古之仙者爲導引之事，熊頸鴟顧。　　顧：回头看。

19. 漆葉屑一升，青黏屑十四兩，以是爲率。　　率：比例；标准。

十一、郭玉传

[重点内容精选]

和帝時，爲太醫丞，多有效應。帝奇之，仍試令嬖臣美手腕者，與女子雜處帷中，使玉各診一手，問所疾苦。玉曰："左陽右陰，脈有男女，狀若異人。臣疑其故。"帝歎息稱善。

召玉詰問其狀，對曰："醫之爲言意也。腠理至微，隨氣用巧；針石之間，毫芒即乖。神存於心手之際，可得解而不可得言也。

針有分寸，時有破漏；重以恐懼之心，加以裁慎之志，臣意且猶不盡，何有於病哉？此其所爲不愈也。"帝善其對。年老卒官。

[重点内容译文]

汉和帝时，郭玉担任太医丞，治病多有效验。汉和帝认为他不寻常，于是试着让一个手腕肌肤长得白嫩柔美的后宫宠臣和女子共处在帷帐里，吩咐郭玉分别切按他俩的一只手，然后向郭玉询问他俩的病情。郭玉说："左手是阳性脉象，右手是阴性脉象，依照脉象有男女之异，这情况好像是不同性别的人。我怀疑脉象如此的缘故。"和帝赞叹叫好。

和帝于是把郭玉召来，责问其中的缘由，郭玉回答说："'医'是'意'的意思。肌肤组织非常精微，因此针刺时要随着患者经气的运行而使用巧妙的针刺技术；施行针术的时候，只要极细微的差误，就可能造成治疗上的过错。针刺时对病人气血运行变化的细微感受，存在于医生的心手之间，能够理会却不能说清。

针刺的深浅有一定限度，针刺的时间有一定的禁忌；加上惶恐畏惧的心情，再加上决定治疗方案时过分谨慎的思想，我内心的种种顾虑尚且不能消除，那么在治疗疾病方面又会有什么心思精力呢？这大概就是不能治愈他们的原因。"和帝认可他的回答。郭玉年老时死在太医丞的官位上。

[重点字词诠释]

（一）异写字辨认（找出下列各句中的古字、通假字、异体字，并写出与其相应的今字、本字、正体字）

1. 高亦隱跡不仕。	跡→迹　　异体字
2. 帝歎息稱善。	歎→叹　　异体字

（二）常用词解释

1. 見有疾者，時下針石。	時：时常。
2. 高亦隱跡不仕。	隱跡：隐居。
3. 玉少師事高，學方診六微之技。	師：以师礼。名词作状语。
4. 帝奇之，仍試令嬖臣美手腕者，與女子雜處帷中。	嬖臣：皇帝宠爱的近侍。
5. 玉仁愛不矜，雖貧賤廝養，必盡其心力。	矜：骄傲。
	廝養：供驱使的奴仆。
6. 針石之間，毫芒即乖。	毫芒：喻极细微的差误。
7. 帝乃令貴人羸服變處，一針即差。	羸服：穿着贫贱人的衣服。
8. 臣意且猶不盡，何有於病哉？	意：此特指为贵人治病时的顾虑。

十二、皇甫谧传

[重点内容精选]

《孝經》云："三牲之養，猶爲不孝。"汝今年餘二十，目不存教，心不入道，無以慰我。

昔孟母三徙以成仁，曾父烹豕以存教，豈我居不卜鄰，教有所闕？何爾魯鈍之甚也！修身篤學，自汝得之，於我何有？

吾聞食人之祿者懷人之憂，形強猶不堪，況吾之弱疾乎！且貧者，士之常；賤者，道之實。處常得實，沒齒不憂，孰與富貴擾神耗精者乎？

柳爲布衣時過吾，吾送迎不出門，食不過鹽菜，貧者不以酒肉爲禮。今作郡而送之，是貴城陽太守而賤梁柳，豈中古人之道？是非吾心所安也。

臣以尪弊，迷於道趣，因疾抽簪，散髮林阜，人綱不閑，鳥獸爲群。陛下披榛采蘭，並收蒿艾。是以皋陶振褐，不仁者遠。臣惟頑蒙，備食晉粟，猶識唐人擊壤之樂，宜赴京城，稱壽闕外。

臣聞上有明聖之主，下有輸實之臣；上有在寬之政，下有委情之人。唯陛下留神垂恕，更旌璀俊，索隱於傅巖，收釣於渭濱，無令泥滓久濁清流。

[重点内容译文]

《孝经》说"虽然每天用牛、羊、猪三牲来奉养父母，仍然是不孝之人。"你如今年近二十，眼中无视教育，心中不懂道理，没有什么可以安慰我的。

从前，孟轲的母亲迁居三次，使孟子成为仁德的大儒；曾参的父亲杀猪给儿子吃，坚持信守诺言的教育原则，难道是我没有选择好邻居，教育方法有所欠缺么？不然，你怎么会如此鲁莽愚蠢呢！修身立德，专心学习，是你自已有所得，我能得到什么呢！

我听说吃人家俸禄的人，就得分担人家的忧患，形体强壮的人尚不堪忍受，何况我体弱多病呢？贫穷是文士的常态，低贱是道的本质。身处贫贱之中却得到道的真谛，一辈子没有忧患，与那种为了追求富贵扰神耗精的人相比，孰好孰坏呢？

梁柳未做官时探望过我，我都不出门迎送，吃饭也不过盐菜之类，贫穷的人不以酒肉来招待。现在他当了郡守而以酒宴来饯行，是看重城阳太守的官职而看轻了梁柳本人，难道这符合古人的为人之道吗？那样做，我的心里会不安的。

我瘦弱多病，迷恋典籍学问的研究，因为有病而归隐林泽山川之间，不熟习人伦礼法，常与鸟兽为伴。陛下到处求贤，连我这样的不贤之人也被收取了。贤人脱去布衣当了官，不贤的人就远远离开朝廷了。我虽是个顽钝愚蠢的人，但全部吃的是咱晋王朝的粮食，享受着击壤而歌的安乐生活，本应该到京城去，在宫阙之外，祝皇帝万寿无疆。

我听说上有圣明的皇帝，下就有竭尽忠心的大臣；上有宽容的政策，下就有能倾诉实情的人。希望陛下能留心才智之士和宽待我这样久病的人，重新旌表选拔奇才异能之士，从傅岩索请来隐居的贤人，从渭水之滨请来姜子牙那样垂钓的隐士，不要让我这样的庸才玷污了清高的士大夫队伍。

[重点字词诠释]

（一）异写字辨认（找出下列各句中的古字、通假字、异体字，并写出与其相应的今字、本字、正体字）

1. 遊蕩無度，或以爲癡。 癡→痴 异体字
2. 因歎曰：昔孟母三徙以成仁。 歎→嘆 异体字
3. 豈我居不卜鄰，教有所闕。 闕→缺 通假字
4. 沈靜寡欲，始有高尚之志。 沈→沉 异体字
5. 耽翫典籍，忘寢與食。 翫→玩 异体字

6. 人綱不閑，鳥獸爲羣。　　　　　　　　　閑→嫻　　通假字

　　　　　　　　　　　　　　　　　　　　　羣→群　　异体字

7. 臣以尩弊，迷於道趣。　　　　　　　　　尩→尪　　异体字

8. 右脚偏小，十有九載。　　　　　　　　　有→又　　通假字

9. 況臣穅，糅之彫胡。　　　　　　　　　　穅→糠　　异体字

　　　　　　　　　　　　　　　　　　　　　彫→雕　　异体字

10. 更旌璟俊，索隱於傅巖。　　　　　　　　璟→瑰　　异体字

　　　　　　　　　　　　　　　　　　　　　巖→岩　　异体字

（二）常用词语解释

1. 出後叔父，徙居新安。　　　　　　出後：过继。

2. 後得風痹疾，猶手不輟卷。　　　　輟：停止，引申为放下。

3. 或勸諭修名廣交。　　　　　　　　修名廣交：修饰名声，广泛结交达官贵人。

4. 何必崇接世利，事官鞅掌。　　　　事官鞅掌：做官烦劳。

5. 孰與富貴擾神耗精者乎？　　　　　孰與：与……相比，哪一种更好？

6. 暗聾之徒，天下之有道者也。　　　暗聾之徒：闭口不言、充耳不闻的人。

7. 豈中古人之道？　　　　　　　　　中：符合。

8. 臣以尩弊，迷於道趣。　　　　　　尩弊：衰病疲困。

9. 久嬰篤疾，軀半不仁。　　　　　　嬰：患上。

10. 父兄見出，妻息長訣。　　　　　　妻息：妻子和儿女。

十三、孙思邈传

[重点内容精选]

孫思邈，京兆華原人。通百家說，善言老子、莊周。周洛州總管獨孤信見其少，異之，曰：“聖童也，顧器大難爲用爾！”

照鄰曰：“人事奈何？”曰：“心爲之君，君尚恭，故欲小。《詩》曰：‘如臨深淵，如履薄冰。’小之謂也。膽爲之將，以果決爲務，故欲大。《詩》曰：‘赳赳武夫，公侯干城。’大之謂也。仁者靜，地之象，故欲方。《傳》曰：‘不爲利回，不爲義疚。’方之謂也。智者動，天之象，故欲圓。《易》曰：‘見機而作，不俟終日。’圓之謂也。”

復問養性之要。答曰：“天有盈虛，人有屯危，不自慎，不能濟也。故養性必先知自慎也。”

[重点内容译文]

孫思邈是京兆华原人。他通晓诸子百家的学说，善于谈论老子、庄子的理论。北周时，洛州总管独孤信见到少年孙思邈，就认为他非同寻常，说：“这是神童，只是才器过大，难以被人任用啊！”

卢照邻又问："人事应该如何努力呢?"孙思邈回答道："心是人体的君主之官,君主崇尚恭谨,所以要求心细。《诗经》中'如临深渊,如履薄冰'说的就是心要细。胆是人体的将军之官,将军以果敢决断为要务,所以要求胆大。《诗经》中'赳赳武夫,公侯干城'说的就是胆要大。仁厚之人性多沉静,这是大地的象征,所以要求方正。《左传》中'不为利回,不为义疚'说的就是行为要方正。聪明之人擅长变通,这是上天的象征,所以要求圆通。《周易》中'见机而作,不俟终日'说的就是智谋要圆活。"

卢照邻又问养生的要领。孙思邈回答道："天有盈满和亏损的变化,人有平安和危难的时候,如果不能谨慎保养自己,就难以度过难关。所以保养性命一定要首先懂得自我谨慎。"

[重点字词诠释]

(一) 异写字辨认 (找出下列各句中的古字、通假字、异体字,并写出与其相应的今字、本字、正体字)

1. 和爲雨,怒爲風,凝爲霜雪,張爲虹蜺。　　　　　蜺→霓　　异体字
2. 人之四支五藏,一覺一寐,吐納往來。　　　　　　支→肢　　古今字
　　　　　　　　　　　　　　　　　　　　　　　藏→臟　　古今字
3. 流爲榮衞,章爲氣色,發爲音聲,人常數也。　　　榮→營　　通假字
　　　　　　　　　　　　　　　　　　　　　　　章→彰　　古今字
4. 奔風暴雨其喘乏,川瀆竭涸其燋槁。　　　　　　燋→焦　　通假字
5. 高醫導以藥石,救以鈹劑。　　　　　　　　　　鈹→砭　　异体字
6. 農無畏則墮稼穡,工無畏則慢規矩。　　　　　　墮→隳　　通假字
7. 臣無畏則勲不立,君無畏則亂不治。　　　　　　勲→勋　　异体字

(二) 常用词解释

1. 聖童也,顧器大難爲用爾!　　　　　　　顧:只是。
　　　　　　　　　　　　　　　　　　　　器:才能。
2. 隋文帝輔政,以國子博士召,不拜。　　　拜:授予官职。
3. 失則蒸生熱,否生寒。　　　　　　　　　否:闭塞不通。
4. 故體有可愈之疾,天有可振之災。　　　　振:挽救。
5. 赳赳武夫,公侯干城。　　　　　　　　　干:盾牌。
　　　　　　　　　　　　　　　　　　　　城:城郭。
6. 不爲利回,不爲義疚。　　　　　　　　　回:违背。
7. 見機而作,不俟終日。　　　　　　　　　機:通"幾",隐微不显的迹象。
8. 天有盈虛,人有屯危。　　　　　　　　　屯:盈满。
9. 故士無畏則簡仁義,農無畏則墮稼穡。　　簡:轻视。
　　　　　　　　　　　　　　　　　　　　墮:通"隳",毁坏。
10. 商無畏則貨不殖。　　　　　　　　　　　殖:增长。

十四、东垣老人传

[重点内容精选]

君之幼也，異於羣兒；及長，忠信篤敬，慎交游，與人相接，無戲言。衢間衆人以爲懽洽處，足跡未嘗到，蓋天性然也。

母王氏寢疾，命里中數醫拯之，溫涼寒熱，其說異同，百藥備嘗，以水濟水，竟莫知爲何證而斃。君痛悼不知醫而失其親，有願曰："若遇良醫，當力學以志吾過。"聞易水潔古老人張君元素，醫名天下，捐金帛詣之。學數年，盡得其方法。

他日，偕往拜之。君一見曰："汝來學覓錢醫人乎？學傳道醫人乎？"謙甫曰："亦傳道耳。"遂就學，日用飲食，仰給於君。

[重点内容译文]

李先生幼年时，就不同于一般儿童；等到长大，忠心、诚信、朴实、有礼，在交友游访方面很谨慎，与人接触，没有轻浮的言行。社会上众人认为欢乐惬意的场所，他的足迹不曾到过，大概天生禀性就是这样吧。

母亲王氏因病卧床不起，让乡里很多医生救治，是寒证还是热证，他们的说法各不相同，各种药物都服用遍了，无济于事，最后不清楚是什么病证而死去。李先生很伤心，痛恨自己不懂医学而失去了亲人，立志说："假若遇到高明医生，一定努力学医从而牢记我的过失。"听说易水的洁古老人张元素，医术闻名天下，便进献很多钱物拜访他。学习多年，全部掌握了他的医术。

他日，周德父和罗天益一块儿来拜见他。李先生一见面就问："你是来学赚钱的医生呢？还是学传承医道的医生呢？"罗天益回答："只是传承医道罢了。"于是跟从他学习，日常的用品饮食，全依赖李先生供给。

[重点字词诠释]

（一）**异写字辨认**（找出下列各句中的古字、通假字、异体字，并写出与其相应的今字、本字、正体字）

1. 衢間衆人以爲懽恰處，足跡未嘗到。	懽→欢	异体字
	跡→迹	异体字
2. 朋儕頗疾之，密議一席。	疾→嫉	通假字
3. 或不給者，盡周之。	周→賙	通假字
4. 若遇良醫，當力學以志吾過。	志→誌	通假字

（二）**常用词解释**

1. 朋儕頗疾之，密議一席，使妓戲狎。　　疾：通"嫉"，妒忌。

　　　　　　　　　　　　　　　　　　　　狎：亲昵而不庄重。

2. 府尹聞其妙齡有守也，諷妓強之酒。　　守：操守。

3. 或不給者，盡周之。

4. 若遇良醫，當力學以志吾過。

5. 復下之，比比至死。

6. 特壽之於木，刻揭於耳目聚集之地。

諷：用言语暗示。

給：丰足。

周：通"賙"，接济。

志：通"誌"，记住。

比比：接连不断。

壽：让……永久保存。

十五、丹溪翁传

[重点内容精选]

文懿謂曰："吾臥病久，非精於醫者，不能以起之。子聰明異常人，其肯游藝於醫乎？"翁以母病脾，於醫亦粗習，及聞文懿之言，即慨然曰："士苟精一藝，以推及物之仁，雖不仕於時，猶仕也。"

時方盛行陳師文、裴宗元所定大觀二百九十七方，翁窮晝夜是習。既而悟曰："操古方以治今病，其勢不能以盡合。苟將起度量，立規矩，稱權衡，必也《素》《難》諸經乎！然吾鄉諸先生鮮克知之者。"

鄉之諸醫泥陳、裴之學者，聞翁言，即大驚而笑且排，獨文懿喜曰："吾疾其遂瘳矣乎！"

於是，翁之醫益聞。四方以病來迎者，遂輻輳於道，翁咸往赴之。其所治病凡幾，病之狀何如，施何良方，飲何藥而愈，自前至今，驗者何人，何縣里、主名，得諸見聞，班班可紀。

卽與黃芪當歸之劑，而加升麻舉之，仍用皮工之法，以五倍子作湯洗濯，皺其皮。少選，子宮上。

他人靳靳守古，翁則操縱取捨，而卒與古合。一時學者咸聲隨影附，翁教之亹亹忘疲。

苟見枝葉之辭，去本而末是務，輒怒溢顏面，若將浼焉。

史稱其風聲氣節，足以激貪而厲俗。

左丘明有云："仁人之言，其利溥哉！"信矣。若翁者，殆古所謂直諒多聞之益友，又可以醫師少之哉？

[重点内容译文]

许文懿对他说："我患病卧床已久，如果不是精通医学的人，就不能使我病愈。你是聪明非凡的人，是否愿意从事医学技艺呢？"丹溪翁因为母亲患脾病，对于医学也粗略学习过，等到听了许文懿的话，便感慨地说："读书人如果能精通一门技艺，用来推行由己而及于众人的仁爱，即使在当世没出仕，也像出仕一样了。"

当时正在盛行陈师文、裴宗元等编定的《和剂局方》，丹溪翁夜以继日地学习它。

不久他有所醒悟地说："拿古方来治疗当今的疾病，它们的情况不能完全符合。如果要设立医学法度，确定治疗规范，符合医治准则，就必须精通《素问》《难经》等各种经典！但是我们本乡的各位医生很少能够通晓这些。"

乡里拘泥陈师文、裴宗元学说的各位医生，听了丹溪翁的言论，就大为惊讶地又是讥笑又是排斥，唯独许文懿高兴地说："我的病大概将要治愈了吧！"

从此，丹溪翁的医术更加闻名。各地因为疾病来迎请的人，挤满门前道路，丹溪翁全都前往应诊。他所诊治的病共有多少，病状怎样，施用何种良方，服用何种药剂治愈，从过去到现在，取得效验的是哪些人，住在何县何里，及至病人姓名，从人们所见所闻中了解的这些情况，清清楚楚地犹可记述。

遂立即给病人黄芪、当归之类药物，并加上升麻提举它，接着采取制皮工人制革的方法，用五倍子煎煮成药液浸洗，使子宫收缩。过了一会儿，子宫上缩了。

其他医生拘泥地恪守古法，丹溪翁却能灵活掌握取舍，而最终与古法相合。当时跟他学习的人都像声响相随形影相附般紧跟，丹溪翁教授他们总是孜孜不倦。

他如果听到浮夸空谈，丢弃根本而追求末节，便满面怒容，好像将被玷污一样。

史书上称赞他的风度声誉和志气节操，足以激励贪婪之人改邪归正，劝勉庸俗之人弃旧图新。

左丘明曾说："仁德之人的教诲，它的益处真大呀！"确实如此啊。像丹溪翁这样的人，大概就是古人所说的正直、诚信、博学的良师益友，又怎能因是医生而轻视他呢？

[重点字词诠释]

（一）异写字辨认（找出下列各句中的古字、通假字、异体字，并写出与其相应的今字、本字、正体字）

1. 得諸見聞，班班可紀。	班→斑	通假字
	紀→记	通假字
2. 頃之手動，又頃而脣動。	脣→唇	异体字
3. 及參膏成，三飲之甦矣。	甦→苏	异体字
4. 上焦閉則下焦塞，辟如滴水之器，必上竅通而後下竅之水出焉。		
	辟→譬	通假字
5. 史稱其風聲氣節，足以激貪而厲俗。	厲→励	古今字
6. 或以醫來見者，未嘗不以葆精毓神開其心。	葆→保	通假字

（二）常用词解释

1. 丹溪翁者，婺之義烏人，姓朱氏，諱震亨。　　諱：名。
2. 稍長，從鄉先生治經。　　治：学习。
3. 子聰明異常人，其肯游藝於醫乎？　　游藝：指从事于某种技艺。
4. 士苟精一藝……雖不仕于時，猶仕也。　　苟：如果。
　　　　　　　　　　　　　　　　　　　　仕：做官。
5. 乃悉焚棄向所習舉子業，一于醫致力焉。　　一：专一。

6. 然吾鄉諸先生鮮克知之者。 　　鮮：少。

　　　　　　　　　　　　　　　　　克：能夠。

7. 遂治裝出游，求他師而叩之。 　　治裝：整理行裝。

　　　　　　　　　　　　　　　　　叩：叩问。

8. 然性褊甚，恃能厭事，難得意。 　　褊：气量小。

　　　　　　　　　　　　　　　　　恃：倚仗。

9. 已而求見愈篤，羅乃進之。 　　篤：赤诚。

10. 即授以劉、李、張諸書，爲之敷揚三家之旨。 敷揚：陈述其意义并引申发挥之。

11. 翁聞其言，渙焉無少凝滯於胸臆。 　　渙焉：解开消散貌。

12. 然有陰虛火動……又當消息而用之。 　　消：消减。

　　　　　　　　　　　　　　　　　息：增加。

13. 得諸見聞，班班可紀。 　　班班：同"斑斑"，明显貌。

14. 一婦人產後有物不上如衣裾。 　　衣裾：衣服的大襟。

15. 蓋其遇病施治，不膠于古方，而所療則中。 膠：拘泥。

16. 他人靳靳守古，翁則操縱取捨，而卒與古合。 靳靳：拘泥固执貌。

17. 一時學者咸聲隨影附，翁教之亹亹忘疲。 亹亹：勤奋不倦貌。

18. 乃徇張翼等所請，而著《格致餘論》。 徇：曲从；顺从。

19. 學者多誦習而取則焉。 　　則：法则。

20. 翁簡慤貞良，剛嚴介特。 　　簡：简朴。

　　　　　　　　　　　　　　　　　慤：诚实而谨慎。

　　　　　　　　　　　　　　　　　介特：清高。

21. 世之名公卿多折節下之。 　　折節：降低身份。

　　　　　　　　　　　　　　　　　下：下问。

22. 然但語及榮利事，則拂衣而起。 　　拂衣：掸掸衣服，表示生气。

23. 苟見枝葉之辭……輒怒溢顏面，若將浼焉。 浼焉：（受到）玷污的样子。

24. 或以醫來見者，未嘗不以葆精毓神開其心。 毓：养育。

25. 仁人之言，其利溥哉！ 　　溥：广大。

26. 若翁者……又可以醫師少之哉？ 　　以：因为。

　　　　　　　　　　　　　　　　　少：轻视。

十六、李时珍传

[重点内容精选]

讀書十年，不出戶庭，博學，無所弗睨。善醫，即以醫自居。

臣幼苦羸疾，長成鈍椎。惟耽嗜典籍，奮切編摩，纂述諸家，心殫釐定。伏念本草一書，關係頗重，謬誤實多，竊加訂正，歷歲三十，功始成就。

上自墳典，下至稗記，凡有攸關，靡不收掇。雖命醫書，實賅物理。

李公份份，樂道遺榮；下學上達，以師古人；既智且仁，道熟以成。遐以媲之？景純通明。

[重点内容译文]

从此勤学苦读，十年不出家门，广泛阅览各种书籍。他擅长医术，就以从事医疗作为职业。

他从小就苦于体弱多病，长大后又迟钝愚笨。只是特别喜爱经典古籍，于是奋发努力地深入整理研究，搜集各家著作中的有关资料，费心尽力考校订正。他考虑到本草一类著作，关乎人命，十分重要，然而错误实在太多，因此私下加以校订修正，经历了近三十年，功业才告完成。

上自古代的经典著作，下到野史笔记，所有与药物学有关的内容，没有不收集采录的。虽然名为医书，实际上包括了许多事物的道理。

李公风度，文质彬彬，酷爱医学，摒弃虚荣；学习普通知识而能彻悟高深道理，因为效法古代贤人。不但聪慧，更富仁心，技艺精湛，终有所成。拿谁比配？只有郭璞、陶宏景。

[重点字词诠释]

(一) 异写字辨认（找出下列各句中的古字、通假字、异体字，并写出与其相应的今字、本字、正体字）

1. 纂述諸家，心殫釐定。　　　　　　　　　　　釐→厘　　異體字
2. 宋太祖命劉翰詳較，仁宗再詔補注，增藥一百。　較→校　　通假字
3. 黃精即鈎吻，旋花即山姜，陶氏《別錄》之差譌。　譌→訛　　異體字
4. 蒐羅百氏，採訪四方，始於嘉靖壬子，終於萬曆戊寅。　蒐→搜　　異體字
5. 遐以媲之？景純通明。　　　　　　　　　　　遐→何　　通假字

(二) 常用词解释

1. 三試於鄉，不售。　　　　　售：考取。
2. 博學，無所弗睨。　　　　　睨：看。
3. 一歲告歸，著《本草綱目》。　告：请求。
4. 年七十六，爲遺表，授其子建元。　遺表：臣子生前写好死后呈给皇帝的报告。
5. 臣幼苦羸疾，長成鈍椎。　　鈍椎：喻愚笨。

6. 纂述諸家，心殫釐定。   殫：尽。

    釐：同"厘"，整理。

7. 軒轅師岐伯……爰有《神農本草》三卷。   爰：于是。

8. 夷考其間，瑕疵不少。   夷：句首语气词。

    瑕疵：缺点。

9. 八穀，生民之天，罔克灼其質名。   灼：使……明白。

10. 臣不揣愚陋，僭肆刪述，複者芟，闕者補。   揣：估量。

    僭：越份。

    肆：放肆。

    芟：删除。

11. 雖命醫書，實賅物理。   賅：包括。

    物理：事物的道理。

12. 萬曆中，敕中外獻書。   敕：皇帝命令。此处用如动词。

13. 李公份份，樂道遺榮；下學上達，以師古人。   份份：即"彬彬"，文雅有礼貌。

14. 遐以媲之，景純通明。   遐：通"何"。

    媲：匹配。

十七、明处士江民莹墓志铭

[重点内容精选]

當世以布衣稱作者，無慮數十家，乃若質行雅馴，則余竊多江民瑩。

日鍵關，坐便坐，几上置《離騷》《素問》諸書，臥起自如，不問梱外事，卽家務左右棼起，終不入於心，由是就業益多，神益王矣。

藉茅令得志，其畫策何可勝窮！乃今食不過上農，年不逮中壽，家人之產，蓋厪有存，惜也！

相彼良玉，胡然而終藏？爾有文德，惡用乎珪璋？相彼梁木，胡然而先撥？爾有令名，惡用乎黃髮？漸江東漸，厥有新阡；君子歸止，是曰九原。

[重点内容译文]

当代以百姓身分被称许的人，大约有几十位，至于说到品行质朴，文章典雅纯正，那么我个人则要称赞江民莹。

每天关着房门，坐在别室之中，书案上放着《离骚》《素问》等各种书籍，起居自由，不过问门外之事，就是家事在身边纷纷发生，也始终不放在心里，从此，在学业上收获逐渐增多，精神逐渐旺盛了。

假使他实现了志向，他的谋划策略怎么能用尽呢！而今他的衣食生活不超过上等收获的农民，年寿不到中等年寿，家人的财产，大概仅有一点点，真令人惋惜啊！

看那良玉，为什么始终收藏？你有美德，何须佩带珪璋？看那梁木，为什么早早先折？你有美名，何须年高寿长？浙江东流，岸边又添新墓；君子归宿，名曰九泉。

[重点字词诠释]

（一）异写字辨认（找出下列各句中的古字、通假字、异体字，并写出与其相应的今字、本字、正体字）

1. 摭其軼事志之。　　　　　　　　　　　軼→佚　　通假字
2. 神益王矣。　　　　　　　　　　　　　王→旺　　通假字
3. 始立祖廟，屬民瑩定約法。　　　　　　屬→囑　　古今字
4. 所至未嘗通謁，而縉紳學士爭願從遊。　縉→搢　　古今字
　　　　　　　　　　　　　　　　　　　願→愿　　异体字
5. 民瑩則商，孳孳務脩業。　　　　　　　孳→孜　　通假字
　　　　　　　　　　　　　　　　　　　脩→修　　异体字
6. 則之越之吳之楚，足跡徧於東南。　　　跡→迹　　异体字
　　　　　　　　　　　　　　　　　　　徧→遍　　异体字
7. 余歷吳門，汎五湖而東。　　　　　　　汎→泛　　异体字
8. 某子甲，以貲爵萬戶。　　　　　　　　貲→资　　异体字
9. 嘗著論言備邊事，犁然可採。　　　　　犁→犁　　异体字
10. 家人之產，葢厪有存。　　　　　　　葢→盖　　异体字
　　　　　　　　　　　　　　　　　　　厪→仅　　通假字

（二）常用词语解释：

1. 當世以布衣稱作者，無慮數十家。　無慮：大约。
2. 乃若質行雅馴。　　　　　　　　雅馴：文辞典雅有法。
3. 願季爲狀，中丞爲銘。　　　　　狀：行狀，记述死者生平事迹的文章。
　　　　　　　　　　　　　　　　銘：墓志铭。
4. 所不夙夜以求無忝者。　　　　　無忝：无愧于。
5. 彼亦儻然而來者耳。　　　　　　儻然：偶然得到。
6. 民瑩屬辭爾雅，藉藉稱名家。　　屬辭：写文章。
7. 伏軾而游，葢士之淵藪也。　　　淵藪：生长草木的湖，喻人物聚集之地。
8. 吾將爲方外遊矣。　　　　　　　方外遊：寻仙访道。
9. 惡用乎黃髮。　　　　　　　　　黃髮：老人白发，白久而黄，比喻年高。
10. 君子歸止，是曰九原。　　　　　九原：九泉。

附：钱仲阳传

[重点内容精选]

乙始以顱顖方著山東。元豐中，長公主有疾，召使視之，有功，奏授翰林醫學，賜緋。明年，皇子儀國公病瘛瘲，國醫未能治。長公主朝，因言錢乙起草野，有異能，立召入，進黃土湯而愈。

病者日造門，或扶攜襁負，纍纍滿前。近自鄰井，遠或百數十里，皆授之藥，致謝而去。

乙爲方博達，不名一師，所治種種皆通，非但小兒醫也。于書無不閱，他人靳靳守古，獨度越縱舍，卒與法合。尤邃本艸，多識物理，辨正闕誤。人或得異藥，或持異事問之，必爲言出生本末，物色名貌，退而考之，皆中。

劉跂曰：乙非獨其醫可稱也，其篤行似儒，其奇節似俠，術盛行而身隱約，又類夫有道者。

[重点内容译文]

钱乙初始以小儿科在山东著名。元丰年中，长公主的女儿生病，宋英宗下诏让他诊治，立功，长公主上书奏请，拜授翰林医学官职，特赐给他赤色丝帛官服。第二年，皇子仪国公患手足痉挛之疾，国医不能治愈。长公主拜见神宗皇帝时，借机谈起钱乙出身民间，有不寻常的医技。皇帝立即召他入宫，用黄土汤方而治愈。

病人每天登门求治，有的是扶携而来的老弱病人，有的是用襁褓包着而来的婴儿，连续不断地挤满前堂。近有来自邻乡者，远有相距一百几十里者，钱乙都给他们药物，病人致谢而后离去。

钱乙从事医学广博通达，不遵奉某一师门，对所治疗的各种疾病都很精通，不只是个小儿科医生。对于医书没有什么不阅读，别的医生拘泥地遵守古法，唯独他却能灵活取舍，最终跟古法相合。尤其精通药物，通晓各种事物道理，能辨别纠正书中的缺漏错误。人们或是得到奇异的药物，或是遇到奇异的事物来请教，他一定能为他们说出产地生长本末、事物名称形态，回去考证，全都符合。

刘跂评论说：钱乙，不只是他的医术可以称赞，他厚道诚实的品行近似儒者，他不同凡人的气节近似侠客，医术盛行于世却隐居不做官显名，又类似那种有道之人。

附：徐灵胎先生传

[重点内容精选]

乾隆二十五年，文華殿大學士蔣文恪公患病，天子訪海內名醫，大司寇秦公首薦吳江徐靈胎。天子召入都，命視蔣公疾，先生奏疾不可治。上嘉其樸誠，欲留在京師效力。先生乞歸田里，上許之。

先生生有異稟，聰強過人。凡星經、地志、九宮、音律，以至舞刀奪槊、勾卒、嬴越之法，靡不宣究，而尤長於醫。每視人疾，穿穴膏肓，能呼肺腑與之作語。其用藥也，神施鬼設，斬關奪隘，如周亞夫之軍從天而下。諸岐黃家目憕心駭，帖帖讋服，而卒莫測其所以然。

贊曰：紀稱德成而先，藝成而後，似乎德重而藝輕。不知藝也者，德之精華也。德之不存，藝於何有？人但見先生藝精伎絕，而不知其平素之事親孝，與人忠，葬枯粟乏，造修輿梁。見義必爲，是據於德而後游於藝者也。宜其得心應手，驅遣鬼神。嗚呼！豈偶然哉？

[重点内容译文]

乾隆二十五年，文华殿大学士蒋文恪公生病，乾隆皇帝访求国内名医，大司寇秦蕙田首先推荐吴江的徐灵胎。皇帝召他入京，吩咐他诊治蒋公的疾病，徐灵胎先生呈递奏章说：疾病无法治愈。皇上称赞他质朴诚实，想要留请他在京中效力。先生请求回归故里，皇上准许了他的请求。

徐灵胎天生有特异的禀赋，聪明强健超过常人。凡是天文、地理、算术、音乐，直至舞刀夺矛、布阵攻守的武术兵法，没有什么不广泛研究，且特别擅长医学。每当他为人诊察疾病，仿佛可以透视膏肓，能够呼唤肺腑交谈。他使用药物，如同鬼神一样巧施妙设，如同斩关夺隘一般击中要害，就好似周亚夫的军队从天而降。为此众医家往往目瞪口呆，心悦诚服，但始终没有人能明了他为什么能够这样的奥秘。

赞语：古书说过，德行成就处在首要地位，技艺成就处在次要地位，这好像德行重要而技艺不重要。不知道技艺这东西，原是德行的精华。试问，如果德行不存在，在技艺方面又能有什么成就呢？人们只看到徐灵胎先生技艺精湛绝伦的一方面，却不了解他平时奉养父母十分孝顺，与朋友交往讲究忠诚，常常出资埋葬无人收殓的枯骨，捐粮救助贫乏之人，修桥铺路，见到义事必定去做，这表明他是先立足于德行修养，然后才从事医技学习的。无怪乎他医术纯熟，得心应手，拥有能够驱遣鬼神似的本领。啊！这难道是偶然的吗？

十八、养生论

[重点内容精选]

夫神仙雖不目見，然記籍所載，前史所傳，較而論之，其有必矣。

由此言之，精神之於形骸，猶國之有君也。神躁於中，而形喪於外，猶君昏於上，國亂於下也。

是以君子知形恃神以立，神須形以存，悟生理之易失，知一過之害生。故修性以保神，安心以全身，愛憎不棲於情，憂喜不留於意，泊然無感，而體氣和平；又呼吸吐納，服食養身，使形神相親，表裏俱濟也。

夫以蕞爾之軀，攻之者非一塗；易竭之身，而外內受敵。身非木石，其能久乎？

縱少覺悟，咸歎恨於所遇之初，而不知慎眾險於未兆。是由桓侯抱將死之疾，而怒扁鵲之先見，以覺痛之日，爲受病之始也。

善養生者則不然也，清虛靜泰，少私寡欲。知名位之傷德，故忽而不營，非欲而彊禁也；識厚味之害性，故棄而弗顧，非貪而後抑。

[重点内容译文]

神仙虽然没有亲眼看到，然而书籍记载的，前代历史传闻的，都明白地论述到它，那么它的存在是肯定的了。

从这些事例说明，精神对于形体，好像国家与君主一样。精神在体内躁乱不安，形体就在外部受到损害，好像国君在上昏庸无能，国内人民就在下作乱一样。

因此有识之人知道形体依靠精神而发挥作用，精神借助形体而存在，明白养生之理容易忽视，懂得一次养生过失也将危害生命。所以陶冶性情来保养精神，安定神志来健全形体，爱怜憎恶不寄寓于感情，忧愁喜悦不留存于意念，恬静淡泊而无欲念，就能身体健康，气血调和；又加上呼吸吐纳的锻炼，服食丹药来调养身体，使形体和精神紧密相依，表里相互协调。

以渺小单薄的身躯，而侵害的不只一条途径；容易衰竭的身体，却内外遭受摧残。人的身体不是树木石头，怎么能忍受长久呢？

纵然稍有觉察醒悟，都在发病之初哀叹悔恨，却不知道在各种危险尚未显出征兆时加以谨慎预防。这好比齐桓侯身患即将死亡的疾患，却还要责怪扁鹊高明的预见，（人们总是）把感觉到病痛的时候，当作患病的开端。

善于养生的人就不是这样，他们心地清净空灵，行动安详从容，极少私情欲望。他们知道名利地位伤害精神，所以忽略而不谋求，不是思想上贪求而在行动上强行禁止；认识到膏粱厚味伤害性命，所以放弃而不顾惜，不是内心贪恋然后克制。

[重点字词诠释]

（一）异写字辨认 （找出下列各句中的古字、通假字、异体字，并写出与其相应的今字、本字、正体字）

1. 夫神仙雖不目見，然記籍所載，前史所傳，較而論之。　　較→皎　通假字

2. 終朝未餐，則囂然思食；而曾子銜哀，七日不飢。　　囂→枵　通假字

3. 偏有一溉之功者，雖終歸於燋爛，必一溉者後枯。　　燋→焦　通假字

4. 愛憎不棲於情，憂喜不留於意。　　棲→栖　异体字

5. 薰辛害目，豚魚不養，常世所識也。　　薰→葷　通假字

6. 蝨處頭而黑，麝食柏而香，頸處險而癭，齒居晉而黃。　　蝨→虱　异体字

　　　　　　　　　　　　　　　　　　　　　　　　　　险→岩　通假字

7. 而世人不察，惟五穀是見，聲色是躭，目惑玄黃，耳務淫哇。

　　　　　　　　　　　　　　　　　　　　　　　　　　躭→耽　异体字

8. 夫以蕞爾之軀，攻之者非一塗；易竭之身，而外內受敵。　　塗→途　通假字

9. 是由桓侯抱將死之疾，而怒扁鵲之先見。　　由→猶　通假字

10. 然後蒸以靈芝，潤以醴泉，晞以朝陽，綏以五絃。　　絃→弦　异体字

（二）常用词解释

1. 愧情一集，渙然流離。　　流離：犹"淋漓"。

2. 終朝未餐，則囂然思食；曾子銜哀，七日不飢。　　終朝：整个早晨。

　　　　　　　　　　　　　　　　　　　　　　　囂然：饥饿貌。

　　　　　　　　　　　　　　　　　　　　　　　囂，通"枵"，空虚。

　　　　　　　　　　　　　　　　　　　　　　　銜：含。

3. 夜分而坐，則低迷思寢；內懷殷憂，則達旦不瞑。　　夜分：夜半。

　　　　　　　　　　　　　　　　　　　　　　　殷：深。

4. 壯士之怒，赫然殊觀，植髮沖冠。　　　　　赫然：发怒貌。
　　　　　　　　　　　　　　　　　　　　　　　植：竖立。

5. 然則，一溉之益固不可誣也。　　　　　　　誣：欺，此处意为轻视。

6. 合歡蠲忿，萱草忘憂。　　　　　　　　　　蠲：消除。

7. 夫以蕞爾之軀，攻之者非一塗。　　　　　　蕞爾：渺小貌。

8. 其自用甚者，飲食不節，以生百病。　　　　自用：只凭自己主观意图
　　　　　　　　　　　　　　　　　　　　　　　行事。

9. 從老得終，悶若無端。　　　　　　　　　　悶若：愚昧貌。
　　　　　　　　　　　　　　　　　　　　　　　端：端由。

10. 或益之以畎澮，而泄之以尾閭。　　　　　　畎澮：田间水沟。此处喻少。
　　　　　　　　　　　　　　　　　　　　　　　尾閭：海水所归之处。喻多。

11. 心戰於內，物誘於外，交賒相傾，如此復敗者。　交：近。指眼前的物质利益。
　　　　　　　　　　　　　　　　　　　　　　　賒：远。指遥远的养生效验。

12. 今以躁競之心，涉希靜之塗。　　　　　　　希靜：无声。这里意指清心
　　　　　　　　　　　　　　　　　　　　　　　寡欲的修养。

13. 外物以累心不存，神氣以醇泊獨著。　　　　累：烦劳。
　　　　　　　　　　　　　　　　　　　　　　　醇泊：淳朴恬静。

14. 晞以朝陽，綏以五絃。　　　　　　　　　　晞：晒。
　　　　　　　　　　　　　　　　　　　　　　　綏：安抚。

15. 忘歡而後樂足，遺生而後身存。　　　　　　遺：摆脱。

十九、与崔连州论石钟乳书

[重点内容精选]

宗元白：前以所致石鍾乳非良，聞子敬所餌與此類，又聞子敬時憤悶動作，宜以爲未得其粹美，而爲齹礦燥悍所中，懼傷子敬醇懿，仍習謬誤，故勤勤以云也。

再獲書辭，辱徵引地理證驗多過數百言，以爲土之所出乃良，無不可者。是將不然。

取其色之美，而不必唯土之信，以求其至精，凡爲此也。

西子之里，惡而曌者，皆可以當侯王；山西之冒沒輕儳、沓貪而忍者，皆可以鑿凶門，制閫外；山東之稚騃樸鄙、力農桑、啖棗栗者，皆可以謀謨於廟堂之上。若是則反倫悖道甚矣。何以異於是物哉！

今再三爲言者，唯欲得其英精，以固子敬之壽，非以知藥石、角技能也。

[重点内容译文]

宗元禀告：因为前不久您赠送的石钟乳不好，听说您服用的石钟乳与此同类，又

听说您时常烦闷不舒，我认为您大概没有得到那纯粹优质的品种，而被粗糙劣质的石钟乳那燥烈药性侵袭，担心伤害您的贵体，频频沿习错误，所以恳切地与您谈谈。

第二次收到您的来信，承蒙援引地域形势方面证据多过数百字，认为产地生长的就是好，没有什么不适宜的。这种看法大概不对。

（您应该）选择其中色泽鲜美的，不必只相信产地，以便求取那最精良的石钟乳，（我写这封信，）都是为了这个目的。

西施的乡里，那些模仿西施皱眉的丑女，都可以匹配君侯了；关西的鲁莽轻率、贪婪残忍之流，都可以成为带兵出征、镇守一方的将军了；关东的幼稚痴呆、浅陋无知、致力于种地采桑、啖食枣栗之辈，都可以在朝廷出谋划策了。像这样就严重地违背了常理。（您的见解）与这些事物又如何区别呢！

现在我再三对您谈这个问题的原因，只是想让您能得到优质的石钟乳，来保证您的身体健康，不是用药物知识与您较量本领。

[重点字词诠释]

（一）异写字辨认（找出下列各句中的古字、通假字、异体字，并写出与其相应的今字、本字、正体字）

1. 宜以爲未得其粹美，而爲麤礦燥悍所中。	麤→粗	异体字
2. 艸木之生者依於土。	艸→草	异体字
3. 況鍾乳直產于石，石之精麤疎密，尋尺特異。	況→况	异体字
	麤→粗	异体字
	疎→疏	异体字
4. 然由其精密而出者，則油然而清，焆然而輝。	焆→炯	异体字
5. 食之使人榮華溫柔，其氣宣流，生胃通腸，壽善康寧。	腸→肠	异体字
6. 由其麤疎而下者，則奔突結澀，乍大乍小，色如枯骨。	麤→粗	异体字
	疎→疏	异体字
	澀→涩	异体字
7. 或類死灰，淹頜不發，叢齒積纇，重濁頑璞。	頜→悴	异体字
8. 泗濱之石，皆可以擊攷。	攷→考	异体字
9. 西子之里，惡而矉者，皆可以當侯王。	矉→顰	古今字
10. 山東之稚騃樸鄙、力農桑、啖棗栗者，皆可以謀謨於廟堂之上。		
	騃→呆	异体字

（二）常用词解释

1. 又聞子敬時憒悶動作，宜以爲未得其粹美。	憒：昏乱。
	宜：似乎。
2. 懼傷子敬醇懿，仍習謬誤，故勤勤以云也。	醇懿：淳朴的美德，文中意为贵体。
	勤勤：恳切。
3. 以爲土之所出乃良，無不可者。是將不然。	將：大概。

4. 然即其類也，而有居山之陰陽。　　　　　陰：山北。

　　　　　　　　　　　　　　　　　　　　　　　陽：山南。

5. 石之精麤疎密，尋尺特異。　　　　　　　　尋：八尺。

6. 其竅滑以夷，其肌廉以微。　　　　　　　　夷：平整。

　　　　　　　　　　　　　　　　　　　　　　　廉：洁净。

　　　　　　　　　　　　　　　　　　　　　　　微：细腻。

7. 食之使人榮華溫柔，其氣宣流。　　　　　　溫柔：皮肤温润柔嫩。

8. 食之使人偓蹇壅鬱，泄火生風，戟喉癢肺。　偓蹇：困顿。

　　　　　　　　　　　　　　　　　　　　　　　戟：刺激。

9. 則東南之竹箭，雖旁歧揉曲，皆可以貫犀革。　貫：貫穿；穿透。

10. 北山之木，雖離奇液瞞……皆可以梁百尺之觀。　離奇：木根盘曲貌。

　　　　　　　　　　　　　　　　　　　　　　　液瞞：当作"液樠"，脂液
　　　　　　　　　　　　　　　　　　　　　　　　　　满溢。

　　　　　　　　　　　　　　　　　　　　　　　梁：作……栋梁。

　　　　　　　　　　　　　　　　　　　　　　　觀：楼台。

11. 徐之糞壤，皆可以封大社。　　　　　　　　封：建筑。

12. 魯之晨飲其羊、關轂而輠輪者，皆可以爲師儒。　關：贯穿。

　　　　　　　　　　　　　　　　　　　　　　　轂：车轮中心的圆木。

　　　　　　　　　　　　　　　　　　　　　　　輠：回转。

13. 西子之里，惡而矉者，皆可以當侯王。　　　惡：丑陋。

　　　　　　　　　　　　　　　　　　　　　　　矉：同"顰"，皱眉。

　　　　　　　　　　　　　　　　　　　　　　　當：匹配。

14. 山西之……沓貪而忍者，皆可以鑒凶門。　　沓：贪。

　　　　　　　　　　　　　　　　　　　　　　　凶門：古代将领出征时所凿
　　　　　　　　　　　　　　　　　　　　　　　　　　向北开的门。

15. 山東之……啖棗栗者，皆可以謀謨於廟堂之上。　謀謨：谋略。

　　　　　　　　　　　　　　　　　　　　　　　廟堂：朝廷。

16. 今再三爲言者……非以知藥石、角技能也。　角：较量。

二十、赠医师葛某序

[重点内容精选]

　　古之醫師，必通於三世之書。所謂三世者，一曰《針灸》，二曰《神農本草》，三曰《素女脈訣》。《脈訣》所以察證，《本草》所以辨藥，《針灸》所以袪疾。非是三者，不可以言醫。

夫醫之爲道，必志慮淵微，機穎明發，然後可與於斯，雖其父不能必傳其子也。

葛生某，淮之鉅族也，明於醫，三世之書皆嘗習而通之。出而治疾，決死生，驗差劇，若燭照而龜卜，無爽也者。

[重点内容译文]

古代的医师，一定要通晓"三世之书"。这里所说的"三世之书"，第一叫《黄帝针灸》，第二叫《神农本草》，第三叫《素女脉诀》。《素女脉诀》是用来审察证候的书，《神农本草》是用来辨识药性的书，《黄帝针灸》是用来祛除疾病的书。如果不通晓这三种著作，就不能够从事医疗。

医学作为一门技艺，要求为医之人一定要志向深远，思考精细，聪明智慧，然后才可从事其工作，即使擅长医术的父亲，也不一定能够把他的医术传授给他的儿子。

读书人葛某，家庭是淮地的名门大族，明晓医道，历代的医书，都曾经学习并且通晓它。行医治病，判断预后转归，就像用蜡烛照明和用龟甲占卜，清楚无误。

[重点字词诠释]

（一）异写字辨认（找出下列各句中的古字、通假字、异体字，并写出与其相应的今字、本字、正体字）

1. 火官司令，爍金於爐，是之謂肺瘵。　　　　　爍→铄　通假字
2. 陰陽未平，氣苞血聚，其勢方格，靡有攸處。　苞→包　通假字
3. 葛生某，淮之鉅族也。　　　　　　　　　　　鉅→巨　异体字
4. 出而治疾，決死生，驗差劇，若燭照而龜卜，無爽也者。　差→瘥　古今字

（二）常用词解释

1. 傳經者既明載其說，復斥其非。　　　　傳：阐释。
2. 夫爲醫之道，必志慮淵微……然後可與於斯。　與：参预。引申为从事。
3. 其爲醫，專事乎大觀之方，他皆憒憒。　　　憒憒：糊涂。
4. 此瘵也。後三月死。　　　　　　　　　　瘵：痨瘵。肺结核之类。
5. 氣升而膜，中失其樞。火官司令，爍金於爐。
   膜：满。
   樞：门户的转轴，喻脾胃的升降功能。
   金：指代肺。
6. 初，毛灑淅，齒擊上下。　　　　　　　灑淅：寒慄貌。
7. 一婦女有噦疾，每吐涎數升，腥觸人。　噦：同"哕"，干呕。
8. 其勢方格，靡有攸處。　　　　　　　　格：抗拒。
   　　　　　　　　　　　　　　　　　　攸：所。
9. 決死生，驗差劇，若燭照而龜卜，無爽也者。　爽：差；失。
10. 士或不能具藥，輒注之，不索其償。　　注：输送。引申为执意赠送。

二十一、赠医师何子才序

[重点内容精选]

近僕自淮南攜累而東歸也，奔走水陸之艱，觸冒霜露之慘，既抵家而俱病焉，蓋老稚數口無免者。呻吟呷嚶，僵臥滿室，湯粥之奉不時，卹問之友不至，相視盷然爲溝壑矣。醫師何子才日來視之，療治周勤，藥裹成績，僕有慚心，而子才無倦色。既彌月，而皆起焉。

余以子貞家素貧，固非常有德於子才，而子才亦非有冀於子貞者，乃活其闔門於瀕死，豈非以濟人之急爲心，而世無不多得者乎？若是，固不可使無聞也。

[重点内容译文]

最近我从淮南携带家眷东归，一路尝尽跋山涉水的艰辛，历经风霜雨露的凄惨，一到家就都病倒了，全家老小几乎没有幸免的。满屋呻吟呼叫，个个躺卧在床，茶水粥饭无法及时供给，关照慰问的朋友不曾登门，只能眼睁睁地互相对视等待死亡。然而何子才医师却每天都来探望我们，治疗周到殷勤，用药取得成效，我深怀愧疚心意，而何子才却毫无厌倦神情。经历了整整一个月后，家人全都康复。

我认为赵子贞家向来贫穷，自然不曾对何子才有过什么恩惠，而何子才也不会对赵子贞有什么企求，却能从死亡的边缘救活赵子贞全家，难道他不是把解救别人的危急作为自己的心愿，因而在当今社会不可多得的人吗？既是像这样，自然不能让他默默无闻。

[重点字词诠释]

（一）异写字辨认（找出下列各句中的古字、通假字、异体字，并写出与其相应的今字、本字、正体字）

1. 不多，則君子宜與之，不可使遂泯也。　　　　　與→举　　通假字
2. 近僕自淮南攜累而東歸也。　　　　　　　　　　攜→携　　异体字
3. 呻吟呷嚶，僵臥滿室，湯粥之奉不時，卹問之友不至。　呷→咟　异体字
　　　　　　　　　　　　　　　　　　　　　　　　卹→恤　　异体字
4. 余以子貞家素貧，固非常有德於子才。　　　　　常→尝　　通假字

（二）常用词解释

1. 余嘗與修《元史》，考其故實。　　　　　　故實：史实。
2. 或謂死喪疾病之相救助，固鄉黨朋友之事。

　　　　鄉黨：泛指乡里。周制以五百家为党；一万二千五百家为乡。

3. 聞有斯人之風者，猶復爲興慕焉。　　　　風：作风。
4. 近僕自淮南攜累而東歸也……既抵家而俱病焉。　累：指家眷。
5. 呻吟呷嚶……相視盷然爲溝壑矣。　　呷嚶：象声词，即呻吟之声。

盻然：恨视貌。

爲溝壑："死"的婉词。

成績：取得成效。用如动词。

6. 療治周勤，藥裹成績。

7. 既彌月，而皆起焉。

彌：遍；满。

8. 顧無以報，願惠一言，識區區之感焉。

顧：只是。

區區：谦词。

9. 然余文思荒落，不能張子才之賢。

張：弘扬；彰显。

二十二、与薛寿鱼书

[重点内容精选]

談何容易!天生一不朽之人，而其子若孫必欲推而納之於必朽之處，此吾所爲悁悁而悲也。

子之大父一瓢先生，醫之不朽者也，高年不祿，僕方思輯其梗概，以永其人，而不意寄來墓誌無一字及醫，反託于陳文恭公講學云云。嗚呼!自是而一瓢先生不傳矣!朽矣!

夫學在躬行，不在講也。聖學莫如仁，先生能以術仁其民，使無夭札，是即孔子老安少懷之學也。素位而行學，孰大於是，而何必捨之以他求?

子不以人所共信者傳先人，而以人所共疑者傳先人，得毋以"藝成而下"之說爲斤斤乎?

而先生獨能以一刀圭活之，僕所以心折而信以爲不朽之人也。慮此外必有異案良方，可以拯人，可以壽世者，輯而傳焉，當高出語錄陳言萬萬。

[重点内容译文]

议论一个人岂可轻易!天生一个不朽之人，可是他的子孙却一定要把他推到必然腐朽的地方去，这就是我忧闷悲伤的原因啊。

您的祖父一瓢先生，是不朽的医家，高寿去世，我正想辑录他主要的医学事迹，以便使他长存不朽，却没想到您寄来的墓志铭没有一字谈及他的医学成就，反而依托于陈文恭公讲学等等。唉!从此一瓢先生不能传扬了!磨灭了!

学问贵在身体力行，不在空谈。最高明的学问没有什么比得上仁学，先生能用医术施爱于民众，使他们不会因病早丧，这就是孔子"对老年人要使他们安宁、青年人要使他们怀归"的学问。安于素常的地位却能奉行仁学，还有什么比这更伟大，又何必舍弃这一点而追求其他的呢?

您不用人们共同相信的医学成就为先人立传，却用人们共同怀疑的理学空言为先人立传，莫不是被"艺成而下"的说法拘泥了吧?

但是唯独先生能用少许药物救活了我，这是我佩服而且确实地认为他是不朽之人的原因。料想此外他一定有可以救人并使世人长寿的奇特医案和高明医方，把它们编辑并使之传播，其价值一定超过语录陈言万万倍。

[重点字词诠释]

（一）异写字辨认（找出下列各句中的古字、通假字、异体字，并写出与其相应的今字、本字、正体字）

1．而不意寄來墓誌無一字及醫，反託于陳文恭公講學云云。　　託→托　　异体字

2．醫之效立見，故名醫百無一人。　　　　　　　　　　　　見→現　　古今字

3．在理學中未必增一偏席，而方伎中轉失一真人矣。　　　　伎→技　　通假字

（二）常用词解释

1．天生一不朽之人……此吾所爲悁悁而悲也。　　　　悁悁：忧闷貌。

2．羿之射，秋之弈，俞跗之醫，皆可以不朽也。　　　弈：棋艺。

3．子之大父一瓢先生，醫之不朽者也，高年不祿。　　大父：祖父

　　　　　　　　　　　　　　　　　　　　　　　　　不祿：士死的讳称。

4．僕方思輯其梗概，以永其人。　　　　　　　　　　永：使……长久（流传）。

5．夫學在躬行，不在講也。　　　　　　　　　　　　躬：亲身；亲自。

6．先生能以術仁其民……是即孔子老安少懷之學也。　仁：施爱。

　　　　　　　　　　　　　　　　　　　　　　　　　懷：归向。

7．素位而行學，孰大於是，而何必捨之以他求？　　　素位：安于平常所处之地位。

8．陽明勳業爛然，胡世寧笑其多一講學。　　　　　　爛然：显赫貌。

　　　　　　　　　　　　　　　　　　　　　　　　　多：犹"只"。

9．今執途之人而問之曰：一瓢先生非名醫乎？　　　　執：拉住。

10．子不以人所共信者傳先人。　　　　　　　　　　　傳：为……立传；记载。

11．得毋以"藝成而下"之說爲斤斤乎？　　　　　　　斤斤：拘谨貌。此处意谓拘泥。

12．燕噲、子之何嘗不託堯舜以鳴高。　　　　　　　　鳴高：显示清高。

13．學之講無稽，故村儒舉目皆是。　　　　　　　　　村儒：粗俗的文人。

14．即或衰年無俚……而不可盡沒有所由來。　　　　　無俚：无聊。即无所寄托。

　　　　　　　　　　　　　　　　　　　　　　　　　沒：埋没。

15．而先生獨能以一刀圭活之。　　　　　　　　　　　刀圭：量取药末的器具。借指药物。

16．僕所以心折而信以爲不朽之人也。　　　　　　　　折：折服；佩服。

17．慮此外必有異案良方，可以拯人，可以壽世者。　　壽：使……长寿。

附：赠贾思诚序

[重点内容精选]

疾之初作，大熱發四體中，繼之以昏仆，迨其甦也，雙目運眩，耳中作秋蟬鳴，

神思恍惚，若予予然離羣而獨立，若禦驚飆而游行太空，若乘不繫之舟以簸蕩於三峽四溟之間，殊不能自禁。

世之醫者，酬接之繁，不暇雍容，未信宿輒謝去，至有視不暇脈，脈不暇方，而不可挽留者，孰有如賈君調護數年之久而不生厭者乎？是皆可書。余方執筆以從文章家之後，此而不書，烏乎書？

[重点内容译文]

疾病开始发作的时候，四肢低热，接着就昏迷跌倒。等到我苏醒过来时，双目昏花，耳中象秋蝉一样鸣响，精神恍惚不定，好像孤独无助地独脚站立，好像驾御暴风在太空遨游，好像乘坐没有拴缚的舟船颠簸荡漾在江河湖海之中，完全无法自我控制。

世上行医的人，交际应酬繁忙，没有时间从容不迫地诊治疾病，往往守护不到两夜就谢别离去，竟至有看病却没有时间切脉，切脉却没有时间处方，而不能够挽留的，有谁像贾先生调治护理数年之久而没有产生厌倦的呢？这些都是可以书写的。我正跟在文学家的后面写作，如果这不值得写，还有什么可以写的呢？

二十三、大医精诚

[重点内容精选]

今以至精至微之事，求之於至麤至淺之思，其不殆哉？

故醫方卜筮，藝能之難精者也，既非神授，何以得其幽微？世有愚者，讀方三年，便謂天下無病可治；及治病三年，乃知天下無方可用。故學者必須博極醫源，精勤不倦，不得道聽途說，而言醫道已了，深自誤哉！

凡大醫治病，必當安神定志，無欲無求，先發大慈惻隱之心，誓願普救含靈之苦。

夫大醫之體，欲得澄神內視，望之儼然，寬裕汪汪，不皎不昧。省病診疾，至意深心；詳察形候，纖毫勿失；處判針藥，無得參差。

志存救濟，故亦曲碎論之，學者不可恥言之鄙俚也。

[重点内容译文]

如果对于这最精微的事情，用最粗浅的思维方法去探求它，难道不危险呢？

所以医学与占卜，是难以精通的技艺，既然不是神仙传授，怎么能掌握它的幽深精微的道理呢？社会上有些愚蠢的人，读了三年医书，就说天下没有疾病不可治疗；等到治病三年，才知道天下没有绝对对症的医方可供使用。所以学医的人，一定要广泛深入地探讨医学的本源，专心勤奋，毫不懈怠，不能凭借道听途说（获取的零星医学知识），就声称医学理论已经全部掌握，这是非常贻误自己的啊！

凡是大医家治病，一定要安定神志，没有私欲和贪求，首先产生极其慈善怜悯的心肠，立誓普遍救助民众的疾苦。

大医家的风度，要能使精神安定，排除杂念，看上去庄重严肃，气度宽宏，不亢不卑。查问疾病，尽心尽意；察看症候，丝毫不误；处方治疗，不出差错。

　　我的心愿在于救世济民，所以也就琐碎的谈论到这些，学习的人不可因为我言语粗俗而感到文章可耻啊。

[重点字词诠释]

（一）异写字辨认（找出下列各句中的古字、通假字、异体字，并写出与其相应的今字、本字、正体字）

1. 俞穴流注，有高下淺深之差。　　　　　　　　　　　　俞→腧　　通假字

2. 若有疾厄來求救者，不得問其貴賤貧富，長幼妍蚩。　蚩→媸　　古今字

3. 見彼苦惱，若己有之，深心悽愴，勿避嶮巇、晝夜、寒暑。悽→凄　　异体字

　　　　　　　　　　　　　　　　　　　　　　　　　　嶮→险　　异体字

4. 其蝱蟲、水蛭之屬，市有先死者，則市用之，不在此例。蝱→虻　　异体字

5. 人所惡見者，但發慙愧悽憐憂恤之意，不得起一念蔕芥之心。

　　　　　　　　　　　　　　　　　　　　　　　　　　慙→惭　　异体字

　　　　　　　　　　　　　　　　　　　　　　　　　　蔕→蒂　　异体字

6. 珍羞迭薦，食如無味。　　　　　　　　　　　　　　羞→馐　　古今字

7. 而醫者安然懽娛，傲在自得，茲乃人神之所共恥。　懽→欢　　异体字

　　　　　　　　　　　　　　　　　　　　　　　　　　恥→耻　　异体字

8. 不得多語調笑，談謔諠譁，道說是非，議論人物，衒燿聲名。

　　　　　　　　　　　　　　　　　　　　　　　　　　諠→喧　　异体字

　　　　　　　　　　　　　　　　　　　　　　　　　　譁→哗　　异体字

　　　　　　　　　　　　　　　　　　　　　　　　　　燿→耀　　异体字

9. 偶然治差一病，則昂頭戴面，而有自許之貌。　　　差→瘥　　古今字

（二）常用词解释

1. 夫經方之難精，由來尚矣。　　　　　　　　尚：久远。

2. 先發大慈惻隱之心，誓願普救含靈之苦。　　惻隱：哀痛；怜悯。

　　　　　　　　　　　　　　　　　　　　　　含靈：人类。

3. 不得問其貴賤貧富，長幼妍蚩。　　　　　　妍：娇美。

　　　　　　　　　　　　　　　　　　　　　　蚩：同"媸"，丑陋。

4. 深心悽愴，勿避嶮巇、晝夜、寒暑、飢渴、疲勞。悽愴：悲痛。

　　　　　　　　　　　　　　　　　　　　　　嶮巇：艰险崎岖。

5. 一心赴救，無作功夫形跡之心。　　　　　　功夫：同"工夫"，时间。

　　　　　　　　　　　　　　　　　　　　　　　　　　此处谓耽搁时间。

　　　　　　　　　　　　　　　　　　　　　　形跡：世故；客气。此处谓

　　　　　　　　　　　　　　　　　　　　　　　　　　婉言推辞。

6. 吾今此方所以不用生命爲藥者，良由此也。　生命：活物。

　　　　　　　　　　　　　　　　　　　　　　良：确实。

7. 其蝱蟲、水蛭之屬，市有先死者，則市而用之。其：如果。

8. 必有大段要急之處，不得已隱忍而用之。　　市：购买。

　　　　　　　　　　　　　　　　　　　　　大段：重要。

9. 夫大醫之體，欲得澄神內視，望之儼然。　　澄：水静而清。引申为清静。

　　　　　　　　　　　　　　　　　　　　　内视：排除杂念。

　　　　　　　　　　　　　　　　　　　　　儼然：庄重貌。

10. 處判針藥，無得參差。　　　　　　　　　參差：不一致。引申为差错。

11. 雖曰病宜速救……唯當審諦覃思。　　　　審：周密。

　　　　　　　　　　　　　　　　　　　　　諦：观察。

　　　　　　　　　　　　　　　　　　　　　覃：深。

12. 邀射名譽，甚不仁矣。　　　　　　　　　邀射：追求；猎取。

13. 縱綺羅滿目，勿左右顧眄。　　　　　　　綺羅：绫罗绸缎一类高档

　　　　　　　　　　　　　　　　　　　　　　　　面料。

　　　　　　　　　　　　　　　　　　　　　顧：回头看。

　　　　　　　　　　　　　　　　　　　　　眄：斜视。

14. 珍羞迭薦，食如無味。　　　　　　　　　迭：轮流。

　　　　　　　　　　　　　　　　　　　　　薦：进献。

15. 夫為醫之法，不得多語調笑，談謔諠譁。　謔：开玩笑。

16. 自矜己德，偶然治差一病，則昂頭戴面。　矜：夸耀。

　　　　　　　　　　　　　　　　　　　　　戴面：仰面。

17. 所以醫人不得恃己所長，專心經略財物。　經略：谋取。

18. 志存救濟，故亦曲碎論之，學者不可恥言之鄙俚也。

　　　　　　　　　　　　　　　　　　　　　曲碎：琐碎。

　　　　　　　　　　　　　　　　　　　　　鄙俚：粗俗。

二十四、不失人情论

[重点内容精选]

　　嘗讀《內經》至《方盛衰論》，而殿之曰："不失人情。"未曾不瞿然起，喟然嘆軒岐之入人深也！夫不失人情，醫家所甚亟，然戞戞乎難之矣。

　　有諱疾不言，有隱情難告，甚而故隱病狀，試醫以脈。不知自古神聖，未有捨望、聞、問，而獨憑一脈者。

　　有意見各持，異同不決，曲高者和寡，道高者謗多。一齊之傅幾何？眾楚之咻易亂。此膚淺之流也。

　　或延醫眾多，互為觀望；或利害攸繫，彼此避嫌。惟求免怨，誠然得矣；坐失機宜，誰之咎乎？此由知醫不真，任醫不專也。

聖人以不失人情爲戒，欲令學者思之慎之，勿爲陋習所中耳。

[重点内容译文]

每次阅读《内经》到《方盛衰论》，在该篇最后写道："不要失误于人情。"总是震惊而起，感慨地叹服黄帝、岐伯了解人心太深刻了！不在人情上失误，是医生迫切需要解决的问题，但是非常困难啊。

有的忌讳疾病不说，有的隐曲之情难诉，甚至有人故意隐瞒疾病情状，用脉诊来试探医生的本事。不知即使古代名医，也没有舍弃望诊、闻诊、问诊，单独凭借一项脉诊的。

有的开始各持己见，在意见异同不决之时，便顺随大流附和他人，造成曲高和寡、道高谤多的局面。结果如同一个齐国人教齐语的作用能有多少？众多楚国人的楚语喧哗容易扰乱，终致失败。这些是平庸浅薄的一类医生。

有时病人请来很多医生，大家互相观望；有的医生因为互有利害关系，彼此之间避免嫌疑。医生只是追求避免埋怨，确实能够做到；徒然地失去治疗良机，是谁的罪过呢？这些是因为了解医生不真切，任用医生不专一的缘故啊。

圣人用不在人情上失误作为告诫，是希望学医的人思考它，慎重对待它，不被愚陋的习俗侵蚀。

[重点字词诠释]

（一）异写字辨认（找出下列各句中的古字、通假字、异体字，并写出与其相应的今字、本字、正体字）

1. 夫不失人情，醫家所甚亟，然戞戞乎難之矣。　　　　戞→戛　异体字

2. 陽藏者宜涼，陰藏者宜熱。　　　　　　　　　　　　藏→臟　古今字

3. 目不識丁，假託秘傳。　　　　　　　　　　　　　　託→托　异体字

（二）常用词解释

1. 嘗讀《內經》……而殿之曰："不失人情。"　　殿：置于最后。

2. 未曾不瞿然起，喟然歎軒岐之入人深也。　　瞿然：惊视貌。

　　　　　　　　　　　　　　　　　　　　　　喟然：叹息貌。

3. 夫人不失人情，醫家所甚亟。　　　　　　　亟：迫切。

4. 賤者焦勞不適，懷抱可知。　　　　　　　　懷抱：胸襟；抱负。

5. 有境遇不偶，營求未遂，深情牽掛，良藥難醫。　偶：顺利。

　　　　　　　　　　　　　　　　　　　　　　遂：成功；实现。

6. 有性緩者遭急病，濡滯而成難挽。　　　　　濡滯：迟延；拖延。

7. 硝黃入口畏攻，神即飄揚。此成心之爲害也。　成心：成见；偏见。

8. 不知自古神聖，未有舍望、聞、問，而獨憑一脈者。

　　　　　　　　　　　　　　　　　　　　　　自：即使。

9. 或操是非之柄，同我者是之，異己者非之。　操：掌握。

　　　　　　　　　　　　　　　　　　　　　　柄：权柄；权力。

10. 或尊貴執言難抗，或密戚偏見難回。　　　　回：扭转。

11. 使深危之病，坐而待亡。 　　坐：无故；白白地。
12. 或巧語誑人……或危言相恐。此便佞之流也。 　　誑：欺骗。
　　危言：惊惧之言。
　　便佞：花言巧语。
13. 或求譽上薦，或不邀自赴。此阿諂之流也。 　　阿諂：曲意逢迎。
14. 有望聞問切，漫不關心。 　　漫：完全。
15. 陽若同心，陰爲浸潤。 　　陽：表面上。
　　陰：暗地里。
　　浸潤：本义水湿的浸渍。比喻谗言。
16. 如病在危疑，良醫難必。 　　必：决断。
17. 至於敗壞，嫁謗自文。 　　謗：责备之言。
　　文：掩饰。
18. 一齊之傅幾何，衆楚之咻易亂。 　　傅：教育。
　　咻：喧扰。
19. 病家既不識醫，則倏趙倏錢。 　　倏：一会儿。
20. 坐失機宜，誰之咎乎？ 　　咎：罪责。

二十五、病家两要说

[重点内容精选]

醫不貴於能愈病，而貴於能愈難病；病不貴於能延醫，而貴於能延眞醫。夫天下事，我能之，人亦能之，非難事也；天下病，我能愈之，人亦能愈之，非難病也。

夫如是，是醫之於醫尚不能知，而矧夫非醫者！昧眞中之有假，執似是而實非。鼓事外之口吻，發言非難；撓反掌之安危，惑亂最易。使其言而是，則智者所見略同，精切者已算無遺策，固無待其言矣；言而非，則大隳任事之心，見幾者寧袖手自珍，其爲害豈小哉！

倘不知此，而偏聽浮議，廣集羣醫，則騏驥不多得，何非冀北駑羣？帷幄有神籌，幾見圯橋傑竪？危急之際，奚堪庸妄之誤投？疑似之秋，豈可紛紜之錯亂？一着之謬，此生付之矣。

夫任醫如任將，皆安危之所關。察之之方，豈無其道？

然必也小大方圓全其才，仁聖工巧全其用，能會精神於相與之際，燭幽隱於玄冥之間者，斯足謂之眞醫，而可以當性命之任矣。惟是皮質之難窺，心口之難辨，守中者無言，懷玉者不衒，此知醫之所以爲難也。

[重点内容译文]

· 48 ·

医生不贵在能够治愈疾病，而贵在能够治愈疑难复杂的疾病；病人不贵在能够延请医生，而贵在能够延请有真才实学的医生。天底下的事，我胜任它，别人也胜它，便不是困难的事；天底下的疾病，我能够治愈它，别人也能够治愈它，便不是难治的疾病。

既然如此，这就是医生对于医生尚且不能了解，何况那些不是医生的人呢？（盲目请来的医生）不明白真中有假之证，坚持貌似正确而实际错误的看法。他们站在局外人的立场发表一通意见不难，扰乱极易变化的病情却迷惑人心最容易。假使他说得正确，那么聪慧者的见解大致相同，考虑精细的人已经考虑得毫无失策，本来就用不着他说了；但是，如果他说错了，就会大大伤害担任主治者的心思，能够明察事物细微变化的人也宁愿缩手于袖，自我保重，这样的话，他造成的危害难道还小吗？

如果不懂得这个道理，片面听取四处流传而没有根据的话，广泛地延请医生，结果是千里良马不可多得，哪一个不是冀北的劣马呢？军帐之中需要有人神机妙算，（现实中）遇到几个张良那样的杰出人物呢？在病情危重紧急的关头，怎能忍受得了庸医胡乱用药？在证候复杂不明的时候，怎能容许众多意见的相互干扰？一步的差错，病人的性命就断送了。

任用医生如同任用将领，都是关系到安危的事。考察医生的方法，难道没有一定的规律？

这样看来一定要心小、胆大、行方、智圆，使这些才能全面具备，望色、闻声、问病、切脉，使四诊的效用全部发挥，在接触病人时能够集中精神，当病情暗昧不清时能够洞察反映疾病本质隐微特征的人，这才足以称得上有真才实学的医生，可以担当起拯救性命的重任。只是难以明察医生的本质，难以辨别他们的心中所思，笃守正道的人不爱自夸，怀抱真才人的不轻易炫耀，这就是了解医生成为难事的原因啊。

[重点字词诠释]

（一）异写字辨认（找出下列各句中的古字、通假字、异体字，并写出与其相应的今字、本字、正体字）

1. 不反者，临涯已晚。	反→返	古今字
2. 得稳当之名者，有躭阁之误。	躭→耽	异体字
	阁→搁	通假字
3. 又若以己之心度人之心者……其於醫也則不可，謂人己氣血之難符。	谓→为	通假字

（二）常用词解释

1. 天下事，我能之，人亦能之，非難事也。	能：胜任。
2. 惟其事之難也，斯非常人之可知。	知：主持。
3. 第以醫之高下，殊有相懸。	第：只是。
4. 《陽春》、《白雪》，和者爲誰？	和：跟着唱。
5. 夫如是，是醫之於醫尚不能知，而矧夫非醫者！	矧：何况。
6. 鼓事外之口吻，發言非難。	鼓：鼓弄。

7. 撓反掌之安危，惑亂最易。

口吻：口舌。

撓：扰乱。

8. 使其言而是，則智者所見略同。

使：假使。

而：如果。

9. 言而非，則大隳任事之心，見幾者寧袖手自珍。

隳：毁坏。

幾：细微的迹象。这里指疾病的征兆。

袖手：缩手于袖。意谓不过问其事。

10. 帷幄有神籌，幾見圯橋傑豎？

帷幄：军帐。

籌：谋划。

11. 執拗者若有定見，誇大者若有奇謀。

執拗：固执倔强。

12. 昧經權之妙者，無格致之明。

經權：义偏于"权"，权变。

格致：格物致知。谓穷究事物原理而获得知识。

13. 凡此之法，何非征醫之道。

征：考察。

14. 然必也小大方圓全其才，仁聖工巧全其用。

小大方圓：心小、胆大、行方、智圆。

仁聖工巧：谓望、闻、问、切四诊。

15. 能會精神於相與之際，燭幽隱於玄冥之間。

會：集中。

燭：用烛照亮，此处引申为洞察。

16. 守中者無言，懷玉者不衒。

守中：即守正，笃守正道。

17. 凡吾儕同有性命之慮者，其毋忽於是焉。

其：请；当。表祈使的语气副词。

二十六、小儿则总论

[重点内容精选]

小兒之病，古人謂之啞科。以其言語不能通，病情不易測，故曰：寧治十男子，莫治一婦人；寧治十婦人，莫治一小兒。

第人謂其難，謂其難辨也；余謂其易，謂其易治也。設或辨之不真，則誠然難矣。然辨之之法，亦不過辨其表裏寒熱虛實，六者洞然，又何難治之有？

故必內察其脈候，外觀其形氣，中審其病情，參此數者而精察之，又何虛實之難辨哉？

一劑之謬，尚不能堪，而況其甚乎！矧以方生之氣，不思培植，而但知剝削，近則爲目下之害，遠則遺終身之羸，良可嘆也！凡此者實求本之道，誠幼科最要之肯綮。

[重点内容译文]

小儿的疾病，古人把它叫做哑科。由于与小儿在语言上难以沟通，病情又不容易掌握，所以有人说：宁愿治疗十个男子的疾病，也不愿治疗一个妇女的疾病；宁愿治疗十个妇女的疾病，也不愿治疗一个小儿的疾病。

只是人们说它难治，是说小儿的病证难于辨别；我说它容易，是说小儿的疾病容易治疗。如果辨别小儿的病证不确切，那就确实难治了。但辨别小儿疾病的方法，也不过是分辨它属于表证，还是里证；是寒证，还是热证；是虚证，还是实证。倘若这六个方面辨别清楚了，又有什么难治的呢？

所以医师一定要全面观察小儿脉象变化、形态精神、病情进展，综合这些方面的情况然后精心考察疾病的证候，又怎么会难以辨别其虚实呢？

一剂方药的错用，尚且经受不了，又何况更厉害的攻伐呢？况且对于小儿正在生长发育中的机能、体质，如若不考虑加以培养扶植，却只知道摧残削弱，那么暂时的恶果是造成眼前的危害，未来的影响是留下终身的虚弱，实在叫人叹息啊！所有这些确实都是追求根本的方法，是治疗儿科疾病最重要的关键。

[重点字词诠释]

（一）异写字辨认（找出下列各句中的古字、通假字、异体字，并写出与其相应的今字、本字、正体字）

1. 蓋小兒之病，非外感風寒，則内傷飲食……疳瘤之類。　　瘤→瘤　　异体字
2. 且其臟氣清靈……非若男婦損傷積痼癡頑者之比。　　癡→痴　　异体字

（二）常用词解释

1. 且其臟氣清靈……非若男婦損傷積痼癡頑者之比。　　比：类。
2. 設或辨之不真，則誠然難矣。　　設或：如果。
3. 六者洞然，又何難治之有？　　洞然：通晓。
4. 聲音雄壯與短怯者有異也。　　怯：微弱。
5. 必其果有實邪，果有火證，則不得不爲治標。　　必：如果。
6. 然治標之法，宜精簡輕銳。　　精簡輕銳：谓药精、味简、量轻、力锐。
7. 若見之不真，不可謂姑去其邪，諒亦無害。　　諒：料想。
8. 矧以方生之氣，不思培植，而但知剝削。　　剝削：耗损；摧残。
9. 凡此者實求本之道，誠幼科最要之肯綮。　　肯綮：筋骨连接处。比喻关键。
10. 然非有冥冥之見者，固不足以語此。　　冥冥：精诚专一。
11. 聽聲音而知所苦，觀權衡規矩而知病所主。　　權衡規矩：比喻正常人的四季脉象。

权：秤砣，喻冬脉之下沉。

衡：秤杆。喻秋脉之平衡。

规：圆规。喻春脉之圆活。

矩：曲尺。喻夏脉之方盛。

二十七、方论三则

[重点内容精选]

（一）肾气丸

夫水體本靜，而川流不息者，氣之動，火之用也，非指有形者言也。然火少則生氣，火壯則食氣，故火不可亢，亦不可衰。

此腎氣丸納桂、附於滋陰劑中，是"藏心於淵，美厥靈根"也。命門有火，則腎有生氣矣。故不曰"溫腎"，而名"腎氣"，斯知腎以氣爲主，腎得氣而土自生也。

（二）桂枝汤

桂枝君芍藥，是於發散中寓斂汗之意；芍藥臣桂枝，是於固表中有微汗之道焉。

而精義在"服後須臾啜熱稀粥，以助藥力"。蓋穀氣內充，不但易爲釀汗，更使已入之邪不能少留，將來之邪不得復入也。

（三）苏合香丸

其閉者，雖亦見肢厥脈伏，而其兩手必握固，二便必閉塞，口瘂不開，兩目直視。此爲邪氣驟加，正氣被遏，不得不用芳香開竅之品以治其標，或蘇合、牛黃、至寶、紫雪之類，審其寒熱、別其邪正而擇用之。

若脫證，則純屬乎虛，雖病狀亦與諸"中"相似，但手撒、口開、眼合、汗出如珠、小便不禁，全見五絕之候。此爲本實先撥，故景岳有"非風"之名。若一辨其脫證，無論其爲有邪無邪，急以人參、桂、附之品回陽固本，治之尚且不暇，何可再以開泄之藥耗散真氣乎？

[重点内容译文]

水的形体本来静止，却川流不息的原因，是气的运动，火的作用，并非就有形之体的水本身而言。然而阳气温和正常就使真气生发，阳气亢盛就使真气受损，所以火不可亢盛，也不可衰微。

肾气丸把桂枝、附子纳入滋阴的六味地黄丸中，这是寓温阳于滋阴之中，以壮其生化之源的意思。命门有火，肾便有生长之气。因此不说"温肾"，而称"肾气"，由此可知道肾以气为主，肾有阳气，脾胃的运化功能便自然产生了。

桂枝与芍药互为君臣，这是在发散表邪中寓有收敛汗液的意思，在固守表阳中寓有微微发汗的方法啊。

精要的含义在于"服药后一会儿喝热粥以加强药力"。因为水谷精气在内充实，不但容易造成出汗，更能使已经进入体内的邪气不能稍作停留，使将要侵入的邪气无法进入。

那闭证，虽然也表现肢体厥冷，脉象隐伏，但是病人两手必然紧握，二便一定闭塞，牙关紧闭，不能张开，两眼发直。这是邪气突然侵袭，正气被阻，不得不用芳香开窍的药物来治治疗病人的标证，如苏合香丸、安宫牛黄丸、至宝丹、紫雪丹之类，审察病情的寒热、辨别病人邪气正气的情势，而选择运用这些药物。

如果是脱证就纯粹属于虚证，虽然症状同各类卒中相似，但是手掌松开，嘴巴张着，眼睛闭合，汗出如同珍珠，小便失禁，完全表现出五绝的证候，这是人体元气先已衰竭，因此张景岳有非风的说法。如果一旦辨明是脱证，无论病人是有邪还是无邪，赶紧用人参、肉桂、附子之类药物回阳固本，治疗它尚且来不及，怎么可以再用开窍泄泻的药物耗散病人的正气呢？

[重点字词诠释]

（一）异写字辨认（找出下列各句中的古字、通假字、异体字，并写出与其相应的今字、本字、正体字）

1. 然火少則生氣，火壯則食氣。　　　　　　　食→蚀　　通假字
2. 總之爲桂、附加瑣耳。　　　　　　　　　　瑣→锁　　通假字
3. 治諸中卒暴昏迷。　　　　　　　　　　　　卒→猝　　通假字
4. 庶幾經隊通而正氣復。　　　　　　　　　　隊→隧　　通假字

（二）常用词解释

1. 火壯則食氣。　　　　　　食：消损。
2. 以息相吹耳。　　　　　　息：气息。指肾阳之气。
3. 少火幾於熄矣。　　　　　幾：近。
4. 亦納氣而歸封蟄之本矣。　封蟄之本：指肾。
5. 化裁之妙矣。　　　　　　化裁：随事物的变化而裁决。
6. 有安內攘外之能。　　　　攘：消除
7. 以桂、芍之相須。　　　　相須：两种性能相类的药物同用，能互相增强作用。
8. 薑、棗之相得。　　　　　相得：相互配合。
9. 漐漐之微似有汗。　　　　漐漐：汗浸出不止貌。
10. 全見五絕之候。　　　　　五絕：指五脏衰竭。

二十八、用药如用兵论

[重点内容精选]

聖人之所以全民生也，五穀爲養，五果爲助，五畜爲益，五菜爲充，而毒藥則以之攻邪。

古人好服食者，必有奇疾，猶之好戰勝者，必有奇殃。是故兵之設也以除暴，不得已而後興；藥之設也以攻疾，亦不得已而後用。其道同也。

病方進，則不治其太甚，固守元氣，所以老其師；病方衰，則必窮其所之，更益精銳，所以搗其穴。

然而，選材必當，器械必良，尅期不愆，佈陣有方，此又不可更僕數也。

[重点内容译文]

圣人用来保全人民生命的方法，是把谷物作为主要的养料，果品作为辅助的食物，肉类作为补益的物资，蔬菜作为补充的食品，而药物却是用它来攻治病邪。

古代爱好服食丹药的人，必定产生奇特的疾病，好像那些喜欢作战逞强的人，一定会有异乎寻常的祸害。因而建立军队是用来驱除强暴的敌人，迫不得已才动用；准备药物是用来治疗疾病，也是万不得已才使用。它们的道理是一样的。

倘若病情正在发展，就不要攻治太过分，要牢牢保守元气，这是使敌人战斗力逐渐衰退的方法；病邪正在衰退，就一定要穷追到它败逃之处，并增加一些精锐的药物，这是用来捣毁敌方巢穴的方法。

即使这样，选择材料一定要恰当，使用器械必须精良，限定日期不得延误，排列阵势要有法度，这些又是数不胜数的。

[重点字词诠释]

（一）异写字辨认（找出下列各句中的古字、通假字、异体字，并写出与其相应的今字、本字、正体字）

1. 横暴之疾，而急保其未病，则所以守我之巖疆也。　　　巖→岩　　异体字
2. 選材必當，器械必良，尅期不愆。　　　　　　　　　　尅→克　　异体字

（二）常用词解释

1. 合舊疾而發者，必防其並，則敵之內應既絕。

内應：潜伏在对方内部以备策应之人。

2. 病方進，則不治其太甚，固守元氣，所以老其師。

老：使……衰惫。

師：军队。

3. 病方衰，則必窮其所之。

窮：穷追。

之：往；到。

4、尅期不愆，佈陣有方。

期：限定日期。

愆：失误。

方：法度

二十九、秋燥论

[重点内容精选]

燥之與濕，有霄壤之殊。燥者，天之氣也；濕者，地之氣也。水流濕，火就燥，各從其類，此勝彼負，兩不相謀。

豈有新秋月華露湛，星潤淵澄，天香遍野，萬寶垂實，歸之燥政，迨至山空月小，水落石出，天降繁霜，地凝白鹵，一往堅急勁切之化，反謂涼生，不謂燥乎？

若病起於秋而傷其燥，金受火刑，化剛為柔，方圓且隨型埴，欲仍清肅之舊，其可得耶？

試觀草木菁英可掬，一乘金氣，忽焉改容，焦其上首，而燥氣先傷上焦華蓋，豈不明耶？

[重点内容译文]

燥与湿，有天地之别。燥，是天的气；湿，是地的气。水往湿处流，火趋向干燥处，各与同类相聚，此强彼弱，两不相合。

哪有初秋月色清明露水浓重，星空润朗潭水明净，花草之香漫山遍野，各种草木果实累累的季节，把它归属于燥气当令的道理？等到万物凋零山野空空，天高气爽而月显远小水落石出，天降大霜，地上的水气凝结成白盐似的霜粒，一派急剧迅猛变化的暮秋时候，反而说成是凉气发生，而不说燥气当令呢？

如果疾病产生在秋季而被秋季的燥邪所伤，肺金受燥火的销烁，就会化刚强为柔弱；一般金属在烈火中其形状方圆尚且随铸造器物的土模而定，那么肺金想要保持清净肃穆的原有状态，怎么可能达到呢？

试看草木精华丰茂，一旦受燥金之气侵犯，就突然改变了容颜，它的上部往往首先干枯凋萎，因而燥气首先伤害上焦的肺脏，这个道理难道不是很明白吗？

[重点字词诠释]

(一) 异写字辨认（找出下列各句中的古字、通假字、异体字，并写出与其相应的今字、本字、正体字）

1. 春不沉，夏不弦，秋不數，冬不濇，是謂四塞。	濇→涩	异体字
2. 有乾於津液而榮衞氣衰、肉爍而皮著於骨者。	榮→营	通假字
	爍→铄	通假字
3.《經》謂"欬不止而出白血者死"。	欬→咳	异体字
4. 一言而終，與病機二條，適相脗合。	脗→吻	异体字
5. 丈夫㿗疝，婦人少腹痛，目眦眥瘍。	眥→眦	异体字
6. 不求病情，不適病所，猶未免涉於麄疎耳。	麄→粗	异体字

疎→疏　　异体字

（二）常用词解释

1．燥之與濕，有天壤之殊。	霄壤：天地。喻相差很大。
2．而千古之大疑始一抉也。	抉：揭示；判明。
3．月華露湛，星潤淵澄。	湛：浓重。
4．俟二分二至以後，始轉而從本令之王氣。	本令：本来的节令。
	王氣：主气。
5．若不病之人，新秋而脈帶微數，乃天真之脈。	天真：谓自然，正常。
6．涼已反溫，失時之序，天道不幾頓乎？	頓：毁坏；败坏。
7．其内傷生冷成滯下者，並可從瘧而比例矣。	比例：类推。
8．有乾於外而皮膚皴揭者。	皴揭：皮肤皲裂。
9．有乾於津液而榮衛氣衰、肉爍而皮著於骨者。	爍：通“铄”。消；消瘦。
10．燥之所勝，亦云爍矣。	爍：热。
11．此惟土生之金，堅剛不撓。	惟：由于。
12．欲仍清肅之舊，其可得耶？	仍：因袭。
13．試觀草木菁英可掬，一乘金氣，忽焉改容。	可掬：可用两手捧住。形容丰茂。
	乘：侵犯；欺凌。
14．諸氣膹鬱，皆屬於肺。	膹鬱：满闷。
15．丈夫㿗疝，婦人少腹痛，目眛眥瘍。	眥：“眦”的异体字。眼眶。
16．此《内經》治燥淫之旨，可贊一辭者也。	贊：参与；补充。

三十、诸医论

[重点内容精选]

扁鵲醫如秦鑑燭物，妍媸不隱，又如奕秋遇敵，著著可法，觀者不能察其神機。倉公醫如輪扁斷輪，得心應手，自不能以巧思語人。

張長沙醫如湯武之師，無非王道，其攻守奇正，不以敵之大小皆可制勝。華元化醫如庖丁解牛，揮刃而肯綮無礙，其造諧自當有神，雖欲師之而不可得。

李東垣醫如絲絃新絚，一鼓而竿籟並熄，膠柱和之，七絃由是而不諧矣。　無他，希聲之妙，非開指所能知也。

王德膚醫如虞人張羅，廣絡原野，而脫兔殊多，詭遇獲禽，無足算者耳。

[重点内容译文]

扁鹊的医术如同秦镜照物，容貌美丑不能隐藏，又如弈秋遇到高手，每一步棋都值得效法，旁观者不能察觉他的奥妙。仓公的医术好像轮扁削木造轮，得心应手，自然难以把他的灵活高妙的构思告诉他人。

张机的医术仿佛商汤王、周武王的军队，所行没有不是仁义之举，他攻守变化，不论强弱之敌都能取胜。华佗的医术宛若庖丁解牛，挥动刀刃而筋骨不能阻碍，他的高超技艺自然是变化莫测，虽然想效法他却不能达到。

李东垣的医术近乎刚刚旋紧琴弦的乐器，一旦演奏就使其他美好的乐声被迫一并止息，要是机械地附和它，琴声因此就不和谐了，没有别的原因，李东垣的深奥医术的微妙，不是初学者能够理解的。

王德肤的医术近似掌管山泽的官员张开罗网，漫无目的地在田野上广泛笼罩，漏网的野兔必定很多，如此不按法度猎获的动物，是不值得计算在内的啊。

[重点字词诠释]

（一）异写字辨认（找出下列各句中的古字、通假字、异体字，并写出与其相应的今字、本字、正体字）

1. 扁鵲醫如秦鑑燭物，妍媸不隱。　　　　　　　　　鑑→鉴　异体字
2. 又如奕秋遇敵，著著可法，觀者不能察其神機。　　奕→弈　通假字
　　　　　　　　　　　　　　　　　　　　　　　　著→着　古今字
3. 李東垣醫如絲絃新絙。　　　　　　　　　　　　　絃→弦　异体字
4. 學者易於摹倣，終乏漢晉風度。　　　　　　　　　倣→仿　异体字

（二）常用词解释

1. 扁鵲醫如秦鑒燭物，妍媸不隱。　　　　　　　燭：照亮。
2. 又如奕秋遇敵，著著可法，觀者不能察其神機。　法：效法，模仿。
3. 味其膏腴，可以無饑矣。　　　　　　　　　　　味：体会。
4. 錢仲陽醫如李靖用兵，度越縱舍，卒與法會。　會：符合，契合。
5. 陳無擇醫如老吏斷案，深於鞫讞。　　　　　　鞫讞：审讯断案。

三十一、六名师传论

[重点内容精选]

譬彼武王伐殷，先懸紂于太白，而後散財發粟；漢高入秦，降子嬰而後約法三章。彼拘拘然進調補而詘攻擊，是猶治國專用賞而不用罰也，則舜討凶而尼父誅卯，爲多事哉！

有謂劉守真長於治火，斯言亦未知守真所長也。守真高邁明敏，非泛常可儔。其所治多"在推陳出新，不使少有怫鬱，正造化新新不停之意。醫而不知此，是無術也"。

余觀近世醫家，明理學者宜莫如丹溪，雖倡"陽有餘陰不足"之論，其用意固有所在也。蓋以人當承平，酗酒縱欲，以竭其精，精竭則火熾，復以剛劑認爲溫補，故不旋踵血溢內熱骨立而斃，與燈膏竭而復加炷者何異？此陽有餘陰不足之論所由著也。

余著論若是，非阿所好也，欲後人知仲景不徒以傷寒擅長，守真不獨以治火要譽，戴人不當以攻擊蒙譏，東垣不專以內傷樹績，陽有餘陰不足之譚不可以疵丹溪，而攖寧生之長技亦將與諸公並稱不朽矣。同志幸亮之，毋余訾哉。

[重点内容译文]

譬如那时周武王讨伐殷纣王，先斩纣王头颅悬于太白旗上，然后向百姓布散钱财发放粮食；汉高祖刘邦进兵秦都，先降伏秦王子婴然后与当地父老约法三章。他们畏畏缩缩只用调补之法治病而废除攻击之方，这就好像治理国家专用奖赏而不用惩罚，那么舜讨伐四凶和孔子诛杀少正卯，都是多此一举了！

有人说刘守真擅长治疗火热证，这样的话也是不知道守真的专长。守真高超不凡聪明敏捷，不是一般的人可比。他的治疗方法常常"在于祛除陈腐积滞而使正气得到恢复，不让邪气在体内稍有留滞，这正是天地创造新生事物永不停歇的含意。医生如果不懂得这一点，就是没有技术。"

余观察近代的医家，在通晓理学方面似乎没有谁比得上朱丹溪了，虽然倡导"人体阳气常有余、阴津常不足"的理论，他的用意当然有存在的根据。原来因为人处于太平盛世，酗酒纵欲，以致于耗竭他们的肾精，肾精衰竭那么内火就炽盛，又把辛温燥烈之品当作温补，所以很快就出现出血、内热、消瘦而死亡，这与灯油枯竭却又添加灯芯的情形有什么两样呢？这就是阳气有余、阴津不足的理论著述的原因。

我写这样的论著，不是为了奉承我所喜欢的人，是想让后人懂得张仲景不只是以治伤寒为专长，刘守真不仅仅以治火热证猎取荣誉，张戴人不应当因善用攻击而蒙受讥讽，李东垣不专门以治内伤脾胃树立功绩，阳气有余阴津不足的观点不可以用来指责朱丹溪，而滑攖宁先生的高超医术也将与各位先生一同被称颂为不朽。希望同行能谅解这一点，不要诋毁我啊。

[重点字词诠释]

（一）异写字辨认（找出下列各句中的古字、通假字、异体字，并写出与其相应的今字、本字、正体字)

1. 彼拘拘然進調補而詘攻擊，是猶治國專用賞而不用罰也。 　　 詘→黜 　　 通假字

2. 脾胃者，倉廩之本，營之居也。 　　 廩→廩 　　 异体字

3. 五臟六腑，皆稟受於脾胃。 　　 稟→稟 　　 异体字

4. 彼虛怯傷腎陰者，乃燕居安閒，淫勝之疾。 　　 閒→闲 　　 古今字

5. 丹溪爲許文懿高弟，學原考亭。 　　 原→源 　　 古今字

6. 巖穴之士，欲砥立名行。 　　 巖→岩 　　 异体字

7. 陽有餘陰不足之譚不可以疵丹溪。 　　 譚→谈 　　 通假字

8. 同志幸亮之，毋余訾哉。 　　 亮→谅 　　 通假字

（二）常用词解释

1. 能因古人之法，而審其用法之時。 　　 因：沿袭。

2. 余惟醫如長沙，亦無間然矣。 　　 惟：思维；考虑。

　　 間然：异议；非议。

3. 《金匱要略》，治雜證書也，獨非長沙著述者乎? 　　獨：难道。
4. 不先逐寇，而先拊循，適足以養寇而擾黎元也。　　拊循：安抚；抚慰。
　　適：只是；仅仅。
5. 撫其可議戴人爲言，而于戴所急略而不采。　　撫：拾取；摘取。
6. 彼拘拘然進調補而詘攻擊，是猶治國專用賞而不用罰也。拘拘然：拘泥貌。
　　詘：通"黜"，贬退。
7. 守真高邁明敏，非泛常可儔。　　高邁明敏：超逸聪敏。
　　儔：伦比；类比。

三十二、诸家得失策

[重点内容精选]

人之一身，猶之天地，天地之氣，不能以恆順，而必待於範圍之功；人身之氣，不能以恆平，而必待於調攝之技。

惟陰陽得其理則氣和，氣和則形亦以之和矣。如其拂而戾焉，則贊助調攝之功自不容已矣。

然是針與灸也，亦未易言也。孟子曰："離婁之明，不以規矩，不能成方圓；師曠之聰，不以六律，不能正五音。"若古之方書，固離婁之規矩、師曠之六律也。故不溯其原，則無以得古人立法之意；不窮其流，則何以知後世變法之弊?

遡而言之，則惟《素》《難》爲最要。蓋《素》《難》者，醫家之鼻祖，濟生之心法，垂之萬世而無弊者也。

[重点内容译文]

人的全身，好比是小天地。天地之间的气流，不能够总是和顺，一定有待于圣人规范的功用；人身的气机，也不能够永远平和，一定有待于人们调养的技巧。

只要阴阳运行符合常规，阴阳之气就会和顺；阴阳之气和顺，形体也就因此和顺了。如果它的运行违背常规，那么帮助救偏、调养身体的努力，自然不容许停止了。

然而这针刺和艾灸，也不是容易讲的。孟子说："像离娄那样的眼力，不用规和矩，也不能作成方和圆；像师旷那样的听力，不用六律，也不能调正五音。"像古代的医学典籍，本是离娄的规矩，师旷的六律啊。所以不追溯它的本源，就无法得到古代贤人设立法度的本意；不穷尽它的末流，从哪里知道后代变革法度的弊端呢?

追溯起来说，就只有《素问》《难经》为最重要。大概《素问》《难经》是医家的始祖，救济生命的心传之法，留传万代都没有弊端的啊。

[重点字词诠释]

（一）异写字辨认（找出下列各句中的古字、通假字、异体字，并写出与其相应的今字、本字、正体字）

1. 天地之氣，不能以恆順。   恆→恒   异体字

2. 輔相天地之宜，以左右民。   左→佐   古今字
                                                        右→佑   古今字

3. 此其所以人無夭札，物無疵厲。   厲→疠   古今字

4. 不遡其原。   遡→溯   异体字
                                                        原→源   古今字

5. 或嫌其太簡而畧。   畧→略   异体字

6. 探脈絡，索榮衛。   榮→营   通假字

7. 而無壅滯痿痺之患矣。   痺→痹   异体字

（二）常用词解释

1. 而必待於範圍之功。   範圍：规范。此谓调节。

2. 諸生以是名家者。   名家：学有专长而自成一家。

3. 造化之樞紐。   造化：创造化育。此指创造化育万物的大自然。

4. 如其拂而戾焉。   拂：违逆。

5. 在造作不能為天地立心。   立心：树立准则。

6. 而化工以之而息。   化工：此指大自然化育万物的功能。

7. 在夫人不能爲生民立命。   立命：修身养性以奉养天命。

8. 而何以臻壽考無疆之休哉。   休：美善。此指美好的境界。

9. 何可以醫家者流而小之邪。   小：轻视。

10. 大哉乾元。   乾元：指天。

11. 至哉坤元。   坤元：指地。

12. 此則天地顯仁藏用之常。   顯仁藏用：彰显资生化育万物之仁慈，隐藏于百姓
                                                     不知之日用。

13. 不能以無愆。   愆：过失。

14. 而雨暘寒暑。   暘：晴天。

15. 不能以時若。   若：顺。

16. 后以裁成天地之道。   后：帝王；   裁成：剪裁成就。

17. 物無疵厲。   疵厲：灾害疫病。

18. 醫家之鼻祖。   鼻祖：比喻某一学派或行业的始创者。

19. 垂之萬世而無弊者也。   垂：流传。

20. 以律天時。   律：效法。

21. 以襲水土。   襲：依据。

附：元气存亡论

[重点内容精选]

蓋人之生也，顧夏蟲而却笑，以爲是物之生死，何其促也！而不知我實猶是耳。當其受生之時，已有定分焉。所謂定分者，元氣也。視之不見，求之不得，附於氣血

之内，宰乎氣血之先，其成形之時，已有定數。譬如置薪於火，始然尚微，漸久則烈，薪力既盡，而火熄矣。其有久暫之殊者，則薪之堅脆異質也。故終身無病者，待元氣之自盡而死，此所謂終其天年者也。

至所謂元氣者，何所寄耶？五臟有五臟之真精，此元氣之分體者也。而其根本所在，即《道經》所謂"丹田"，《難經》所謂"命門"，《内經》所謂"七節之旁，中有小心"。陰陽闔闢存乎此，呼吸出入係乎此。無火而能令百體皆溫，無水而能令五臟皆潤。此中一線未絕，則生氣一線未亡，皆賴此也。

[重点内容译文]

人们活着的时候，回视夏天昆虫的短命而后笑，认为这种动物从生到死，何等短暂啊！却不知我们人类其实像这种动物一样罢了，当他胚胎形成的时候，已经有一定的寿数。所说一定的寿数，就是禀受的元气。看它看不见，求它求不到，它附在气血里边，定夺于气血之前。它在人成形的时候，已经有了一定的气数。好比把木柴放到火上，开始燃烧的时候火苗还小；渐渐的时间久了，火焰就猛烈起来；木柴烧完了，火焰便熄灭了。它的燃烧有时间长短的不同，是因为木柴的质地有坚硬和松软的不同。所以一生没有疾病的人，等到自身的元气自然消耗完也便死亡，这就是所说的享尽天年。

至于所说的元气，寄托在什么地方呢？五脏都有五脏的真精，这些是元气的分支。而元气的根本存在的地方，就是《道经》所说的"丹田"，《难经》所说的"命门"，《内经》所说的"第七椎的两旁，中间有个小心"。阴阳开合就存于这里，呼吸出入系于这里。它虽然没有火却能让全身都温暖，没有水却能让五脏都润泽。只要这里一线不断，就生命一线不死，都是依赖这个。

附：汗下吐三法该尽治病诠

[重点内容精选]

蓋汗下吐，以若草木治病者也。補者，以穀肉果菜養口體者也。夫穀肉果菜之屬，猶君之德教也；汗下吐之屬，猶君之刑罰也。故曰：德教，興平之粱肉；刑罰，治亂之藥石。若人無病，粱肉而已；及其有病，當先誅伐有過。病之去也，粱肉補之，如世已治矣，刑措而不用。豈可以藥石爲補哉？必欲去大病大瘵，非吐汗下未由也已。

所謂三法可以兼衆法者，如引涎、漉涎、嚏氣、追淚，凡上行者，皆吐法也；灸、蒸、熏、渫、洗、熨、烙、針刺、砭射、導引、按摩，凡解表者，皆汗法也；催生下乳、磨積逐水、破經泄氣，凡下行者，皆下法也。以余之法，所以該衆法也。然予亦未嘗以此三法，遂棄衆法，各相其病之所宜而用之。以十分率之，此三法居其八九，而衆法所當纔一二也。

[重点内容译文]

汗法、下法、吐法，是用这些药物治病的方法。补法，是用谷物、肉类、水果、蔬菜营养身体的方法。谷物、肉类、水果、蔬菜之类，好比是国君的道德教化；汗法、下法、吐法之类，好比是国君的刑罚。所以说：道德教化，是振兴安定的谷物肉类；

刑罚，是治理乱世的药物砭石。如果人们没有疾病，只需粮食肉类罢了；如果他们有了疾病，应当首先攻伐病邪。疾病去掉以后，便用粮食肉类补养他，这好比社会已经太平，刑罚便搁置起来不用一样。哪能把药物砭石当作补品呢？如果要除去大的疾病，除非吐法、汗法、下法，就没有别的办法可以治愈。

我所说的三种治法可以兼容众多治法，例如引涎、漉涎、取嚏、追泪，凡是在上部驱邪的，都属于吐法；艾灸、熏蒸、汤洗、熨烙、针刺、砭射、导引、按摩，凡是在体表进行的，都属于汗法；催生、下奶、磨积、逐水、破经、泄气，凡是往下走的，都属于下法。这便是用我的治法可以概括众多治法的原因。但是我也不曾因为这三种治法，便抛弃其他治法，而是分别观察病人疾病的适宜情况来采用它。拿十分法来按比例计算它们，这三种治法占据其中的八九分，其他治法所占才一二分。

三十三、《汉书·艺文志》序及方技略

[重点内容精选]

至秦患之，乃燔滅文章，以愚黔首。漢興，改秦之敗，大收篇籍，廣開獻書之路。

每一書已，向輒條其篇目，撮其指意，錄而奏之。

經方者，本草石之寒溫，量疾病之淺深，假藥味之滋，因氣感之宜，辯五苦六辛，致水火之齊，以通閉解結，反之于平。

方技者，皆生生之具，王官之一守也。太古有岐伯、俞拊，中世有扁鵲、秦和，蓋論病以及國，原診以知政。

[重点内容译文]

到了秦朝，为这种现象忧患，于是焚毁书籍，用来愚弄平民。汉朝建立后，改革秦朝的弊政，大量收集典籍，广泛开辟献书的途径。

每部书校订完毕，刘向便分条列出该书的篇名目录，摘取其中的内容大意，写成叙录而把它呈报给皇帝。

经方是（指导医生）根据药物的寒温，衡量疾病的轻重，凭借药物的功用，利用根据气候感应原理所选择的适宜用药时机，辨别药物的各种性味，制成或寒凉或温热的药剂，用来疏通郁闭，解除蕴结，使身体恢复正常。

方技是使生命生存的工具，（掌握方技）是天子之官的一种职守。上古有岐伯、俞拊，中古有扁鹊、医和，他们论述病情就能推及国情，探求诊病的道理便可推知理政的方法。

[重点字词诠释]

（一）异写字辨认（找出下列各句中的古字、通假字、异体字，并写出与其相应的今字、本字、正体字）

1. 昔仲尼沒而微言絕，七十子喪而大義乖。　　　　　　　　沒→歿　　通假字

2. 戰國從衡，真偽分爭，諸子之言紛然殽亂。　　從→纵　古今字

衡→横　通假字

殽→淆　古今字

3. 聖上喟然而稱曰："朕甚閔焉！"　　閔→悯　古今字

4. 醫經者，原人血脈、經落、骨髓、陰陽、表裏。　　脈→脉　异体字

落→络　通假字

5. 而用度箴石湯火所施。　　箴→针　古今字

6. 至齊之得，猶慈石取鐵，以物相使。　　齊→剂　古今字

慈→磁　通假字

7. 拙者失理，以瘉爲劇，以生爲死。　　瘉→愈　异体字

8. 假藥味之滋，因氣感之宜，辯五苦六辛，致水火之齊。　　辯→辨　通假字

齊→剂　古今字

9. 聊以盪意平心，同死生之域，而無怵惕於胷中。　　盪→荡　异体字

胷→胸　异体字

10. 今其技術晻昧，故論其書，以序方技爲四種。　　晻→暗　异体字

（二）常用词解释

1. 昔仲尼沒而微言絕，七十子喪而大義乖。　　沒：同"歿"，死亡。

微言：含义深远精要之言。

大義：诸经要义。

乖：不一致。

2. 《詩》分爲四，《易》有數家之傳。　　傳：传注。

3. 至秦患之，乃燔滅文章，以愚黔首。　　燔：焚烧。

愚：使……愚昧。

黔首：百姓。

4. 聖上喟然而稱曰："朕甚閔焉！"　　閔：同"悯"，忧虑。

5. 於是建藏書之策，置寫書之官。　　官：机构。

6. 太史令尹咸校數術。　　數術：天文、历法、占卜等书籍。

7. 每一書已，向輒條其篇目，撮其指意。　　條：分条列举。

撮：摘录。

8. 會向卒，哀帝復使向子侍中奉車都尉歆卒父業。　　會：恰逢。

卒：大夫死的婉词。

卒：完成。

9. 今刪其要，以備篇籍。　　刪：节取。

10. 右醫經七家。　　右：上。

11. 醫經者，原人血脈、經落……以起百病之本。　　原：推究。

12. 《金瘡瘲瘲方》三十卷。

　　起：闡發。
　　瘲瘲：手足痙攣的疾病。

13. 本草石之寒溫，量疾病之淺深。

　　本：根據。
　　量：估量。

14. 假藥味之滋，因氣感之宜，致水火之齊。

　　假：憑借。
　　因：利用。
　　致：獲得。

15. 方技者，皆生生之具，王官之一守也。

　　生：使……生存。
　　守：職守。

16. 故論其書，以序方技爲四種。

　　序：按次序排列。

三十四、《伤寒论》序

[重点内容精选]

但競逐榮勢，企踵權豪，孜孜汲汲，惟名利是務，崇飾其末，忽棄其本，華其外而悴其內。皮之不存，毛將安附焉？

痛夫！舉世昏迷，莫能覺悟，不惜其命，若是輕生，彼何榮勢之云哉？

感往昔之淪喪，傷橫夭之莫救，乃勤求古訓，博采眾方，撰用《素問》《九卷》《八十一難》《陰陽大論》《胎臚藥錄》，并平脈辨證，爲《傷寒雜病論》，合十六卷。雖未能盡愈諸病，庶可以見病知源。若能尋余所集，思過半矣。

夫天布五行，以運萬類；人稟五常，以有五藏。經絡府俞，陰陽會通；玄冥幽微，變化難極。自非才高識妙，豈能探其理致哉？

觀今之醫，不念思求經旨，以演其所知，各承家技，終始順舊。省病問疾，務在口給；相對斯須，便處湯藥。

[重点内容译文]

却只是争相追求荣华权势，仰慕权贵豪门，迫不及待，千方百计地一味追求名利地位。（这些人）重视名利那末节，轻弃身体那根本，使自己的外表华美，却使自己的身体衰敝。（试问）皮肤不存在了，毛将附在哪里呢？

痛心呀！整个社会上追求名利的读书人昏沉不醒，没有谁能觉醒省悟，皆不爱惜自己的生命，像这样地轻生，那还谈得上什么荣华权势呢？

我为先前家族的没落丧亡而感叹，为枉死、早死的人得不到救治而悲伤。于是勤奋地探求古代医家的著作，广泛收集各种方药，选用《素问》《九卷》《八十一难》《阴阳大论》《胎胪药录》等书，结合自己诊脉辨证的体会，写成《伤寒杂病论》，共十六卷。（本书）虽然不能全部治愈各种疾病，但希望（读者）据此或许可看到病证就知道病源。如果能探究我撰写的这部著作，对于治病的要领就能基本领悟了。

自然界分布木火土金水五行，从而化生出万物；人体禀受五行的常气，因而具有脏腑周身。经脉、络脉，气府、腧穴，（使表里上下）交会贯通；人体的生理病理玄妙隐微，幽深奥秘，变化难以穷尽。如果不是才学高超、见识精妙的人，怎么能探究其中的道理要旨呢？

看看当今的医生，不考虑探究经典著作的含义，用来扩充自己的知识，而是各自秉承家传的技艺，自始至终沿袭旧法。诊察病人，询问病情，致力于口才敏捷；面对病人片刻，便处方用药。

[重点字词诠释]

（一）异写字辨认（找出下列各句中的古字、通假字、异体字，并写出与其相应的今字、本字、正体字）

1. 卒然遭邪風之氣，嬰非常之疾，患及禍至，而方震栗。　　栗→慄　通假字
2. 遇災值禍，身居厄地，蒙蒙昧昧，惷若游魂。　　災→灾　异体字

　　　　　　　　　　　　　　　　　　　　　　　　　　惷→蠢　异体字

3. 撰用《素問》《九卷》……并平脈辨證，爲《傷寒雜病論》。

　　　　　　　　　　　　　　　　　　　　　　　　　　撰→选　通假字

　　　　　　　　　　　　　　　　　　　　　　　　　　平→辨　通假字

　　　　　　　　　　　　　　　　　　　　　　　　　　脈→脉　异体字

（二）常用词解释

1. 余每覽越人入虢之診……未嘗不慨然歎其才秀也。　　秀：特异；出众。
2. 怪當今居世之士，曾不留神醫藥。　　曾：竟然。
3. 但競逐榮勢，企踵權豪。　　企踵：踮起脚跟。意指仰慕。
4. 孜孜汲汲，唯名利是務。　　孜孜：千方百计貌。

　　　　　　　　　　　　　　　　　　　　　　　　汲汲：迫切貌。

5. 崇飾其末，忽棄其本，華其外而悴其內。　　崇飾：崇尚讲究。

　　　　　　　　　　　　　　　　　　　　　　　末：末节的东西，指名利。

　　　　　　　　　　　　　　　　　　　　　　　本：根本。指身体。

　　　　　　　　　　　　　　　　　　　　　　　華：使……华美。

　　　　　　　　　　　　　　　　　　　　　　　悴：使……焦悴。

6. 卒然遭邪風之氣，嬰非常之疾。　　卒：同"猝"，突然。

　　　　　　　　　　　　　　　　　　　　　　　嬰：缠染。

7. 患及禍至，而方震栗。　　栗：通"慄"，颤抖。
8. 降志屈節，欽望巫祝。　　欽：恭敬。
9. 齎百年之壽命，持至貴之重器……恣其所措。　　齎：持；拿。

　　　　　　　　　　　　　　　　　　　　　　　重器：比喻身体。

　　　　　　　　　　　　　　　　　　　　　　　恣：任凭。

　　　　　　　　　　　　　　　　　　　　　　　措：处置。

10. 厥身已斃，神明消滅，變爲異物，幽潛重泉。　　厥：其。

11. 遇灾值祸……蒙蒙昧昧，惷若游魂。　　神明：指精神。

異物：尸体。

重泉：九泉。

值：遇到。

游魂：苟延残喘毫无定见之人。

12. 余宗族素多，向餘二百。　　素：本來。

向：从前。

13. 建安紀年以來，猶未十稔。　　稔：本謂谷熟，引申指“年”。

14. 夫天布五常，以運萬類。　　萬類：万物。谓自然界有生命之物。

15. 人稟五常，以有五臟。　　五常：五行之常气。

16. 經絡府俞，陰陽會通。　　府俞：气府俞穴。

17. 自非才高識妙，豈能探其理致哉？　　自非：如果不是。

理致：思想情志。此处指道理要旨。

18. 觀今之醫，不思求經旨，以演其所知。　　演：推衍扩大。

19. 省病問疾，務在口給。　　省：察看。

口給：口才敏捷。

20. 短期未知決診，九候曾無髣髴。　　短期：病危将死之期。

髣髴：印象模糊。

21. 明堂闕庭，盡不見察。　　明堂：鼻子。

闕：两眉之间。

庭：前额。

22. 多聞博識，知之次也。　　識：记。

23. 余宿尚方術，請事斯語。　　宿：素来。

尚：爱好。

事：奉行。

三十五、《脉经》序

[重点内容精选]

脈理精微，其體難辨。弦緊浮芤，輾轉相類。在心易了，指下難明。謂沉爲伏，則方治永乖；以緩爲遲，則危殆立至。況有數候俱見，異病同脈者乎！

夫醫藥爲用，性命所繫。和鵲至妙，猶或加思；仲景明審，亦候形證。一毫有疑，則考校以求驗。

遂令末學，昧于原本，互滋偏見，各逞己能。致微痾成膏肓之變，滯固絕振起之望，良有以也！

誠能留心研窮，究其微賾，則可以比蹤古賢，代無夭橫矣。

[重点内容译文]

脉诊的道理精深微妙，脉象很难辨别。例如弦脉与紧脉、浮脉和芤脉，辗转反复，互有类似。心中虽易了解，指下却难辨别。倘若把沉脉当作伏脉，那么处方治疗将会一直错误；如果将缓脉当作迟脉，那么危险的后果立即到来。何况还有几种脉象同时出现，不同疾病却有相同脉象的情况呢！

医药的作用，是与人们生命密切关联的。医和、扁鹊的医术极为高明，尚且还要反复思考；张仲景明于辨证，也要诊察形态和证候。一旦有了丝毫的疑惑，就要查核考订以求验证。

于是使后来的学者，对医学的渊源蒙昧不清，互相产生偏见，各自卖弄才能。致使轻病酿成无法医治的病变，顽疾断绝了治愈康复的希望，确实是有原因的啊！

如果能够认真彻底研究，探求它的精深微妙之处，就可以赶上古代名医，世上也就没有夭折枉死之人了。

[重点字词诠释]

(一) 异写字辨认（找出下列各句中的古字、通假字、异体字，并写出与其相应的今字、本字、正体字）

1. 致微痾成膏肓之變，滯固絕振起之望，良有以也。　　　　痾→疴　　異體字
　　　　　　　　　　　　　　　　　　　　　　　　　　固→痼　　古今字

2. 誠能留心研窮，究其微賾，則可以比蹤古賢，代無夭橫矣。蹤→踪　　異體字

(二) 常用词解释

1. 脈理精微，其體難辨。　　　　　　　　　　體：谓脉象。

2. 在心易了，指下難明。　　　　　　　　　　了：明白。

3. 以緩爲遲，則危殆立至。　　　　　　　　　危殆：危险。

4. 況有數候俱見，異病同脈者乎！　　　　　　候：脉象。

5. 和鵲至妙，猶或加思；仲景明審，亦候形證。加思：多思。
　　　　　　　　　　　　　　　　　　　　　候：诊察。

6. 而遺文遠旨，代寡能用；舊經秘述，奧而不售。
　　　　　　　　　　　　　　　　　　　遺文：古代留下的文献。
　　　　　　　　　　　　　　　　　　　售：传播。

7. 遂令末學，昧于原本，互滋偏見，各逞己能。末學：后来学医之人。
　　　　　　　　　　　　　　　　　　　滋：产生。

8. 致微痾成膏肓之變，滯固絕振起之望，良有以也。
　　　　　　　　　　　　　　　　微痾：轻病。痾，"疴"的异体字。
　　　　　　　　　　　　　　　　膏肓：重病或不治之症。
　　　　　　　　　　　　　　　　滯固：顽疾。

良：确实。

以：原因。

9. 今撰集岐伯以來，逮于華佗，經論要訣。　　逮：及；到。

10. 誠能留心研窮，究其微賾，則可以比蹤古賢。

賾：奥妙。

比蹤：及；赶上。

三十六、《甲乙经》序

[重点内容精选]

夫醫道所興，其來久矣。上古神農始嘗草木而知百藥。黄帝咨訪岐伯、伯高、少俞之徒，内考五藏六府，外綜經絡血氣色候，参之天地，驗之人物，本性命，窮神極變，而針道生焉。

仲景見侍中王仲宣，時年二十餘，謂曰："君有病，四十當眉落，眉落半年而死。"令服五石湯可免。仲宣嫌其言忤，受湯勿服。居三日，見仲宣，謂曰："服湯否？"曰："已服。"仲景曰："色候固非服湯之診，君何輕命也！"

其本論，其文有理，雖不切於近事，不甚删也。若必精要，俟其閒暇，當撰覈以爲教經云爾。

[重点内容译文]

医学产生的时代，由来已经久远。上古神农开始品尝草木，从而得以了解各种药物的性味功用。轩辕黄帝咨询了岐伯、伯高、少俞等医家，与之一道从内考察了五脏六腑，从外综合探讨了经络血气色脉，又结合自然界和人事、万物情况参考验证，以探求生命的本质，并深入彻底研究其生理病理变化规律，于是针灸学说便产生了。

张仲景遇见侍中王粲，王粲当时只有二十岁，张仲景对他说："您有病，到四十岁时眉毛将会脱落，眉毛脱落半年后就会死亡。"让他服用五石汤以免疾病发生。王粲嫌张仲景的话太刺耳，接受了五石汤却没有服用。过了三天，张仲景又见到王粲，问道："服了汤药没有？"王粲回答："已经服过。"张仲景说："从面色证候看，确实不像服用过五石汤的样子，您为什么这样不爱惜自己的生命啊！"

三部书中内容叙述有条理，文字论述有道理的部分，即使不很切合现在的临床实际，我也不作过多删节了。如果一定要精炼扼要的话，等到我有了空闲，将再作仔细的编辑校订来作为医经的教本。

[重点字词诠释]

（一）异写字辨认（找出下列各句中的古字、通假字、异体字，并写出与其相应的今字、本字、正体字）

1. 伊尹以亞聖之才，撰用《神農本草》，以爲《湯液》。　　撰→选　通假字

2. 若知直祭酒劉季琰病發於畏惡，治之而瘥。   直→值   通假字

3. 其本論，其文有理，雖不切於近事，不甚删也。   論→伦   通假字

4. 若必精要，俟其閒暇，當撰覈以爲教經云爾。   覈→核   异体字

（二）常用词解释

1. 黃帝咨訪岐伯、伯高、少俞之徒。   咨訪：征询访问。

2. 秦有醫和，漢有倉公，其論皆經理識本。   經理：研究原理。

    識本：辨识本源。

3. 若知直祭酒劉季琰病發於畏惡，治之而瘥。   知：主持。

    直：代理。

    畏惡：畏惧和厌恶。谓情志不遂。

4. 仲宣嫌其言忤，受湯勿服。   忤：逆耳。

5. 此二事雖扁鵲、倉公無以加也。   加：超过。

6. 化佗性惡矜技，終以戮死。   性惡：性格清高孤傲。

7. 其論迂遠，然稱述多，而切事少，有不編次。   切事：切合临床实际。

8. 比按《倉公傳》，其學皆出於《素問》。   比：等到。

    按：考察。

9. 三部同歸，文多重複，錯互非一。   同歸：同一归属。即同一旨意。

    互：错杂。

10. 百日方治，要皆淺近。   要：总之。

11. 夫受先人之體，有八尺之軀。   先人：亡故的父母。

12. 若必精要，俟其閒暇，當撰覈以爲教經云爾。   俟：等到。

    其：我。

    撰覈：编辑校订。

三十七、《新修本草》序

[重点内容精选]

蓋聞天地之大德曰生，運陰陽以播物；含靈之所保曰命，資亭育以盡年。

暨炎暉紀物，識藥石之功；雲瑞名官，窮診候之術。草木咸得其性，鬼神無所遁情。刳麝剚犀，驅泄邪惡；飛丹煉石，引納清和。大庇蒼生，普濟黔首。功侔造化，恩邁財成。日用不知，於今是賴。

庶以網羅今古，開滌耳目，盡醫方之妙極，拯生靈之性命。傳萬祀而無昧，懸百王而不朽。

[重点内容译文]

听说自然界的最大恩泽是化生万物，运化阴阳来繁殖万物；人类所保养的是生命，

凭借养育来享尽天年。

待到神农氏记录药物著成《神农本草》，懂得了药物的功用；黄帝任命岐伯等众医官撰成《黄帝内经》，深入探求了诊病的技术。从此对于药物都掌握了其性能，病魔再也没法逃隐。剖取麝香，截得犀角，用以驱除邪恶之疾；水飞丹砂，火炼金石，收纳清和之气。（药物）广泛庇护百姓，普遍救助人民。功德等同创造化育万物的天地，恩惠超越筹谋成全万物的帝王。人们天天用它却不知它的功用，直到现在仍然依赖着它。

希望用它来概括古今的药物学成就，澄清人们的耳目，穷尽医方的精妙，拯救百姓的生命，流传万年而不会失色，传布百世而不能磨灭。

[重点字词诠释]

（一）异写字辨认（找出下列各句中的古字、通假字、异体字，并写出与其相应的今字、本字、正体字）

1. 蛰穴棲巢，感物之情蓋寡。	棲→栖	异体字
2. 飲食伺釁，遘手足之災。	遘→构	通假字
	災→灾	异体字
3. 暨炎暉紀物，識藥石之功。	紀→记	通假字
4. 功侔造化，恩邁財成。	財→裁	通假字
5. 簡編殘蠹，與桐、雷衆記，頗或踳駁。	踳→舛	异体字
6. 興言撰緝，勒成一家。	緝→辑	通假字
7. 秋采榆人，冬收雲實。	人→仁	古今字
8. 鈎吻、黃精，引爲連類。	鈎→钩	异体字
9. 自時厥後，以迄於今。	時→是	通假字
10. 更相祖述，罕能釐正。	釐→厘	异体字

（二）常用词解释

1. 蓋聞天地之大德曰生，運陰陽以播物。　播：繁殖。

2. 含靈之所保曰命，資亭育以盡年。　資：借助。

　亭：养育。

3. 範金揉木，逐欲之道方滋。　範：铸造金属所用之模型。用如动词。

　揉：使……弯曲。

4. 而五味或爽，時昧甘辛之節。　爽：败坏；伤害。

5. 六氣斯沴，易愆寒燠之宜。　沴：不和。

　愆：失误。

　燠：熱。

6. 飲食伺釁，成腸胃之眚。　眚：病患。

7. 暨炎暉紀物，識藥石之功。　暨：及；到。

8. 功侔造化，恩邁財成。　侔：等同。

9. 梁陶宏景雅好攝生，研精藥術。

邁：超越。

雅：素來。

攝：调摄；保养。

10. 以爲《本草經》者……不刊之書也。

刊：削除，引申为更改。

11. 惜其年代浸遠……頗或蹐駁。

浸：深。

蹐駁：错误杂乱。蹐，同"舛"，错杂。驳，混乱。

12. 然而時鐘鼎峙，聞見闕於殊方。

鐘：当。

鼎峙：谓南北朝时期天下不统一，如同鼎足峙立。

殊方：异方，他乡。

13. 事非僉議，詮釋拘於獨學。

僉：众人。

14. 鉤吻、黃精，引爲連類。

連類：同类。

15. 凡此比例，蓋亦多矣。

比例：近似的事例。

16. 雖方技分鑣，名醫繼軌，更相祖述，罕能釐正。

分鑣：分道扬镳。

祖：效法。

釐正：订正。

17. 摭陶氏之乖違，辨俗用之紕紊。

摭：捡取。

紕紊：错误紊乱。

18. 遂表請修定，深副聖懷。

副：符合。

19. 用之凡庶，其欺已甚。

凡庶：庶民，百姓。

20. 根、莖、花、實，有名咸萃。

萃：聚集。

21. 鉛翰昭彰，定群言之得失。

鉛翰：书写用的笔墨。指代文词。

22. 丹青綺煥，備庶物之形容。

丹青：绘画用的颜色。指代图画。

三十八、《黄帝内经素问注》序

[重点内容精选]

　　夫釋縛脫艱，全真導氣，拯黎元於仁壽，濟羸劣以獲安者，非三聖道，則不能致之矣。孔安國序《尚書》曰："伏羲、神農、黃帝之書，謂之三墳，言大道也。"

　　咸日新其用，大濟蒸人，華葉遞榮，聲實相副。蓋教之著矣，亦天之假也。

　　冰弱齡慕道，夙好養生，幸遇真經，式爲龜鏡。而世本紕繆，篇目重疊，前後不倫，文義懸隔，施行不易，披會亦難。歲月既淹，襲以成弊。

　　且將升岱嶽，非徑奚爲？欲詣扶桑，無舟莫適。

時於先生郭子齋堂，受得先師張公秘本，文字昭晰，義理環周，一以參詳，羣疑冰釋。

庶厥昭彰聖旨，敷暢玄言，有如列宿高懸，奎張不亂，深泉淨澄，鱗介咸分。君臣無夭枉之期，夷夏有延齡之望。俾工徒勿誤，學者惟明，至道流行，徽音累屬，千載之後，方知大聖之慈惠無窮。

[重点内容译文]

解除疾病的束缚，摆脱疾病的痛苦，保全真精，通导元气，拯救百姓达到长寿，帮助体弱多病的人获得安康，不是三圣的学说，就不能达到这个目的。孔安国为《尚书》作序说："伏羲、神农、黄帝的著作，称作三坟，是讲述重要道理的。"

他们都能使医学理论的效用不断创新，普遍地救助民众，好像鲜花绿叶递相繁茂，且声名和实际两相符合。这大概是医学教育的显著成果，也是上天的资助吧。

我年轻时就渴求医道，一向喜好养生，有幸接触《素问》这部真经，就用作借鉴。然而传世的版本有错误，篇目重复，前后内容不统一，文义悬绝障隔，施行运用不易，翻阅领会也困难。岁月已久，沿袭而成弊端。

将登泰山，没有路径怎么到达；要去扶桑，没有舟船不能前往。

当时在郭先生的书房里，获得先师张公秘藏的版本，文字清楚，内容完备，一旦详细参验，众多疑难问题像冰融化一样地消除。

这样或许能使圣人的旨意显明，使深奥的理论得到全面陈述阐发，有如众星宿高悬天际，奎宿和张宿次序不乱，又如深池泉水清净明澈，鱼类和甲壳类动物全能分辨。国君臣下和各族人民没有枉死早死的时日，而有延长寿命的希望。（它能）使医生不出差错，学习医道的人明白医理，高明的医理得以流行传布，百姓健康的福音接连不断，千年之后，方才知道古代大圣的仁慈恩惠没有穷尽。

[重点字词诠释]

（一）异写字辨认（找出下列各句中的古字、通假字、异体字，并写出与其相应的今字、本字、正体字）

1. 《素問》即其經之九卷也，兼《靈樞》九卷，迺其數焉。　　　　迺→乃　　異體字
2. 咸日新其用，大濟烝人，華葉遞榮，聲實相副。　　　　　　　　烝→烝　　通假字

　　　　　　　　　　　　　　　　　　　　　　　　　　　　　　華→花　　古今字

3. 或脫簡不書，而云世闕。　　　　　　　　　　　　　　　　　　闕→缺　　通假字

（二）常用词解释

1. 夫釋縛脫艱，全真導氣。　　　　　　釋：解除。

　　　　　　　　　　　　　　　　　　　縛：疾病的束缚。

2. 拯黎元于仁壽，濟羸劣以獲安者。　　黎元：百姓。

　　　　　　　　　　　　　　　　　　　仁壽：长寿。

　　　　　　　　　　　　　　　　　　　羸劣：体弱多病。

3. 雖復年移代革，而授學猶存。　　　　革：变迁。

4. 然而其文簡，其意博，其理奧，其趣深。　趣：意趣；旨意。

5. 變化之由表，死生之兆彰。　　　　　　表：揭示。

6. 不謀而遐邇自同，勿約而幽明斯契。　　遐：远。

　　　　　　　　　　　　　　　　　　　　邇：近。

　　　　　　　　　　　　　　　　　　　　契：一致。

7. 稽其言有徵，驗之事不忒。　　　　　　徵：证据。

　　　　　　　　　　　　　　　　　　　　忒：差误。

8. 葳謀雖屬乎生知，標格亦資於詁訓。　　葳謀：完善的计谋。

　　　　　　　　　　　　　　　　　　　　標格：风范。此处谓正确理解经文。

　　　　　　　　　　　　　　　　　　　　資：借助。

9. 然刻意研精……或識契真要，則目牛無全。　刻意：极意，专心致志。

　　　　　　　　　　　　　　　　　　　　或：如果。

　　　　　　　　　　　　　　　　　　　　真要：经文的精髓要旨。

10. 而命世奇傑，時時間出焉。　　　　　　命世：即"名世"，闻名于世。

11. 咸日新其用，大濟蒸人。　　　　　　　新：使……有所创新。

　　　　　　　　　　　　　　　　　　　　蒸人：众人。蒸，通"烝"，众多。

12. 冰弱齡慕道，夙好養生，幸遇真經，式爲龜鏡。

　　　　　　　　　　　　　　　　　　　　慕：渴求。

　　　　　　　　　　　　　　　　　　　　式：用。

13. 前後不倫，文義懸隔，施行不易，披會亦難。

　　　　　　　　　　　　　　　　　　　　不倫：不类，即不统一。

　　　　　　　　　　　　　　　　　　　　披會：翻阅领会。

14. 歲月既淹，襲以成弊。　　　　　　　　淹：久。

15. 或兩論併吞，而都爲一目。　　　　　　都：总括。

16. 諸如此流，不可勝數。　　　　　　　　勝：尽。

17. 且將升岱嶽，非徑奚爲。　　　　　　　岱嶽：泰山。

18. 欲詣扶桑，無舟莫適。　　　　　　　　詣：到。

　　　　　　　　　　　　　　　　　　　　扶桑：海中神树名。神话中以为日
　　　　　　　　　　　　　　　　　　　　　　　　出之处。

　　　　　　　　　　　　　　　　　　　　適：到达。

19. 歷十二年，方臻理要。　　　　　　　　臻：达到。

20. 一以參詳，群疑冰釋。　　　　　　　　冰：像冰融化一样。

21. 恐散於末學，絕彼師資。　　　　　　　師資：原指传授知识的人。这里意
　　　　　　　　　　　　　　　　　　　　　　　　为授学的依据。

22. 兼舊藏之卷，合八十一篇二十四卷，勒成一部。

　　　　　　　　　　　　　　　　　　　　勒：汇总。

23. 冀乎究尾明首，尋注會經，開發童蒙。　童蒙：昧于事理的幼童。这里指初
　　　　　　　　　　　　　　　　　　　　　　　　学医之人。

24. 量其意趣，加字以昭其義。　　昭：使……清晰。
25. 區分事類，別目以冠篇首。　　冠：加在……之前。
26. 凡所加字，皆朱書其文。　　　朱：用朱红色颜料。
27. 有如列宿高懸，奎張不亂。　　宿：临近若干颗星的集合体。
28. 俾工徒勿誤……徽音累屬。　　工徒：此处指医生。
　　　　　　　　　　　　　　　徽音：德音；福音。
　　　　　　　　　　　　　　　屬：接续。

三十九、《外台秘要》序

[重点内容精选]

　　洎周之王，亦有冢卿，格於醫道，掌其政令，聚毒藥以供其事焉。歲終稽考而制其食，十全爲上，失四下之。我國家率由茲典，動取厥中，置醫學，頒良方，亦所以極元氣之和也。

　　然而載祀綿遠，簡編虧替，所詳者雖廣，所略者或深。討簡則功倍力煩，取捨則論甘忌苦。永言筆削，未暇尸之。

　　今并味精英，鈐其要紗，俾夜作晝，經之營之。捐衆賢之砂礫，掇群才之翠羽，皆出入再三，伏念旬歲。

　　夫爲人臣、爲人子，自家刑國，由近兼遠，何談之容易哉？則聖人不合啟金縢，賢者曷爲條玉版？斯言之玷，竊爲吾子羞之。

[重点内容译文]

　　等到周王室成就王业，设有冢宰，研究医学理论，掌管医药政令，征集药物来供给医疗。年终考核医疗成绩而制定医生的俸禄，十个病人都能治愈的是上等，有四个误治的是下等。我们国家遵循这一准则，常常从中取法，设置医学机构，颁布济世良方，也是用来使人的元气和谐，达到最佳境界。

　　虽然这样，但是年代久远，书籍残缺不全，论述详细的内容虽然很多，论述简略的内容有的却很深奥。探求简册就会功夫成倍劳力烦重，取舍简册就会忌惮辛苦。我总是说要对这些医籍进行校勘整理，可是没有时间主持此事。

　　如今我汇集探究其中的精华，把握其中精要高深的内容，夜以继日，努力地进行编次整理。剔除各书的糟粕，选取各书的精华，都经过了反复的思考，暗自揣摩了很长时间。

　　身为人臣，为人子，从治家到治国，由近及远，怎么说起来就那么容易呢？如果周成王不应该打开金属缄封的匣子，那么贤人为何要将周公祝策分条刻于玉版之上留传下来呢？您讲出这种错误的话，我私下为您感到羞愧。"

[重点字词诠释]

（一）异写字辨认（找出下列各句中的古字、通假字、异体字，并写出与其相应的今字、本字、正体字）

1. 以救性命之昬札。	昬→昏	异体字
2. 十全爲上，失四下之。	全→痊	古今字
3. 繇是覩奥升堂。	繇→由	通假字
	覩→睹	异体字
4. 染瘴嬰痾。	痾→疴	异体字
5. 覈其指歸。	覈→核	异体字
6. 迄於聖唐，括囊遺闕。	闕→缺	通假字
7. 吾常聞之矣。	常→尝	通假字
8. 適足多疑。	適→啻	通假字
9. 十有六七。	有→又	通假字
10. 歲在執徐月之哉生明者也。	哉→才	通假字

（二）常用词解释

1. 以正陰陽之變沴。　　變沴（lì）：变乱。沴，此指气乱。
2. 以救性命之昬札。　　昬札：夭折早死。
3. 洎周之王。　　洎（jì）：等到。王（wàng）：成就王业。
4. 格於醫道。　　格：探究。
5. 歲終稽考而制其食。　　稽：考核。
6. 勳取厥中。　　勳：常常。　厥中：其中。
7. 又何以加於此乎？　　加：超过。
8. 歲且數千。　　且：将近。
9. 未暇尸之。　　尸：主持。
10. 遭逢有道，遂躡亨衢。　　躡：登。
11. 冒犯蒸暑，自南徂北。　　徂：往。
12. 新撰者向數千百卷。　　向：接近。

四十、《本草綱目》原序

[重点内容精选]

楚蘄陽李君東璧，一日過予弇山園謁予，留飲數日。予窺其人，睟然貌也，癯然身也，津津然譚議也，真北斗以南一人。

第其中舛謬差訛遺漏，不可枚數。乃敢奮編摩之志，僭纂述之權。歲歷三十稔，書考八百餘家，稿凡三易。複者芟之，闕者緝之，訛者繩之。

博而不繁，詳而有要，綜核究竟，直窺淵海。茲豈僅以醫書覩哉？實性理之精微，格物之通典，帝王之秘籙，臣民之重寶也。李君用心嘉惠何勤哉！

兹集也，藏之深山石室無當，盍鍥之，以共天下後世味《太玄》如子雲者。

[重点内容译文]

湖北蕲春李东璧，有一天到我的弇山园来看望我，挽留（他）饮了几天酒。我观察这个人，容貌润泽而有光彩，身材清瘦而有精神，谈吐很风趣，真可称天下第一流的人物。

只是其中差错谬误脱漏的地方，数不胜数。因此（我才）不揣冒昧地鼓起整理研究的念头，不自量力地担当起撰述（《本草》）的工作。花了30年时间，书籍参考了800多部（按：据今人校勘实为993种），书稿总共修改了3次。（对其中）重复的内容就把它删去，遗漏的项目就将它补上，错误的地方就把它改正。

（它）广博而不繁杂，详细而有要点，全面考查，深入研究，能直接了解到事物深广无穷的义理。这部著作怎么能只当作一般的医书看待呢？（它）实在是事物性质规律的精粹论述，推究事物原理的综合性著作，值得帝王之家秘藏的簿籍，人臣百姓贵重的宝物啊！李君造福人世的用心是多么殷切啊！

这样一部巨著，把它藏在深山石室里是不妥当的，何不将它印刷成书，用来供给后代像扬子云那样研究《太玄》学说的知音去研读体会呢？

[重点字词诠释]

（一）异写字辨认（找出下列各句中的古字、通假字、异体字，并写出与其相应的今字、本字、正体字）

1. 予窺其人，睟然貌也，癯然身也，津津然譚議也。　　癯→臞　异体字
　　　　　　　　　　　　　　　　　　　　　　　　　　譚→谈　通假字

2. 遂漁獵羣書，搜羅百氏。　　　　　　　　　　　　　羣→群　异体字

3. 凡子、史、經、傳、聲韻、農圃……稍有得處，輒著數言。　韻→韵　异体字

4. 複者芟之，闕者緝之，訛者繩之。　　　　　　　　　闕→缺　通假字
　　　　　　　　　　　　　　　　　　　　　　　　　緝→辑　通假字

5. 盍鍥之，以共天下後世味《太玄》如子雲者。　　　共→供　古今字

（二）常用词解释

1. 望龍光知古劍，覘寶氣辨明珠。　　覘：看到。

2. 故萍實商羊，非天明莫洞。　　洞：通晓。

3. 楚蕲陽李君東璧，一日過予弇山園謁予。　　過：来到。

4. 予窺其人，睟然貌也，癯然身也。　　窺：暗中观察。
　　睟然：润泽而有光彩貌。
　　癯然：清瘦貌。

5. 解其裝，無長物，有《本草綱目》數十卷。　　長物：多余的东西。

6. 時珍，荆楚鄙人也。　　鄙人：浅陋之人。

7. 長耽典籍，若啖蔗飴。　　耽：沉溺；迷恋。
　　啖：吃。

8. 遂漁獵群書，搜羅百氏。　　　　　　漁獵：喻泛览博涉。

9. 自炎皇及漢、梁、唐、宋，下迨國朝。　迨：至；到。

　　　　　　　　　　　　　　　　　　國朝：封建时代士大夫对自己所
　　　　　　　　　　　　　　　　　　　　　　处王朝的称呼。

10. 乃敢奮編摩之志，僭纂述之權。　　　僭：越份。此处谓非份地担当。

　　　　　　　　　　　　　　　　　　權：职责。

11. 複者芟之，闕者緝之，訛者繩之。　　芟：删除。

　　　　　　　　　　　　　　　　　　緝：通"辑"，收集。

　　　　　　　　　　　　　　　　　　繩：纠正。

12. 予開卷細玩。　　　　　　　　　　　玩：研读。

13. 次以集解、辨疑、正誤，詳其土產形狀也。詳：细说。

　　　　　　　　　　　　　　　　　　土產：本土所产之物。这里指产地。

14. 次以氣味、主治、附方，著其體用也。　著：凸显。

　　　　　　　　　　　　　　　　　　體用：药物的性质和功效。

15. 綜核究竟，直窺淵海。茲豈僅以醫書覯哉？究竟：深入研究。

　　　　　　　　　　　　　　　　　　覯：看待。

16. 實性理之精微，格物之《通典》。　　格物：穷究事物的原理。

17. 故辨專車之骨，必俟魯儒。　　　　　專：独占。

　　　　　　　　　　　　　　　　　　魯儒：特指孔子。

18. 博支機之石，必訪賣卜。　　　　　　博：通晓。

　　　　　　　　　　　　　　　　　　賣卜：特指严君平。

19. 盍鍥之，以共天下後世味《太玄》如子雲者。盍：何不。

　　　　　　　　　　　　　　　　　　鍥：刻印。

　　　　　　　　　　　　　　　　　　共：同"供"，供给。

　　　　　　　　　　　　　　　　　　味：研究体会。

20. 時萬曆庚寅春上元日。　　　　　　　上元日：农历正月十五日。

四十一、《类经》序

[重点内容精选]

其文義高古淵微，上極天文，下窮地紀，中悉人事。大而陰陽變化，小而草木昆蟲、音律象數之肇端、藏府經絡之曲折，靡不縷指而臚列焉。大哉至哉！垂不朽之仁慈，開生民之壽域。其爲德也，與天地同，與日月并，豈直規規治疾方術已哉？

而又有目醫爲小道，并是書且弁髦置之者，是豈巨慧明眼人歟？

夫《内經》之生全民命，豈殺於《十三經》之啓植民心？

奈何今之業醫者，亦置《靈》《素》於罔聞，昧性命之玄要，盛盛虛虛，而遺人夭殃；致邪失正，而絕人長命。所謂業擅專門者，如是哉！此其故，正以經文奧衍，研閱誠難。其於至道未明，而欲冀夫通神運微，仰大聖上智於千古之邈，斷乎不能矣。

及乎近代諸家，尤不過順文敷演，而難者仍未能明，精處仍不能發，其何裨之與有？

第以人心積習既久，訛以傳訛，即決長波猶虞難滌，使辨之不力，將終無救正日矣。此余之所以載思而不敢避也。

[重点内容译文]

它的文辞义理古老深奥，上而彻底探究天文，下而深入研求地理，中而详尽了解人事。大如阴阳变化的规律，小如各种动植物的生态、音律卜筮的起源、脏腑经络的原委，没有什么不详细指出并陈列的。真是博大高深啊！它流传了不朽的仁慈恩德，开拓了人民达到长寿的境域。它造就的功德，与天地同在，跟日月争辉，难道只是浅陋的治病方技吗？

可是又有人把医学看成末流技艺，连同《内经》这部书也当作弁髦等无用之物一样地弃置，这难道是非常智慧而有眼力的人吗？

《内经》使人民生命生存保全的作用，难道比《十三经》启发培育民心的作用差吗？

无奈现在从事医道的人，也把《灵枢》《素问》置于不闻不问的地步，不明白生命的玄妙要旨，因此使实证更实，使虚证更虚，而留给人夭折的灾祸；招致邪气，丧失正气，而断送人本可长寿的生命。所谓在医学上擅长并精专一门的医生，竟然是这样啊！这中间的缘故，正是因为经典原文深奥广博，研究阅读实在困难。如果对于高深的医理未能明白，却想要通达神明，运用入微，追慕在千古之远的大圣上智，是绝对不可能的。

到了近代各家，更不过是依照原文铺叙引申，因而疑难之处仍然不能阐明，精妙之处仍然不能发掘，那有什么帮助呢？

只是因为人心积习已久，以讹传讹，即使打开堤防引来长波巨浪仍然担心难以清除，假使辨别不够得力，将会永无挽回改正的日子了。这是我反复思考而不敢回避的原因啊。

[重点字词诠释]

（一）异写字辨认（找出下列各句中的古字、通假字、异体字，并写出与其相应的今字、本字、正体字）

1. 宋臣高保衡等敍業已辟之。 敍→叙 异体字
2. 此其臆度無稽，固不足深辨。 辨→辯 通假字
3. 繇此言之，儒其可不盡心是書乎？ 繇→由 通假字
4. 精處仍不能發，其何裨之與有？ 與→歟 古今字
5. 由是徧索兩經，先求難易，反復更秋，稍得其緒。 徧→遍 异体字
6. 夫人之大事，莫若死生，能葆其真，合乎天矣。 葆→保 通假字

7. 至若天道茫茫……苞無窮，協惟一，推之以理，指諸掌矣。　苞→包　通假字

8. 因敢忘陋效矃，勉圖蚊負。　　　　　　　　　　　　　　矃→矃　古今字

9. 固非敢弄斧班門，然不屑沿街持鉢。　　　　　　　　　鉢→钵　异体字

10. 使辨之不力，將終無救正日矣。此余之所以載思而不敢避也。

　　　　　　　　　　　　　　　　　　　　　　　　　　　載→再　通假字

11. 後世有子雲其憫余勞而錫之斤正焉，豈非幸中又幸。　　錫→賜　通假字

　　　　　　　　　　　　　　　　　　　　　　　　　　　斤→斧　古今字

（二）常用词解释

1. 《內經》者……發明至理，以遺教後世。　　發明：阐发说明。

2. 小而草木昆蟲，音律象數之肇端。　　　　昆：众。

　　　　　　　　　　　　　　　　　　　　象數：指占卜。

　　　　　　　　　　　　　　　　　　　　肇端：起源。肇，开始。

3. 藏府經絡之曲折，靡不縷指而臚列焉。　　曲折：原委。

　　　　　　　　　　　　　　　　　　　　臚列：陈列。

4. 豈直規規治疾方術已哉？　　　　　　　　直：通“特”，只是。

　　　　　　　　　　　　　　　　　　　　規規：渺小貌。

5. 宋臣高保衡等敘，業已辟之。　　　　　　業：已经。

　　　　　　　　　　　　　　　　　　　　辟：驳斥。

6. 而又有目醫爲小道，并是書且弁髦置之者。　目：看待。

　　　　　　　　　　　　　　　　　　　　并：连同。

7. 亦豈知《難經》出自《內經》，而僅得其什一。　什一：十分之一。

8. 夫《內經》……豈殺於《十三經》之啟植民心？　殺：少。

9. 此其故，正以經文奧衍，研閱誠難。　　　衍：广。

10. 仰大聖上智於千古之邈。　　　　　　　　邈：远。

11. 精處仍不能發，其何裨之與有？　　　　　裨：补益。

12. 繼而繹之久，久則言言金石，字字珠璣。　繹：探究。

13. 然後附意闡發，庶晰其韞。　　　　　　　晰：使……明晰。

　　　　　　　　　　　　　　　　　　　　韞：蘊藏之义。

14. 粵稽往古，則周有扁鵲之摘《難》。　　　粵：句首语气助词。

15. 生成之道，兩儀主之，陰陽既立，三才位矣。　兩儀：阴阳。

　　　　　　　　　　　　　　　　　　　　三才：天、地、人。

　　　　　　　　　　　　　　　　　　　　位：位置确立。

16. 五內洞然，三垣治矣。　　　　　　　　　五內：五脏。

　　　　　　　　　　　　　　　　　　　　三垣：三焦。

17. 脈色通神，吉凶判矣。　　　　　　　　　判：判断。

18. 藏府治內，經絡治外，能明終始，四大安矣。　治：主宰。

　　　　　　　　　　　　　　　　　　　　四大：此处指身体。

19. 駒隙百年，誰保無恙? 　　　　恙：病灾。

20. 又若經文連屬，難以強分。 　　連屬：连接。

21. 蓋以義有深邃……不拾以圖，其精莫聚。 　　邃：精深。

　　　　　　　　　　　　　　　　拾：此处谓补充。

22. 圖像雖顯……不翼以說，其奧難窺。 　　翼：辅助。

23. 巨細通融，歧貳畢徹。 　　　　歧貳：分歧疑惑。

24. 即凡志切尊生者……無不信手可拾矣。 　　尊生：养生。

25. 固非敢弄斧班門，然不屑沿街持缽。 　　不屑：认为不值得而不愿意。

26. 訛以傳訛，即決長波猶虞難滌。 　　虞：担忧。

27. 言之未竟，知必有闚余之謬而隨議其後者。 　　竟：完毕。

　　　　　　　　　　　　　　　　闚：窥伺。此处意指别有用心
　　　　　　　　　　　　　　　　　　地寻找。

28. 他山之石，可以攻玉。 　　　　攻：治，加工。

29. 獨以應策多門，操觚只手，一言一字，偷隙毫端。

　　　　　　　　　　　　　　　　應策：应对策问。此谓解答《内
　　　　　　　　　　　　　　　　　　经》中的问题。

　　　　　　　　　　　　　　　　觚：古代书写用的木简。

　　　　　　　　　　　　　　　　偷隙：寻找空闲。

　　　　　　　　　　　　　　　　毫端：笔下。

30. 凡歷歲者三旬，易稿者數四，方就其業。 　　數四：犹言再三再四。

　　　　　　　　　　　　　　　　就：完成。

31. 蓋亦欲共掖其高深耳。 　　　　掖：助成。

32. 後世有子雲其憫余勞而錫之斤正焉。 　　錫：通"賜"。

　　　　　　　　　　　　　　　　斤正：斧正。

33. 而相成之德，謂孰非後進之吾師云。 　　相成：助成我。相，指代性副
　　　　　　　　　　　　　　　　　　词。

四十二、《串雅》序

[重点内容精选]

爲問今之乘華軒、繁徒衛者，胥能識證、知脈、辨藥，通其元妙者乎？儼然峨高冠，竊虛譽矣。今之游權門、食厚奉者，胥能決死生、達內外、定方劑，十全無失者乎？儼然踞高座，侈功德矣。是知笑之爲笑，而不知非笑之爲笑也。

詰其所習，大率知其所以，而不知其所以然，鮮有通貫者。以故欲宏覽而無由，嘗引以爲憾。

有宗子柏雲者，挾是術徧游南北，遠近震其名，今且老矣。戊寅航海歸，過予譚藝。質其道，頗有奧理，不悖於古，而利於今，與尋常搖鈴求售者迥異。

昔歐陽子暴利幾絕，乞藥於牛醫；李防禦治嗽得官，傳方於下走。誰謂小道不有可觀者歟？亦視其人善用斯術否也。

[重点内容译文]

试问如今乘坐华丽的车子、拥有众多随从的人，都能识别证候，了解脉理，辨明药性，通晓医学的奥妙道理吗？只不过是一本正经地头戴高耸的桂冠、剽窃虚假的声誉罢了。如今奔走在权贵门下、享受优厚俸禄的人，都能决断死生、通达内外、裁制方剂，完全治愈而没有失误吗？只不过是一本正经地盘踞高位、夸大功劳德行罢了。这是只知道被讥笑的走方医是可笑的，却不知道非难讥笑他人的人才真正是可笑的。

询问他们学习的技艺，大抵只知道运用的方法，却不晓得这样运用的原因，很少有融会贯通的人。因此我想扩大眼界却没有机会，常常感到遗憾。

同族长兄柏云，怀藏走方医术走南串北，他的名声响彻远近各地，如今老了。戊寅年乘船从海上归来，到我这儿谈论技艺。询问他的医道，很有奥妙的道理，既与古代的医学理论不违背，又对现在的临床实践有帮助，同一般摇铃叫卖的走方医大不相同。

从前欧阳修患急剧的泄泻几乎丧命，是从走方医那儿求得药物；李防御治愈咳嗽而获得官职，也是从走方医那儿得到秘方。谁能说所谓小道没有值得一学的呢？也要看那人是否善于运用这种医术啊。

[重点字词诠释]

（一）异写字辨认（找出下列各句中的古字、通假字、异体字，并写出与其相应的今字、本字、正体字）

1. 今之游權門、食厚奉者，胥能……十全無失者乎？　　　　　奉→俸　　古今字
　　　　　　　　　　　　　　　　　　　　　　　　　　　　　全→痊　　古今字

2. 有得，輒鈔撮忘倦，不自知結習至此，老而靡倦。　　　　鈔→抄　　古今字

3. 其徒侶多動色相戒，祕不輕授。　　　　　　　　　　　　祕→秘　　异体字

4. 有宗子柏雲者，挾是術徧游南北。　　　　　　　　　　　徧→遍　　异体字

5. 戊寅航海歸，過予譚藝。　　　　　　　　　　　　　　　譚→谈　　通假字

6. 顧其方，旁涉元禁，瑣及游戲。　　　　　　　　　　　　元→玄　　通假字

7. 昔歐陽子暴利幾絕，乞藥於牛醫。　　　　　　　　　　　利→痢　　古今字

8. 乾隆己卯十月既望，錢塘趙學敏恕軒譔。　　　　　　　　譔→撰　　异体字

（二）常用词解释

1. 人每賤薄之，謂其游食江湖，貨藥吮舐，跡類丐。　　賤薄：鄙视，轻视。
　　　　　　　　　　　　　　　　　　　　　　　　　　貨：販卖。

2. 挾技劫病，貪利恣睢，心又類盜。　　　　　　　　　挾：凭借。
　　　　　　　　　　　　　　　　　　　　　　　　　　劫：掠取。
　　　　　　　　　　　　　　　　　　　　　　　　　　恣睢：任意妄为。

3. 剽竊醫緒，倡爲詭異。   緒：丝头，引申为残余。

倡：称说。

4. 敗草毒劑，悉曰仙遺；剞滌魘迷，詫爲神授。

遺：赠送。

魘迷：指用画符喷水等迷
      信手段治病的方法。

詫：夸耀。

5. 沉痼之疾，烏能起廢？   烏：怎么。

6. 爲問今之乘華軒、繁徒衛者，胥能識證、知脈？   華軒：华丽的车子。

繁：拥有众多。

胥：都。

7. 儼然峨高冠、竊虚譽矣。   儼然：本为庄严貌。此处指
      煞有介事的样子。

峨：高耸。用如动词。

8. 儼然踞高座、侈功德矣。   侈：大。此处指夸耀。

9. 其徒侶多動色相戒，祕不輕授。   動色：以眼色示意。

10. 有宗子柏雲者，挾是術徧游南北。   宗子：嫡长子。此处指同
      宗兄弟中排行最大者。

11. 質其道，頗有奧理……與尋常搖鈴求售者迥異。   質：问。

迥：远；大。

12. 顧其方，旁涉元禁。   元禁：即玄禁。指玄虚的
      巫术禁咒之法。

13. 因錄其所授……都成一編，名之曰《串雅》。   都：汇总。

名：取名。

14. 昔歐陽子暴利幾絶，乞藥于牛醫。   幾：接近；濒临。

牛醫：兽医。此处指走方医。

15. 李防禦治嗽得官，傳方於下走。   下走：供奔走役使的人。
      这里指走方医。

16. 乾隆己卯十月既望。   既望：农历每月十六日。

四十三、《温病条辨》叙

[重点内容精选]

夫病多而方少，未有甚於溫病者矣。何也？六氣之中，君相兩火無論已，風濕與燥無不兼溫，惟寒水與溫相反，然傷寒者必病熱。天下之病孰有多於溫病者乎？

至陶氏之書出，遂居然以杜撰之傷寒，治天下之六氣。不獨仲景之書所未言者不

能發明，並仲景已定之書盡遭竄易。世俗樂其淺近，相與宗之，而生民之禍亟矣。

好學之士，咸知向方；而貪常習故之流，猶且各是師說，惡聞至論。

吾友鞠通吳子，懷救世之心，秉超悟之哲，嗜學不厭，研理務精，抗志以希古人，虛心而師百氏。病斯世之貿貿也，述先賢之格言，攄生平之心得，窮源竟委，作爲是書。

[重点内容译文]

疾病多但是治病的方法少，没有超过温病的了。什么原因呢？六气当中，君火、相火不用说了，风、湿和燥无不夹有温邪为患；只是寒邪虽与温邪相反，然而被寒邪伤害的人必定患热证。天下疾病哪有比温病更多的呢？

到陶华的《伤寒六书》出现，竟然用臆造的治疗伤寒的方法疗六气造成的所有疾病，不仅仅对张仲景著作所没有讲到的内容未能阐发说明，就连张仲景已经写定的书籍也都遭到了删改。社会上一般人喜欢它浅显通俗，共同尊崇它，人民的祸害可就频繁了。

喜爱学习的医生都知道趋向正道，但是贪求常规的医生仍旧各自认为老师的学说正确，厌恶听取高明的理论。

我的朋友吴鞠通先生怀有救世的抱负，具有超人的智慧，酷爱学习，从不满足，研究医理力求精深，立下高尚志向，仰慕古代名医，虚怀若谷，效法各家。他担忧这个社会对温病蒙昧不清，于是传述前代医家的可为法式的高论，抒发平生的心得，穷尽温病的源流，写成这部书。

[重点字词诠释]

（一）异写字辨认（找出下列各句中的古字、通假字、异体字，并写出与其相应的今字、本字、正体字）

1. 亡如世鮮知十之才士，以闕如爲恥。　　　　　　　　亡→无　　通假字
　　　　　　　　　　　　　　　　　　　　　　　　　　闕→缺　　通假字

2. 所著六書，分三焦論治……庶幾幽室一鐙，中流一柱。　鐙→灯　　异体字

3. 肺腑無語，冤鬼夜嗥。　　　　　　　　　　　　　　嗥→嘷　　异体字

4. 吾友鞠通吳子……嗜學不厭，研理務精。　　　　　　厭→饜　　古今字

5. 嘉慶十有七年壯月既望。　　　　　　　　　　　　　有→又　　通假字

（二）常用词解释

1. 亡如世鮮知十之才士，以闕如爲恥。　　　　亡如：无奈。

2. 迨試而輒困，亦知其術之疏也。　　　　　　迨：等到。
　　　　　　　　　　　　　　　　　　　　　困：困窘。
　　　　　　　　　　　　　　　　　　　　　疏：粗疏。

3. 並仲景已定之書盡遭竄易。　　　　　　　　竄易：删改。

4. 世俗樂其淺近，相與宗之，而生民之禍亟矣。宗：推崇。
　　　　　　　　　　　　　　　　　　　　　亟：频繁。

5. 惜其人樸而少文，其論簡而未暢。　　　　　樸：质朴。
　　　　　　　　　　　　　　　　　　　　　文：文采。

6. 而下士聞道若張景岳之徒，方且怪而訾之。　　方且：正在。

　　訾：诋毁。

7. 父以授子，師以傳弟。　　弟：弟子；学生。

8. 兩千餘年，略同一轍，可勝慨哉。　　勝：尽。

9. 我朝治洽學明，名賢輩出。　　洽：和洽。

　　明：昌明。

10. 好學之士，咸知向方。　　向方：归趋正道。

11. 而貪常習故之流，猶且各是師說。　　猶且：仍然。

　　是：认为……正确。

12. 其粗工則又略知疏節，未達精旨。　　疏節：粗浅的内容。

13. 懷救世之心，秉超悟之哲。　　秉：持；具有。

　　哲：智慧。

14. 抗志以希古人，虛心而師百氏。　　抗志：坚持高尚的志向。

　　希：仰慕。

　　師：效法。

15. 病斯世之瞀瞀也，述先賢之格言，攄生平之心得。

　　病：担忧。

　　瞀瞀：同"眊眊"，昏愦不明的样子。

　　格言：具有教育意义可作准则的话。

　　攄：抒发。

16. 然猶未敢自信……藏諸笥者久之。　　諸：之于。

　　笥：书箱。

17. 然以天下至多之病，而竟無應病之方。　　應：应对。

18. 幸而得之，亟宜出而公之。　　亟：赶紧。

19. 亦吳子之幸也。　　幸：希望。

20. 若夫折楊皇荂，听然而笑，陽春白雪，和僅數人。

　　听然：张口笑貌。

　　和：跟着唱。

21. 知我罪我，一任當世。　　罪：责备。

　　一：一概。

22. 吳子以爲然，遂相與評騭而授之梓。　　評騭：评定，讨论定稿。

　　授之梓：犹"付梓"，即刊印。

23. 嘉慶十有七年壯月既望，同里愚弟汪廷珍謹序。

　　壯月：农历八月。

　　同里：同乡。

四十四、医书提要三则

[重点内容精选]

(一)《黄帝素问》提要

冰本頗更其篇次，然每篇之下，必注全元起本第幾字，猶可考見其舊第。所注排抉隱奧，多所發明。

(二)《医门法律》提要

其於風寒暑濕燥火六氣及雜證多門，俱能擬議以通元奧，俾觀者爽然心目，合之《尚論篇》，可為濟川之舟楫，烹鱼之釜鬵，故後人以嘉言及薛己、王肯堂、张介寳，上配张、李、劉、朱四家也。

(三)《温疫论类编》提要

《温病條辨》文法仲景，專尚簡要，歷取諸賢精妙，參以心得，其方法多本之業天士，而味則加重。

[重点内容译文]

王冰本都更改原书的篇目次序，但是在每篇之下，必定注明全元起本第几字，还可以查考发现原有的次序。注文疏通揭示了《素问》隐晦深奥的含义，对其深奥的医理也多有阐发说明之处。

其中对于风寒暑湿燥火六气以及杂证各种门类，都能够揣度议论，来通达玄秘，使读者心中明白，与《尚论篇》相配，可以作为渡越江河的舟船，煮烹鱼鲜的炊具。所以后人把喻嘉言与薛己、王肯堂、张介宾并称，向上媲美张从正、李杲、刘完素、朱丹溪四家。

《温病条辨》文章效法仲景，专门崇尚简明扼要，多取诸多著名医家精深微妙的内容，参合自己的心得体会，其治病方法大多源于叶天士，但分量则有加重。

[重点字词诠释]

(一) 异写字辨认（找出下列各句中的古字、通假字、异体字，并写出与其相应的今字、本字、正体字）

1. 已闕其第七。 　　　　　　　　　　　　　　闕→缺　　通假字

2. 汪訒菴、劉松峰等。 　　　　　　　　　　　菴→庵　　异体字

3. 殊有上下牀之别。 　　　　　　　　　　　　牀→床　　异体字

(二) 常用词解释

1. 與《素問》餘篇絶不相通。 　　　　　　　通：同。

2. 理或然也。 　　　　　　　　　　　　　　或然：或许是这样。

3. 猶可考見其舊第。 　　　　　　　　　　　第：次序。

4. 所注排抉隱奧。 　　　　　　　　　　　　排：疏通。

5. 所注排抉隐奥。　　　　　抉：择取。

6. 遂开明代薛己诸人探本命门之一法。　　探本：探求根本。

7. 而世传宋槧本亦作"冰"字。　　槧本：犹刻本。

8. 或公武因杜诗而误歟。　　因：沿袭。

9. 用是参究仲景《金匮》之遗。　　用是：因此。

10. 俱能拟议以通元奥。　　拟：揣度。

11. 殊有上下牀之别矣。　　上下牀：喻高低悬殊。

12. 自紓所见。　　紓：抒发。

13. 最清简而有法。　　清简：清新简练。

四十五、医案三则

[重点内容精选]

前诊气口脉虚，形虽实而面黄稍白。此由平素与人接言多，多言者中气虚；又其人务竟已事，恒失之饥而伤於饱，伤於饱，其流为积，积之久为此证。夫滞下之病，谓宜去其旧而新是图，而我顾投以参、术、陈皮、芍药等补剂十余帖，安得不日以剧？然非此浃旬之补，岂能当此两帖承气哉？故先补完胃气之伤，而後去其积，则一旦霍然矣。

先哲云："脉浮者谷不化。"又云："大实有羸状。"误补益疾，其斯之谓与！遂力主清润疏解。以硝、黄为前矛，而大便立通；以芩、芍为後劲，而饮食渐进。

张养之令侄女，患汛愆而饮食渐减。于某与通经药，服之尤恶谷。请孟英诊之，脉缓滑，曰："此痰气凝滞，经隧不宣，病由安坐不劳，法以豁痰流气，勿投血药，经自流通。"

[重点内容译文]

当初诊察寸口脉象虚弱，病人形体虽然结实，但是面部色黄而稍白。这是由于平时同人交谈多，而说话多的人中气虚衰；加上病人务必要完成已办的事，经常饥饱无度，于是被饱食伤害，变化成为积食，积食长久就造成这个病证。痢疾这种病证，一般认为应当去旧图新，但是我反而用十多剂以人参、白术、陈皮、芍药等药物组成的补剂给病人服用，怎么能不一天天地加重？可是没有这十天的补药，哪里能承受得了这两剂承气汤呢？所以先补足受伤的胃气，然后祛除其积食，就迅速病愈了。

前代名医说："脉象浮的人食物不消化。"还说过："严重的实证反而呈现虚弱的症状。"误用补药加重疾病，大概就是说的这种情况吧。于是极力主张清泄滋润疏导调和。首先使用芒硝、大黄作为前锋，于是病人大便立刻通畅；继用黄芩、芍药作为援兵，因此食欲渐渐增进。

张养之的侄女，患月经误期的病，且饮食逐渐减少。于某给她服了疏通经隧的药物，服后更加厌食。请来王孟英诊治，（发现）脉象缓滑，说道："这是痰湿气机凝结阻滞，经水通道不通畅。疾病源于久坐不常活动，按照常规当用化痰行气的方法，不宜使用活血之药，月经自然会流通。"

[重点字词诠释]

（一）异写字辨认（找出下列各句中的古字、通假字、异体字，并写出与其相应的今字、本字、正体字）

1. 既而困憊，不能起牀。　　　　　　　　　　　　　　　牀→床　　异体字
2. 乃以袵席及薦闕其中，而聽其自下焉。　　　　　　　　袵→衽　　异体字
　　　　　　　　　　　　　　　　　　　　　　　　　　　闕→缺　　通假字
3. 朋游讙然議之，彦修弗顧也。　　　　　　　　　　　　讙→哗　　异体字
4. 翌日天甫明，來視予脈，煮小承氣湯飲予。　　　　　　煮→煮　　异体字
5. 以久臥牀蓐之體，恣噉肥甘。　　　　　　　　　　　　牀→床　　异体字
6. 誤補益疾，其斯之謂與！　　　　　　　　　　　　　　與→欤　　古今字

（二）常用词解释

1. 歲癸酉秋八月，予病滯下。　　　　　滯下：即今之痢疾。
2. 乃以袵席及薦闕其中，而聽其自下焉。　袵席：床席。
　　　　　　　　　　　　　　　　　　　薦：垫席。
　　　　　　　　　　　　　　　　　　　闕：通"缺"，使……空缺。
　　　　　　　　　　　　　　　　　　　聽：任凭。
3. 時朱彦修氏客城中，以友生之好……飲予藥。　客：客居。
　　　　　　　　　　　　　　　　　　　友生：朋友。这里指同门、同学。
　　　　　　　　　　　　　　　　　　　飲：让……饮。
4. 朋游讙然議之，彦修弗顧也。　　　　朋游：朋友。
5. 浃旬病亦甚，痰窒咽如絮，呻吟互晝夜。　浃旬：满十天。浃，周遍；满。
　　　　　　　　　　　　　　　　　　　互：持续。
6. 翌日天甫明，來視予脈。　　　　　　翌日：次日。
　　　　　　　　　　　　　　　　　　　甫：刚刚。
7. 凡一再行，意泠然。　　　　　　　　泠然：清妙貌。
8. 又其人務竟已事……傷於飽其流爲積。　竟：完成。
　　　　　　　　　　　　　　　　　　　流：演变。
9. 然非此浃旬之補，豈能當此兩帖承氣哉？　當：对付；承受。
10. 故先補完胃氣之傷，而後去其積，則一旦霍然矣。
　　　　　　　　　　　　　　　　　　　完：充足。
　　　　　　　　　　　　　　　　　　　霍然：疾病迅速消除。
11. 衆乃敛袵而服。　　　　　　　　　　敛袵：提起衣襟。表示敬意。
12. 始猶健飲，漸至饘粥不入。　　　　　饘粥：稀饭。饘，厚粥。
13. 最後沈明生至，時屆冬至矣。　　　　屆：到。

14. 姑用補中益氣，嘗之毫無進退。　進退：义偏于"进"，犹"好转"。

15. 吾亦踵其誤矣。　踵：沿袭。

16. 目擊病人尪羸……強令進食。　尪羸：瘦弱。

17. 以硝、黃為前矛……以芩、芍為後勁。　前矛：先头部队。

後勁：指后续劲旅。

18. 向非翻然易轍……又安知效之不在補也？　翻然：迅速而彻底貌。

19. 張養之令侄女患汛愆而飲食漸減。　令：对他人亲属的敬称。

汛愆：月经误期。汛，本指定期涨潮之水，此喻月经。

20. 于某與通經藥，服之尤惡穀。　惡穀：厌食。

21. 此痰氣凝滯，經隧不宣。　經隧：经络。

宣：通畅。

22. 法以豁痰流氣，勿投血藥。　豁痰：化痰。

流氣：利气。

23. 養之大爲折服。　折服：佩服。

24. 誤藥而亡，冤將奚白？　白：陈述；申诉。

附：医案

[重点内容精选]

臣意曰："公所論遠矣。扁鵲雖言若是，然必審診，起度量，立規矩，稱權衡，合色脈、表裏、有餘不足、順逆之法，參其人動靜與息相應，乃可以論。"

世言氣中者，雖不見於方書，然暴喜傷陽，暴怒傷陰，憂愁不意，氣多厥逆，往往多得此疾，便覺涎潮昏塞，牙關緊急。若概作中風候，用藥非止不相當，多致殺人。

種種奇妙，未易殫述。噫！先生隔垣見人，何必飲上池水哉？聞之善贈人者以言，其永矢勿諼者亦以言。不肖侏儒未足爲先生重，竊以識明德云爾。

因嘆曰："醫道實難矣。某固不敢自居識者，然舍症從脈，得之先哲格言；血脫益氣，亦非妄逞臆見。今人胸中每持一勝算，見前人用涼，輒曰：'此寒症也，宜用熱。'見前人用熱，則曰：'此火症也，應用涼。'因攻之不靈，從而投補；因補之不效，隨復用攻。立意翻新，初無定見。安得主人、病人一一精醫察理，而不爲簧鼓動搖哉？在前人，蒙謗之害甚微；在病者，受誤之害甚鉅。此張景岳'不失人情'之論所由作也。"

素來擾虧根本，不特病者自嫌，即操醫師之術者，亦跋前疐後之時也。值風木適旺之候，病目且黃，已而遺精淋濁，少間則又膝脛腫痛不能行。及來診時，脈象左弦數，右搏而長，面沉紫，而時時作嘔。靜思其故，從前紛紛之病，同一邪也，均爲三病，次第纏綿耳。由上而下，由下而至極下，因根本久撥之體，復蒸而上爲胃病，是腎胃相關之故也。

[重点内容译文]

我说："您论述的道理大错。扁鹊虽然如此讲，可是必定详细诊断，设立医学法度，确定治疗规范，符合医治准则，综合面色、脉象、表里证候、邪正虚实、病情顺逆的规律，参验病人动静与脉息相应变化的情况，方才可以论治疾病。"

世人所讲的气中证，虽然在方书上没有看到，但是大喜伤害阳气，大怒伤害阴气，心情忧愁不舒，气多厥逆，往往多患这种疾病，于是出现涎唾潮涌，昏蒙阻塞，牙关紧急。如果一概当作中风的证候，用药不只是不相适合，而且常常造成病人死亡。

种种妙方奇效，不可一一陈述。啊！既然先生具有如同扁鹊隔墙见人一般洞察病情的本领，我又为什么要一定需要像长桑君那样的神仙来传授秘诀呢？我听说善于赠的人凭借的是言语，让人永远不能忘怀的也是言语。我微不足道，不值得被先生器重，只是私下用来记住先生完美的德行罢了。

沈医生因而叹道："医道实在难啊。我本来不敢以有见识之人自居，可是舍症从脉，是从前代著名医家的格言中得知；血脱补气，也不是胡乱地发表主观看法。现在医生们心里常常抱着一个能够制胜的计谋，就是：看到前面的医生用凉药，即说：'这是寒证，应当用热药。'看到前面的医生用热药，就说：'这是热证，应当用凉药。'由于攻法不灵，于是采用补益药；因为补法无效，接着又用攻下药。打定主意翻新花样，从来没有固定的主见。病人及其家属怎么能个个都通晓医理，而不被他们美妙动听的言语迷惑呢？对前面的医生来说，蒙冤遭受指责的损害非常轻微；对病人而言，遭受误治的危害却是非常巨大。这正是张景岳'不失人情'这篇论文写作的原因啊。"

素来扰动亏损肾阳，不仅病人自己怨恨，即使医生对此也是进退两难啊。时当二月，病人患眼疾并且巩膜发黄，不久遗精且小便淋沥不清，不久又出现膝盖及小腿肿痛不能行走。等到来诊时，脉象左手弦而且数，右手应指有力而且长，面色深紫，且时时恶心。冷静思考其中的缘故，原来众多的证候，是同一病邪，分成三个病位，依次纠缠不断罢了。从上部到下部，从下部到最下部，由于肾阳长久亏损，又虚阳浮越，上升而造成胃病，这是肾胃相关的缘故。

四十六、医话三则

[重点内容精选]

又有醫人工於草書者，醫案人或不識，所繫尚無輕重。至於藥名，則藥鋪中人豈能盡識草書乎？孟浪者約略撮之而貽誤，小心者往返詢問而羈延。可否相約同人，凡書方案，字期清爽，藥期共曉？

時因肩輿道遠腹餓，即在病者榻前進食。見病者以手擘目，觀其飲啖，蓋目眶盡腫，不可開合也。問："思食否？"曰："甚思之，奈爲醫者戒余勿食何？"

细思其故，得毋來診時日已西沉，行急而咳亦甚，因之氣塞脈亂，乃有此象歟？

[重点内容译文]

又有擅长草字的医生，他所写医案人们有时不识，关系到的问题还不紧要，至于药名，那么药铺中的人难道都能认识草字吗？鲁莽的人随便抓药就会造成祸患，谨慎的人来回询问便延误时机。能否跟同行互相约定，凡是书写处方医案，字迹务必清楚，药名务必共识？

当时因为坐轿远道而来腹中饥饿，便在病人的床前吃饭。看到病人用手掰开眼皮，看着自己用饭，大概因为他眼眶完全浮肿，不能睁开。崔默庵问道："想吃吗？"病人回答说："非常想吃，但医生告诫我不要吃，怎么办呢？"

细想其中的缘故，莫不是他来求诊时太阳已经西落，走得过急咳嗽厉害，因此气机壅塞脉象紊乱，才有这种脉象吧？

[重点字词诠释]

（一）异写字辨认（找出下列各句中的古字、通假字、异体字，并写出与其相应的今字、本字、正体字）

1. 久之，視其室中，牀榻桌椅漆氣熏人。　　牀→床　　异体字
2. 繼復併心壹志，徧覽前賢注釋。　　　　徧→遍　　异体字
3. 診其脈至而不定，如火薪然。　　　　　薪→新　　通假字
　　　　　　　　　　　　　　　　　　　然→燃　　古今字

（二）常用词解释

1. 國家征賦，單曰易知。　　　　　　　　賦：赋税。
2. 若圖立異矜奇……保無誤事？　　　　　矜：夸耀。
3. 孟浪者約略撮之而貽誤，小心者往返詢問而羈延。　孟浪：鲁莽轻率。
　　　　　　　　　　　　　　　　　　　約略：随意貌。
　　　　　　　　　　　　　　　　　　　羈延：耽搁；延误。
4. 可否相約同人，凡書方案，字期清爽，藥期共曉。同人：同行之人。
　　　　　　　　　　　　　　　　　　　期：必。
5. 諸醫束手，延默庵診之。　　　　　　　束手：喻无能为力。
　　　　　　　　　　　　　　　　　　　延：邀请。
6. 默庵診症，苟不得其情，必相對數日沉思。苟：如果。
7. 時因肩輿道遠腹餓，即在病者榻前進食。肩輿：轿子。此处用如动词，意指轿。
　　　　　　　　　　　　　　　　　　　榻：床。
8. 見病者以手擘目，飲其飲啖。　　　　　擘：掰开。
9. 蓋其人爲漆所咬。　　　　　　　　　　咬：傷害。
10. 余初讀《靈》《素》諸書……每若望洋意沮。望洋：仰视貌。比喻力不从心。
　　　　　　　　　　　　　　　　　　　沮：心情沮丧。

11. 有所疑，則鎮日默坐苦思而力索之。　　　鎮日：整日。

12. 每調氣度脈，浪決人死生，亦時或有驗。　　度：測度。

　　　　　　　　　　　　　　　　　　　　　浪：随意。

13. 憶昔避兵鄉里，對巷有吳某晨起方灑掃。　兵：这里指战乱。

14. 危期當不越宿，遽辭以出。　　　　　　　危期：死期。

　　　　　　　　　　　　　　　　　　　　　遽：急忙。

15. 詎日未昃，而氣絕矣。　　　　　　　　　詎：岂料。

　　　　　　　　　　　　　　　　　　　　　昃：日西斜。

16. 時周腦後生細瘤，累累如貫珠。　　　　　累累：连续成串貌。

17. 據此，則憑脈決證，似乎如響斯應矣。　　響：回声。

18. 豈知脈理微茫，又有不可臆斷者。　　　　臆斷：主观判断。

19. 余有戚某過余齋，形色困憊。　　　　　　齋：此处指诊所。

　　　　　　　　　　　　　　　　　　　　　困憊：困乏疲惫。

20. 診其脈至而不定，如火薪然。　　　　　　然：同"燃"。

21. 戚固寒士，余以不便明言，特贈二金，惟令安養。

　　　　　　　　　　　　　　　　　　　　　寒士：贫穷的读书人。

　　　　　　　　　　　　　　　　　　　　　二金：二两白银。

22. 及霜寒木落，往探之，而病已痊。　　　　木：树叶。

四十七、鉴药

[重点内容精选]

劉子閒居，有負薪之憂，食精良弗知其旨，血氣交沴，煬然焚如。客有謂予："子病，病積日矣。乃今我里有方士淪跡於醫，厲者造焉而美肥，輒者造焉而善馳，矧常病也。將子詣諸？"

乃出藥一丸，可兼方寸，以授予曰："服是足以瀹昏煩而鉏蘊結，銷蠱慝而歸耗氣。然中有毒，須其疾瘳而止，過當則傷和，是以微其齊也。"予受藥以餌。過信而骹能輕，痹能和；涉旬而苛癢絕焉，抑搔罷焉；踰月而視分纖，聽察微，蹈危如平，嗜糲如精。

逮再餌半旬，厥毒果肆，岑岑周體，如痁作焉。悟而走諸醫。

劉子慨然曰："善哉醫乎！用毒以攻疹，用和以安神，易則兩躓，明矣。苟循往以御變，昧於節宣，奚獨吾儕小人理身之弊而已！"

[重点内容译文]

我闲居（在家），生了疾病，吃精美的食品也感觉不到它的美味，气血运行都不通畅，浑身发热像火烧一样。有位客人对我说："先生有病，病的时间很长了。现在我们乡里有位方士，隐迹行医，长恶疮的人到他那里治疗后，（肌肤）就长得漂亮丰满，生足疾不能走动的人去他那里治疗后，就善于奔跑，何况是一般的病呢？希望您到那里去治一治吧！"

于是就拿出一丸药，（大小）约两方寸，把（药）交给我并且说："吃了这种药，完全可以治疗头昏烦闷，消除病害而补偿消耗了的正气。但是这药里有毒，等到您的病好了就要停止服用，如果超过了剂量，就会损伤体内的正气，所以（使用药物时）要把剂量用得轻微适度。"我接了药就服食下去。过了两晚，（我的）腿就轻便了，痹痛也缓解了；过了十天，疥痒也消失，再不用抚摸抓搔了；过了一个月，（我的）视力能分清细小的东西，听力也能察觉细微的声响，走高地好像走平地一般轻便，吃粗粮如同吃细粮一样香甜。

等到第二次服药五天，那药的毒性果然大大发作，全身胀痛，好像只热不寒的疟疾发作一样。（我这才）醒悟过来，赶忙跑到医生那里。

我非常感慨地说："（这样的）医生真高明啊！用性味酷烈的药物攻治疾病，用气性平和的药物来调养精神，假使互相掉换，那么两方面都要失败，（这）是很明显的了。可如果说到按照一成不变的旧法来处理已经变化了的情况，对于调节和宣泄的原则蒙昧不明，哪里只是我们这些小人物治病养身的弊病啊！"

[重点字词诠释]

（一）异写字辨认（找出下列各句中的古字、通假字、异体字，并写出与其相应的今字、本字、正体字）

1. 乃今我里有方士淪跡於醫，屬者造焉而美肥，輒者造焉而善馳。

跡→迹	异体字
屬→癩	通假字

2. 子之病其興居之節舛、衣食之齊乖所由致也。 齊→劑　古今字

3. 今夫藏鮮能安穀，府鮮能母氣。

藏→臟	古今字
府→腑	古今字

4. 服是足以淪昏煩而鉏蘊結，銷蠱慝而歸耗氣。

鉏→鋤	异体字
銷→消	通假字

5. 過信而骸能輕，痹能和。 骸→腿　异体字

6. 踰月而視分纖，聽察微。 踰→逾　异体字

7. 或聞而慶予，且閧言曰："子之獲是藥幾神乎，誠難遭已。"

閧→哄　异体字

8. 予昧者也，泥通方而狙既效，猜至誠而惑勤說，卒行其言。

勤→剿	异体字
剿→鈔	通假字

9. 醫大吒曰："吾固知夫子未達也！" 吒→咤　异体字

10. 用毒以攻疹，用和以安神，易則兩躓，明矣。 疹→疢　通假字

（二）常用词解释

1. 食精良弗知其旨，血氣交渗，煬然焚如。　旨：味美。

　　交：皆。

　　渗：郁滞不通。

　　煬然焚如：肌肤灼热貌。煬，炽烈。
　　　　　　　然、如，皆词尾。

2. 乃今我里有方士淪跡于醫，屬者造焉而美肥。

　　乃今：而今；现在。

　　屬：通"癩"，恶疮。

　　造：到。

　　焉：那里。

3. 將子詣諸。　將：请。

　　詣：到。

　　諸："之乎"合音词。

4. 予然之，之醫所。　然：认为……对。

　　之：到。

5. 切脈觀色聆聲。　聆：听。

6. 子之病其興居之節舛、衣食之齊乖所由致也。

　　興：起。

　　舛：混乱。

　　齊：同"剂"，调理。

7. 府鮮能母氣，徒爲美疢之囊橐耳！　鮮：少。

　　母：滋生，孕育。

　　美疢：疾病。疢，病。

　　囊橐：口袋。此喻疾病的滋生处。

8. 乃出藥一丸，可兼方寸。　可：大约。

　　兼：两倍。

9. 服是足以淪昏煩而鉏蘊結，銷蠱慝而歸耗氣。

　　淪：疏治。

　　蠱慝：病害。

　　歸：使……归。

10. 須其疾瘳而止。　須：等待。

　　瘳：病愈。

11. 過當則傷和，是以微其齊也。　微：使……轻微。

12. 過信而骸能輕，痹能和。　信：两宿。

13. 蹈危如平，嗜糲如精。　危：高地。

　　糲：粗粮。

14. 顧醫之態，多嗇術以自貴，遺患以要財。　精：纯净的上等米。
　顧：只是。
　態：习气。
　嗇：吝嗇，引申指保留。
　要：榨取。

15. 泥通方而狃既效，猜至誠而惑勤說。　通方：一般的道理。
　狃：贪求。

16. 逮再餌半旬，厥毒果肆，岑岑周體，如痁作焉。
　逮：等到。
　岑岑：胀痛貌。
　痁：一种只热不寒的疟疾。

17. 促和蠲毒者投之。濱于殆，而有喜。　促：急忙。
　蠲：消除。
　濱：临近。

18. 用毒以攻疹，用和以安神。易則兩躓。　疹：通"疢"，病。
　躓：跌倒。引申为失败。

四十八、鼻对

[重点内容精选]

夫十二官各有主司，維鼻何司？別臭察微。臭之不察，何以鼻爲？今火帛之臭亦烈矣，而爾頑若不知，遽俾火毒燼裳及衣。壅蔽之禍，豈不大可悲乎？

假使服食以節，起處有常，順陰燠陽，無所敗傷，寧有不聞馨香乎？且古之志士，至於耄老，猶且居不求適，維道是奮，大雪皴肌，而爐不暇近，恐適意之致毒，知炎上之生災，可不慎也？

木不虛中，蟲何由萃？此三主者，苟以至公爲嗜好，以衆庶爲耳鼻，上宣下暢，無所凝滯，雖有奸邪，何惡之遂？顧乃偏僻猜忌，執一遺二，以蕕爲薰，椒蘭是棄，由是禍亂交興，宗覆社圮。今子不務自尤，而維鼻是訾。一身之理且不達，況於政治也哉！

[重点内容译文]

人体的每个器官各有主管的职责，鼻子主管什么？无非是区别各种细微的气味。不能详审（各种）气味，哪里还用得着鼻子呢？如今火烧衣帛的气味也够浓烈了，但是你迟钝得不能察知，竟然让火烧毁了下裳又烧到上衣。壅蔽堵塞（造成）的灾祸，难道不是太可悲了么？

假如您饮食有节制，起居有规律，顺应气候变化调理自身阴阳，没有什么败伤的情况，怎么（我）会嗅不出芳香气味呢？况且古代的有志之士，就是到了年老寿高，仍然居住不求舒适，只是奋发求道，即使严冬大雪使肌肤皲裂，也没有闲心接近火炉，唯恐愉快自得会招致祸害，懂得火邪可产生灾难，因此能不谨慎小心么？

如果树木内部没有空虚，蛀虫能从哪里聚集？这三个国君，如果把毫无偏私作为特殊爱好，拿大众百姓当作耳朵鼻子，上下宣通畅达，没有什么壅塞的情况，即使有奸邪之人，又能实现什么阴谋？（他们）反而心地狭隘，猜疑嫉妒，偏执一点遗忘其余，把奸邪当作忠良，而抛掉真正的忠良，因此灾祸相继发生，国家倾覆败亡。如今（您）不着力责备自己，反而一味责怪我鼻子。自己的养生之道尚且不能通达，何况对于国事啊！

[重点字词诠释]

（一）异写字辨认（找出下列各句中的古字、通假字、异体字，并写出与其相应的今字、本字、正体字）

1. 今子乃昧於治身，宜煖而寒，去袯就單，爲風所加。　　　　　煖→暖　异体字
2. 假使服食以節，起處有常，順陰燮陽……寧有不聞馨香乎？　　燮→爕　异体字

（二）常用词解释

1. 方子病鼻塞，鼻窒不通。	病：患。 窒：阻塞。
2. 踞爐而坐，火燎其裳。	踞：依靠；靠近。 裳：下衣。
3. 引而視之，煜煜然紅。	引：牵拉。 煜煜：亦作"昱昱"，明亮貌。
4. 今火帛之臭亦烈矣，而爾頑若不知。	臭：气味。 頑若：愚蠢貌。
5. 遽俾火毒爐裳及衣。	遽：竟然。 爐：使……烧成灰烬。
6. 蘭茝椒桂，其氣苾芳。	茝：白芷。 苾：浓香。
7. 子足不妄履而山不遇毒者，皆我之得職也。	山：在山上。 得職：称职。
8. 外鑠內鬱，壅我鼻觀。	鼻觀：鼻孔。
9. 順陰燮陽，無所敗傷，寧有不聞馨香乎！	燮："爕"的异体字。调和。 寧：怎么。
10. 且古之志士，至於耄老，猶且居不求適。	耄：老。
11. 大雪皴肌，而爐不暇近。	皴：裂。使动用法。
12. 恐適意之致毒，知炎上之生災。	適意：安逸愉悦。 炎上：指火。
13. 今子當始弱之時，有荼毒之禍。	弱：指弱冠之年，即二十岁。

14. 方當茹冰嚼雪，塊枕草坐，愁思怵迫。

茶毒：残害；毒害。
茹：吃。
塊枕：用土块作枕头。
怵迫：胁迫。

15. 而乃放不加思，恣肆頹惰。

放：放纵。
頹惰：颓废懒惰。

16. 當祁寒時，遽自溺於火，爲身計者，良已左矣。

祁：大。
遽：急忙。
左：错。

17. 不此之責，而反誚我爲何哉？

誚：责备。

18. 夫壅蔽之禍，厥有攸自。

攸：所。

19. 秦亥蠱昏，趙高乃弑。

蠱：迷惑。
弑：封建时代称子杀父、臣杀君为"弑"。

20. 隋廣淫酗，而世基以肆。

淫酗：沉溺酒色。

21. 木不虛中，蟲何由萃？

萃：聚集。

22. 顧乃偏僻猜忌，執一遺二。

顧乃：反而。

23. 由是禍亂交興，宗覆社圮。

圮：毁坏。

24. 今子不務自尤，而維鼻是訾。

尤：责怪。
訾：责骂。

25. 屏火捐爐，凝神養氣，既而鼻疾果愈。

屏：除去。
捐：舍弃。

四十九、医俗亭记

[重点内容精选]

而家之東偏，隙地僅半畝，牆角蕭然有竹數十箇。於是日使僮奴壅且沃之，以須其盛。越明年，挺然百餘，其密如簪，而竹盛矣。

吾量之隘俗也，竹之虛心有容足以醫之；吾行之曲俗也，竹之直立不撓足以醫之；吾宅心流而無制，竹之通而節足以醫之；吾待物混而無別，竹之理而析足以醫之。竹之干雲霄而直上，足以醫吾志之卑；竹之歷冰雪而愈茂，足以醫吾節之變。其瀟灑而可愛也，足以醫吾之凝滯；其爲箶、爲簡、爲箭、爲笙、爲簫、爲簾篷也，足以醫吾陋劣而無用。

[重点内容译文]

我家的东面，空地几乎有半亩，墙角冷冷清清地有竹子数十棵。于是每日委派童仆培土又浇灌，来等待竹林的茂盛。到了第二年，竹子挺拔直立，有一百多棵，密密麻麻地如同竹席似的，于是竹林真的茂盛了。

我气量狭隘，竹子中空有容量能够医治；我行为乖戾，竹子挺直不弯曲能够医治；我居心放纵而没有节制，竹子通彻而有节能够医治；我待人是非不辨，竹子纹理清晰有别能够医治。竹子冲云霄而笔直向上，能够医治我志向的卑下；竹子经历严冬却更加茂盛，能够医治我气节的不贞；竹子潇洒而且可爱，能够医治我的拘泥不化；竹子可以制作竹筒、制作竹简、制作竹箭、制作笙、制作箫、制作祭祀器具，能够医治我的浅陋无能。

[重点字词诠释]

（一）异写字辨认（找出下列各句中的古字、通假字、异体字，并写出与其相应的今字、本字、正体字）

1. 湯熨鍼石，咸罔奏功。	鍼→针	古今字
2. 蓋踰年。	踰→逾	异体字

（二）常用词解释

1. 客有過余，誦蘇長公《竹》詩。	過：探望。
2. 以须其盛。	须：等待。
3. 竹之干雲霄而直上。	干：上冲。
4. 遲他日歸亭中。	遲（zhì）：等待。
5. 不識是竹尚納我否？	識：知道。

五十、医事笔记六则

[重点内容精选]

（一）狄仁杰妙用针术

吾哀爾子命之危逼，吾蓋急病行志耳，吾非鬻技者也。

（二）医以意用药

推此而廣之，則飲伯夷之盥水，可以療貪；食比干之餕餘，可以已佞；舐樊噲之盾，可以治怯；嗅西子之珥，可以療惡疾矣。

（三）不服药胜中医

世言"不服藥勝中醫"，此語雖不可通行，然疾無甚苦，與其爲庸醫妄投藥反敗之，不得爲無益也。

（四）不为良相则为良医

思天下匹夫匹婦有不被其澤者，若己推而內之溝中。能及小大生民者，固惟相爲然；既不可得矣，夫能行救人利物之心者，莫如良醫。

（五）赵三翁日灸奇法

翁曰："此孙真人秘訣也。世人但知灼艾而不知點穴，又不審虚實楚痛，耗損氣力。日者，太陽真火。艾既遍腹且久，徐徐照射，入腹之功極大。但五、六、七月爲上，若秋冬間，當以厚艾鋪腹，蒙以綿衣，熨斗盛灰火慢熨之，以聞濃艾氣爲度，亦其次也。"其術出奇，而中理皆類此。

（六）叶天士妄言巧语

天士平日決死生如燭照，不差累黍。及聞是言，不覺悲懼交集，再三懇其拯救。

[重点内容译文]

我为你危在旦夕而悲哀，我只是解救病患以行仁德之志而已，我不是在出卖我的医术。

将这推至更加广泛的方面，那么喝了伯夷洗手水，能够治疗贪欲。吃了比干吃剩的食物，可以止住谄媚。舔了樊哙的盾，能够治疗胆怯。闻了西施的耳饰，能够治愈恶疮。

世人说"不吃药胜过医术平平的医生"，这句话虽不可广泛适用，然而如若病不是很严重，与那些让平平常常的医者任意开药加重病情的情况比较起来，不能认为这句话没有益处。

我想到天下的平民百姓有没有受到惠泽的，就好像是自己被推进山沟中一样。能惠泽全社会百姓的人，本来只有宰相能这样；既然不可能为宰相，那么可以实现拯救百姓利惠万物心愿的，就莫过如做一个好医者。

赵三翁说："这是孙真人的秘方，世人只知道用艾草熏灼却不知道点穴的做法，又不辨别疼痛的虚实，平白耗费力气。日是太阳真火。艾草覆盖腹部时间长了，同时又在日光缓缓照射下，进入腹部疗效极好。只是（艾草覆盖之法）在五六七月份最好，如果是秋冬季节，应当用厚厚的艾草覆盖腹部，并且用棉衣蒙上，用熨斗盛着带着火星的灰在全腹部熨一遍，以能闻到艾草味儿为限度，当然这是较次的法子。"赵三翁医术十分奇特，却都像这般合乎道理。

叶天士平常决断生死如同点着蜡烛照明，丝毫不差。等听到叶天士的这话，不禁悲伤惊惧交织，反复恳请叶天士救治。

[重点字词诠释]

（一）异写字辨认（找出下列各句中的古字、通假字、异体字，并写出与其相应的今字、本字、正体字）

1. 狄梁公性閑醫藥，尤妙針術。　　　　　　　　　　閑→嫻　　古今字
2. 能療此兒，酬絹千疋。　　　　　　　　　　　　　疋→匹　　異体字
3. 鼻端生贅，大如拳石，根蒂綴鼻，纔如食箸。　　　纔→才　　古今字
　　　　　　　　　　　　　　　　　　　　　　　　箸→箸　　異体字
4. 其父母洎親屬，叩顙祈請，即輦千絹置於坐側。　　洎→及　　異体字
5. 醫取多年梔牙爲梔工手汗所漬處，刮末，雜丹砂茯神之流，飲之而愈。
　　　　　　　　　　　　　　　　　　　　　　　　梔→舵　　異体字

6. 勞佚有常，飲食有節。　　　　　　　　　　　　佚→逸　　通假字
7. 思天下匹夫匹婦有不被其澤者，若己推而內之溝中。　　內→納　　古今字

(二) 常用词解释

1. 狄梁公性閑醫藥，尤妙針術。　　　　　　閑：同"嫻"，熟習。
2. 顯慶中應制入關，路由華州，闤闠之北，稠人廣眾，聚觀如堵。

　　　　　　　　　　　　　　　　　　　闤闠：城市的墙和门。

3. 於是兩眼爲贅所繩，目睛翻白，痛楚危亟，頃刻將絕。

　　　　　　　　　　　　　　　　　　　繩：约束，此处引申为牵累。

4. 其父母洎親屬，叩顙祈請，即輦千絹置於坐側。　顙：额。
5. 公遽抽針，而瘤贅應手而落，雙目登亦如初，曾無病痛。

　　　　　　　　　　　　　　　　　　　遽：急。

6. 醫以意用藥多此比，初似兒戲，然或有驗，殆未易致詰也。

　　　　　　　　　　　　　　　　　　　致詰：追问。

7. 食比干之餕餘，可以已佞。　　　　已：治愈。
8. 世言"不服藥勝中醫"。　　　　　中醫：中等水平的医术或者
　　　　　　　　　　　　　　　　　　医生。

9. 其次有好服食，不量己所宜。　　　量：估计。
10. 自言性與之忤。　　　　　　　　忤：抵触。
11. 或有勸之少留意者。　　　　　　少：稍微
12. 範文正公微時。　　　　　　　　微時：微贱之时。
13. 夫不能利澤生民，非大丈夫平生之志。　利澤生民：给人们谋利惠泽百姓。
14. 頃之，丐歸。　　　　　　　　　丐：乞求。
15. 保義郎頓公苦冷疾二年，至於骨立。　骨立：形容瘦弱到了极点。
16. 是秋登賢書，賀者盈門。　　　　登賢書：科举考试得中。
17. 雖日服靈丹，庸有效乎？　　　　庸：难道。

第三部分　综合练习

一、繁简字交换题

1、将下列繁体字写成简化字

礙 愛 罷 辦 幫 寶 報 憊 畢 斃 邊 變 標 賓
纔 蠶 燦 倉 層 纏 讒 償 徹 塵 稱 遲 熾 寵
處 觸 傳 瘡 辭 聰 叢 竄 達 擔 當 發 導 燈
敵 遞 鬥 鳳 獨 斷 對 奪 兒 爾 發 顧 範 墳
奮 豐 漢 婦 蓋 趕 岡 鞏 構 穀 關 觀 歸
龜 過 繫 號 後 華 畫 懷 環 穢 獲 擊 積 饑
極 劑 堅 艱 薦 薑 膠 潔 盡 頸 舊 懼
殼 虧 蠟 蘭 覽 類 禮 裏 夢 滅 憐 癰 聯
獵 靈 痳 蘆 爛 亂 羅 買 勸 讓 難 擬 膿
瘧 憑 撲 劑 攣 慶 趨 權 屬 雙 擾 灑 澀
傷 腎 聲 勝 濕 識 適 壽 顯 獻 蘇 臺 體
鐵 廳 圖 衛 犧 戲 纖 鹹 藥 業 葉 嚮 瀉
興 選 懸 尋 無 厭 瘍 癢 雜 鑿 竈 醫 藝
陰 應 癲 憂 壓 鬱 園 遠 燭 質 務 齋 徽
癱 證 隻 眾 興 濁 縱 鑽

2、将下列简化字写成繁体字：

笔 补 淀 参 产 长 虫 衬 础 从 单 点 东 动
风 肤 个 广 国 还 护 欢 会 几 夹 价 觉 节
仅 进 惊 车 据 开 块 来 乐 离 厉 虑 疗 庙
宁 迁 窍 审 实 态 头 胁 肿 专 协 币 茧
邮

1.1　繁体字写成简化字参考答案：

碍 爱 罢 办 帮 宝 报 惫 毕 毙 边 变 标 宾
才 蚕 灿 仓 层 缠 谗 偿 彻 尘 称 迟 炽 宠
处 触 传 疮 辞 聪 丛 窜 达 担 当 发 导 灯
敌 递 斗 凤 独 断 对 夺 儿 尔 发 顾 范 坟
奋 丰 汉 妇 盖 赶 冈 巩 构 谷 关 观 归
龟 过 系 号 后 华 画 怀 环 秽 获 击 积 饥
极 剂 坚 艰 荐 姜 胶 洁 尽 颈 旧 惧

壳　亏　蜡　兰　览　烂　类　礼　里　丽　历　怜　疠　联　脓

猎　灵　瘘　芦　卤　挛　乱　罗　买　梦　灭　难　扰　洒　涩　体

疟　凭　扑　剂　窃　庆　穷　趋　权　劝　让　扰　苏　台　体

伤　肾　声　胜　圣　湿　识　适　寿　属　双　苏　台　向　泻

铁　厅　图　卫　无　牺　戏　纤　咸　显　献　响　叶　医　艺

兴　选　悬　寻　压　严　厌　疡　痒　药　业　斋　折

阴　应　痈　忧　舆　与　郁　园　远　杂　凿　灶　质　务

症　证　只　众　皱　昼　浊　纵　钻　烛　质　务　霉

1.2　简化字写成繁体字参考答案：

筆　補　澱　參　產　長　蟲　襯　礎　從　單　點　東　動

風　膚　個　廣　國　還　護　歡　會　幾　夾　價　覺　節　廟

僅　進　驚　車　據　開　塊　來　樂　離　屬　慮　療　廟

寧　遷　竅　審　師　實　態　頭　脅　腫　專　協　幣　繭

郵

二、A 型选择题

1. 在"凡君子之食恒放焉"中，"君子"的意义是（　　）
   A. 君王之子　　　　B. 平民百姓　　　　C. 贵族阶层
   D. 儒雅之人　　　　E. 寒门学子

2. 在"公觉，召桑田巫"中，"觉"的意义是（　　）
   A. 感知　　B. 告知　　C. 发觉　　D. 醒悟　　E. 惊醒

3. 在"天有六气……淫生六疾"中，"淫"的意义是（　　）
   A. 放纵　　B. 浸淫　　C. 过度　　D. 紊乱　　E. 渐进

4. 在"呿吟至微，秋毫在目"中"呿吟"义为（　　）
   A. 呼噜　　B. 呼吸　　C. 微笑　　D. 哭泣　　E. 呼喊

5. 在"着于骨髓，心私虑之"中"虑"指（　　）
   A. 担心　　B. 考虑　　C. 感慨　　D. 悲愤　　E. 过滤

6. 在"毒药无治，短针无取"中"毒药"指（　　）
   A. 致命之药　　　　B. 致病之药　　　　C. 治病之药
   D. 伪劣之药　　　　E. 养生之药

7. 在"虚实呿吟，敢问其方"中"方"指（　　）
   A. 道理　　B. 方法　　C. 方才　　D. 方剂　　E. 方向

8. 在"三曰知毒药为真，四曰制砭石小大"中，"为"义是（　　）
   A. 作为　　B. 乃是　　C. 创造　　D. 通"伪"　　E. 通"未"

9. 在"万物尽然，不可胜竭"中"然"指（　　）
   A. 这样　　B. 燃烧　　C. 感染　　D. 然而　　E. 完毕

10. 在"凡刺之真，必先治神"中"真"指（　　）
    A. 真实　　B. 真气　　C. 正法　　D. 真心　　E. 本质

11. 在"手动若务，针耀而匀"中"务"指（　　　）
　　A. 任务　　B. 屏气　　C. 静心　　D. 专一　　E. 草率

12. 在"伏如横弩，起如发机"中"机"指（　　　）
　　A. 弩机　　B. 机会　　C. 机灵　　D. 机动　　E. 机宜

13. 在"手如握虎，神无营于众物"中"营"指（　　　）
　　A. 营业　　B. 营求　　C. 经营　　D. 惑乱　　E. 淫乱

14. 在"道者，圣人行之，愚者佩之"中，"佩"的意义是（　　　）
　　A. 佩服　　B. 相信　　C. 喜爱　　D. 怀疑　　E. 违背

15. 在"从之则治，逆之则乱"中，"治"的意义是（　　　）
　　A. 正常　　B. 举行　　C. 治理　　D. 整理　　E. 研习

16. 在"反顺为逆，是谓内格"中，"格"的意义是（　　　）
　　A. 阻拒　　B. 限制　　C. 拘执　　D. 纠正　　E. 品质

17. 在"仓廪不藏者，是门户不要也"中，"门户"是用来比喻（　　　）
　　A. 肝　　B. 心　　C. 脾　　D. 肺　　E. 肾

18. 在"不能久立，行则振掉，骨将惫矣"中，"掉"的意义是（　　　）
　　A. 摆弄　　B. 摆动　　C. 跌倒　　D. 掉落　　E. 喘喝

19. 对"周密则风寒暑湿无如之何"中的"无如之何"，解释正确的是（　　　）
　　A. 没有干什么　　　　B. 没有像什么　　　　C. 没有办法
　　D. 不如怎么样　　　　E. 不能做什么

20. "纵缓无策"的"纵"意思为（　　　）
　　A. 纵使　　B. 纵向　　C. 弛缓　　D. 释放　　E. 任意

21. 对《素问》"汗出偏沮，使人偏枯"中"沮"义解释正确的是（　　　）
　　A. 沮丧　　B. 败坏　　C. 阻止　　D. 湿润　　E. 干燥

22. 对"高梁之变，足生大丁，受如持虚"中的"受如持虚"，解释正确的是（　　　）
　　A. 虽接受却像没接受　　　　　　B. 没接受却像已接受
　　C. 就像拿着空的盛器盛物　　　　D. 就像拿着空的盛器乞讨
　　E. 就像拿着空盛器般茫然

23. 在"阳气者，大怒则形气绝，而血菀于上，使人薄厥"一句中，"薄"的本字是（　　　）
　　A. 博　　B. 搏　　C. 膊　　D. 暴　　E. 帛

24. "益火之源，以消阴翳"中的"阴翳"指的是（　　　）
　　A. 山岚瘴气　　　　　　B. 鬼魅邪气　　　　　　C. 暑湿之气
　　D. 阴寒之气　　　　　　E. 阳热之气

25. 与"人之死岂谓命，不谓方士愚昧而杀之耶"中的"方士"意思相同的词是（　　　）
　　A. 秀士　　B. 道士　　C. 将士　　D. 医者　　E. 处士

26. 在"故邪之初客，外则始在皮毛，未入经络"中，"初客"的意思是（　　　）

A. 刚刚到来之人　　　　B. 初次登门之人　　　　C. 首次认识之人

D. 初次侵入　　　　E. 刚刚侵入

27. 下列各句中加点的两个词不是并列关系的是（　　）

A. 又有人嗜用膏粱美味者　　　　B. 筋将受伤，纵缓无策

C. 盖中热既盛，邪热易侵　　　　D. 如持空虚之器以受彼物者矣

E. 血气未并，五脏安定

28. 在"既不能善摄而病生者，可除于晚微"中，"晚微"意为（　　）

A. 晚一些发病　　　　B. 晚上轻微发病　　　　C. 发病但轻浅之时

D. 晚年轻病　　　　E. 晚年无病

29. 在"纵缓无策，胸膈䐜胀"中，"䐜"的正确读音是（　　）

A. tián　　B. diān　　C. chēn　　D. zhēn　　E. shēn

30. 在"当属刊误，不得为林指三字之一也"中，"刊误"的意思是（　　）

A. 抄写有误　　　　B. 刊刻错误　　　　C. 刻本错误

D. 校勘有误　　　　E. 版本错误

31. 在"女子不月既著其文，又申以不得隐曲之言"中，"申"的意思是（　　）

A. 约束　　B. 舒展　　C. 重复　　D. 表达　　E. 告诫

32. 在"久久偏枯，半身不随"中，"随"的意思是（　　）

A. 跟着走　　　　B. 随便动　　　　C. 顺大流

D. 听使唤　　　　E. 性平和

33. 下列句子中，"曲"表"迂回"之义的是（　　）

A. 不出千里，决者至众，不可曲止

B. 本文先言不得隐曲，后言女子不月

C. 王氏失其句读，而曲为之说

D. 曲高者和寡，道高者谤多

E. 吾行之曲俗也，竹之直立不挠足以医之

34. 《素问·生气通天论》认为：人之身常偏汗出而润湿者，则易致偏枯，半身不遂。但《千金》引该篇经文曰："汗出偏祖，使人偏枯。"其"祖"当为讹字，应该纠正为（　　）

A. 俎　　B. 恒　　C. 诅　　D. 沮　　E. 阻

35. 下列句子中，"然"表"这样"之义的是（　　）

A. 然则，不得隐曲，谓不得便泻　　　　B. 朋游哗然议之。

C. 俾观者爽然心目　　　　D. 凡一再行，意泠然。

E. 固非敢弄斧班门，然不屑沿街持钵

36. 在"训诂之法，颇无泥滞"中，"泥滞"的意思是（　　）

A. 污泥淤积　　　　B. 拘泥呆板　　　　C. 停留迟缓

D. 流动不畅　　　　E. 泥土渣滓

37. 在"稀得痊愈，请言深意而已疑心"中，"已"的意思是（　　）

A. 引起　　B. 终止　　C. 后来　　D. 治愈　　E. 已经

38. 下列句中"是"，表"正确"之义的是（　　）

A. 王本并注是也　　　　　　　　B. 则木敷亦若是义矣

C. 是以隐蔽委曲之事不能为也　　D. 少精与不月应是同病

E. 饮是以上池之水三十日

39. 在"臣闻饥人所以饥而不食鸟喙者，为其愈充腹"中，"为"的意思是（　　）

A. 为了　　B. 当作　　C. 因为　　D. 治愈　　E. 成为

40. 在"扁鹊独奇之，常谨遇之"中，"遇"的意义是（　　）

A. 相逢　　B. 遭受　　C. 款待　　D. 遏止　　E. 对付

41. 在"出入十余年，乃呼扁鹊私坐，间与语曰"中，"间"的意义是（　　）

A. 间隔　　B. 悄悄　　C. 更迭　　D. 近来　　E. 清闲

42. 下面用来表示"眼睛昏花貌"的词是（　　）

A. 涣焉　　B. 浼焉　　C. 泊然　　D. 眩然　　E. 挢然

43. 在"越人之为方也，不待切脉、望色、听声、写形，言病之所在"中，"写"的意义是（　　）

A. 书写　　B. 倾泻　　C. 审察　　D. 泄露　　E. 去掉

44. 下面句子中，"故"含"特地"义的是（　　）

A. 先王之乐，所以节百事也，故有五节。

B. 更适阴阳，但服汤二旬而复故。

C. 若不得此药，故当死。

D. 已故到谯，适值佗见收。

E. 脉有男女，状如异人，臣疑其故。

45. 在"若其虚诈，便收送之"中，"收"的意义是（　　）

A. 收回　　B. 收殓　　C. 收集　　D. 接受　　E. 逮捕

46. 在"漆叶屑一升，青粘屑十四两，以是为率"中，"率"的意义是（　　）

A. 表率　　B. 统率　　C. 坦率　　D. 比率　　E. 草率

47. 在"帝奇之，仍试令嬖臣美手腕者，与女子杂处帷中"一句里，"仍"的意义是（　　）

A. 仍然　　B. 频仍　　C. 因而　　D. 沿袭　　E. 相从

48. 下面句子中，"任"含"信任"义的是（　　）

A. 国之大臣，荣其宠禄，任其大节。

B. 自用意而不任臣，一难也。

C. 但见虚象，便不可妄行攻击，任意消耗。

D. 任医如任将，皆安危之所关。

E. 知我罪我，一任当世，岂不善乎？

49. "出后叔父，徙居新安"句中"出后"的意思是（　　）

A. 抛弃　　B. 轻视　　C. 过继　　D. 等待　　E. 方便

50. "居贫，躬自稼穑"句中"居"的意思是（　　　）

　　A. 生活　　B. 居住　　C. 过了　　D. 居然　　E. 积蓄

51. "饥寒不赡，转死沟壑"句中"赡"的意思是（　　　）

　　A. 赡养　　B. 丰足　　C. 满意　　D. 照顾　　E. 体谅

52. "人劝谧饯之"句中"饯"的意思是（　　　）

　　A. 邀请客人　　　　B. 答谢客人　　　　C. 拜访客人

　　D. 备酒食送行　　　E. 备酒食欢迎

53. "陛下披榛采兰，并收蒿艾"句中"蒿艾"比喻（　　　）

　　A. 贤能之人　　　　B. 不才之人　　　　C. 贫贱之人

　　D. 简朴之人　　　　E. 肮脏之人

54. "致灾速祸"中"速"的意思是（　　　）

　　A. 邀请　　B. 速度　　C. 招致　　D. 回避　　E. 消除

55. 在"臣惟顽蒙，备食晋粟，犹识唐人击壤之乐，宜赴京城，称寿阙外"中，"惟"的意思是（　　　）

　　A. 只是　　B. 虽然　　C. 既然　　D. 考虑　　E. 希望

56. "或有箴其过笃，将损耗精神"中"箴"的意思是（　　　）

　　A. 针刺　　B. 劝谏　　C. 鼓励　　D. 迷信　　E. 迷恋

57. "且贫者，士之常，贱者，道之实，处常得实，没齿不忧"，这段话体现的思想是（　　　）

　　A. 人应积极摆脱贫贱　　　　B. 人应毕生追求贫贱

　　C. 贫贱是士人的常态　　　　D. 贫贱不会属于士人

　　E. 安于贫贱，乐于道术，终生无忧

58. 在"唯陛下留神垂恕，更旌璈俊"中，"旌"意思是（　　　）

　　A. 表彰　　B. 指挥　　C. 识别　　D. 表明　　E. 发挥

59. 下面句子中，"一"含"专一"义的是（　　　）

　　A. 乃悉焚弃向所习举子业，一于医致力焉。

　　B. 为之敷扬三家之旨，而一断于经。

　　C. 与人交，一以三纲五纪为去就。

　　D. 翁之卓卓如是，则医特一事而已。

　　E. 一以参详，群疑冰释。

60. 在"四方以病来迎者，遂辐辏于道"中，"辐辏"一词的喻义是（　　　）

　　A. 交通阻塞　　　　B. 人群杂乱　　　　C. 人群聚集

　　D. 人群分散　　　　E. 门庭冷落

61. 在"一妇人产后有物不上如衣裾，医不能喻"中，"喻"的意义是（　　　）

　　A. 比喻　　B. 知晓　　C. 询问　　D. 开导　　E. 劝阻

62. 下面用来表示"拘泥固执貌"的词是（　　　）

　　A. 卓卓　　B. 亹亹　　C. 靳靳　　D. 赳赳　　E. 谆谆

63. 在"若翁者，殆古所谓直谅多闻之益友，又可以医师少之哉"中，"少"的意义是（　　）

　　　A. 辅佐　　B. 丢失　　C. 减少　　D. 轻视　　E. 亏欠

64. 在"年十四，补诸生；三试于乡，不售"中，"不售"的含义是（　　）

　　　A. 不能买进　　　　B. 不能卖出　　　　C. 不能盈利
　　　D. 没有考取　　　　E. 不能传播

65. 在"臣幼苦羸疾，长成钝椎"中，"钝椎"一词的喻义是（　　）

　　　A. 愚笨　　B. 粗鲁　　C. 结实　　D. 聪慧　　E. 刚强

66. 在"臣不揣愚陋，僭肆删述"中，"僭"的意义是（　　）

　　　A. 暗中　　B. 勉强　　C. 越份　　D. 任意　　E. 放胆

67. 下面用以称代"野史小说笔记"的词是（　　）

　　　A. 坟典　　B. 方物　　C. 遗表　　D. 稗官　　E. 俳歌

68. 在"讽妓强之酒，不得辞，稍饮，遂大吐而出"中，"讽"的意义是（　　）

　　　A. 暗示　　B. 批评　　C. 催促　　D. 邀请　　E. 讽刺

69. 晚年自号"濒湖山人"的医家是（　　）

　　　A. 徐灵胎　　B. 朱震亨　　C. 张景岳　　D. 李时珍　　E. 薛生白

70. 在"以为《本草经》者，神农之所作，不刊之书也"中，"刊"的意义是（　　）

　　　A. 流传　　B. 刊行　　C. 校定　　D. 公开　　E. 更改

71. 在"一岁告归，著《本草纲目》"中，"告"的意义是（　　）

　　　A. 报告　　B. 告发　　C. 请求　　D. 拒绝　　E. 推迟

72. 在"则余窃多江民莹"句中，"多"的意思是（　　）

　　　A. 许多　　B. 推举　　C. 称赞　　D. 厌恶　　E. 只是

73. 在"摭其轶事志之"句中，"志"的意思是（　　）

　　　A. 纪念　　B. 记述　　C. 了解　　D. 志向　　E. 标志

74. 在"所不夙夜以求无忝者，有如此木"句中，"所"的意思是（　　）

　　　A. 假如　　B. 所以　　C. 虽然　　D. 但是　　E. 仅仅

75. 在"幼负奇气，顾犹跳梁"句中，"跳梁"的意思是（　　）

　　　A. 急躁　　B. 机灵　　C. 顽皮　　D. 敏捷　　E. 智慧

76. 在"递病递瘳，盖十年往矣"句中，"往"的意思是（　　）

　　　A. 过去　　B. 前往　　C. 复发　　D. 死亡　　E. 交往

77. 在"汪正叔、方定之，则尤推毂民莹"句中，"推毂"的意思是（　　）

　　　A. 排斥　　B. 推广　　C. 推行　　D. 推荐　　E. 提拔

78. 在"幸少间，亟乘舟就舍"句中，"间"的意思是（　　）

　　　A. 病愈　　B. 时间　　C. 空闲　　D. 悄悄　　E. 间隙

79. 在"某子甲，以赀爵萬戶"句中，"爵"的意思是（　　）

　　　A. 买爵位　　B. 受封　　C. 攀附　　D. 贿赂　　E. 赏赐

80. 在"尔有令名，恶用乎黄发"句中，"黄发"的意思是（　　）

  A．做官　　B．年轻　　C．年少　　D．年高　　E．美容

81．"其于国事，则尤惓惓"句中　　"惓惓"的意思是：

  A．厌倦　　B．努力　　C．关心　　D．倦怠　　E．苦闷

82．在"一溉之益固不可诬也"中，"诬"的意义是（　　）

  A．夸大　　B．欺骗　　C．轻视　　D．强求　　E．获得

83．"服药求汗，或有弗获；而愧情一集，涣然流离。终朝未餐，则嚣然思食；而曾子衔哀七日不饥"等数语的主旨是强调（　　）

  A．药食毫无作用　　　　B．饮食宜加珍摄　　　　C．精神不应耗散

  D．情志作用巨大　　　　E．人有自知之明

84．在"颈处险而瘿，齿居晋而黄"中，"险"的意义是（　　）

  A．危险　　B．阴险　　C．邪恶　　D．艰难　　E．山崖

85．在"夫以蕞尔之躯，攻之者非一涂"中，"蕞尔"的意义是（　　）

  A．虚弱　　B．强壮貌　　C．庞大貌　　D．微小貌　　E．忠厚貌

86．在"或益之以畎浍，而泄之以尾闾"中，"浍"的意义是（　　）

  A．海洋　　B．湖泊　　C．池塘　　D．河流　　E．水沟

87．在"外物以累心不存"中，"累"的意义是（　　）

  A．麻烦　　B．带累　　C．积累　　D．负担　　E．连接

88．在"神气以醇泊独著"中，"醇"的意义是（　　）

  A．烈酒　　B．甜酒　　C．甘美　　D．淳朴　　E．诚恳

89．在"其窍滑以夷，其肌廉以微"中，"廉"的意义是（　　）

  A．便宜　　B．正直　　C．洁净　　D．简略　　E．寡少

90．在"食之使人荣华温柔，其气宣流"中，"温柔"的含义是（　　）

  A．性情温和柔顺　　　　B．感情丰富细腻　　　　C．态度热情大方

  D．工作积极细致　　　　E．皮肤温润柔嫩

91．在"西子之里，恶而矉者，皆可以当侯王"中，"恶"的意义是（　　）

  A．罪恶　　B．凶猛　　C．丑陋　　D．污秽　　E．讨厌

92．在"传经者既明载其说，复斥其非，而以父子相承三世为言"中，"传"的意义是（　　）

  A．传闻　　B．传扬　　C．继承　　D．转达　　E．阐述

93．在"出而治疾，决死生，验差剧，若烛照而龟卜，无爽也者"中，"爽"的意义是（　　）

  A．清凉　　B．爽快　　C．差错　　D．损伤　　E．减损

94．在"士或不能具药，辄注之，不索其偿。士君子翕然称誉之"中，"翕然"的意义是（　　）

  A．炽盛　　B．变更　　C．聚集　　D．一致　　E．和谐

95．下面句子中"与"含"称誉、表彰"义的是（　　）

  A．余尝与修《元史》，考其故实　　　　B．集于羽鸟与为飞扬

C. 仍试令嬖臣美手腕者，与女子杂处帷中

D. 不多，则君子宜与之，不可使遂泯也

E. 精处仍不能发，其何神之与有

96. 在"近仆自淮南携累而东归也，奔走水陆之艰，触冒霜露之惨，既抵家而俱病焉"中，"累"的含义是（　　）

A. 罪行　　B. 毛病　　C. 忧患　　D. 疲劳　　E. 家室

97. 在"僵卧满室，汤粥之奉不时，恤问之友不至，相视眄然为沟壑矣"中"眄然"的意义是（　　）

A. 恨视貌　B. 藐视貌　C. 惊恐貌　D. 欣慰貌　E. 庄严貌

98. 在"先生能以术仁其民，使无夭札，是即孔子老安少怀之学也"中，"怀"的意义是（　　）

A. 怀念　　B. 忧伤　　C. 包围　　D. 归附　　E. 爱慕

99. 在"今执途之人而问之曰：一瓢先生非名医乎"中，"执"的意义是（　　）

A. 操纵　　B. 固执　　C. 从事　　D. 逮捕　　E. 拉住

100. 在"而先生独能以一刀圭活之，仆所以心折而信以为不朽之人也"中，"折"的意义是（　　）

A. 折服　　B. 屈从　　C. 折磨　　D. 责难　　E. 折腾

101. 在"一心赴救，无作功夫形迹之心"中，"形迹"的含义是（　　）

A. 鬼鬼祟祟　　　　B. 慌慌张张　　　　C. 婉言推谢

D. 趾高气扬　　　　E. 犹豫迟疑

102. 在"如此可为苍生大医，反此则是含灵巨贼"中，"含灵"的意义是（　　）

A. 人类　　B. 圣人　　C. 君王　　D. 神仙　　E. 病邪

103. 在"夫大医之体，欲得澄神内视，望之俨然，宽裕汪汪，不皎不昧"中，"不皎不昧"的含义是（　　）

A. 不即不离　　　　B. 不亢不卑　　　　C. 不屈不挠

D. 不伦不类　　　　E. 不破不立

104. 在"虽曰病宜速救，要须临事不惑，唯当审谛覃思"中，"审"的意义是（　　）

A. 审查　　B. 考察　　C. 审问　　D. 周密　　E. 辨别

105. 在"夫为医之法，不得多语调笑，谈谑喧哗"中，"谑"的意义是（　　）

A. 虐待　　B. 优待　　C. 开玩笑　D. 谩骂　　E. 猥亵

106. 下面表示斜视的词是（　　）

A. 窥　　B. 觑　　C. 眄　　D. 顾　　E. 瞰

107. 下面表示"惊视貌"的词是（　　）

A. 眩然　　B. 瞿然　　C. 眄然　　D. 炯然　　E. 喟然

108. 在"贱者焦劳不适，怀抱可知"中，"焦"的意义是（　　）

A. 黄黑　　B. 烧伤　　C. 干枯　　D. 瘦弱　　E. 焦急

109. 在"有境遇不偶，营求未遂"中，"遂"的意义是（ ）
    A．安定　　B．生长　　C．成功　　D．养育　　E．决断

110. 在"或尊贵执言难抗，或密戚偏见难回"中，"回"的意义是（ ）
    A．回避　　B．回报　　C．返回　　D．扭转　　E．顺从

111. 在"甚至薰莸不辨，妄肆品评"中，"薰"的意义是（ ）
    A．野草　　B．臭草　　C．香草　　D．毒草　　E．青草

112. 在"或巧语诳人，或甘言悦听"中，"诳"的意义是（ ）
    A．赞扬　　B．推荐　　C．欺骗　　D．要挟　　E．责骂

113. 在"有参术沾唇惧补，心先痞塞"中，"痞"的意义是（ ）
    A．惊悸　　B．灼热　　C．肿胀　　D．疼痛　　E．胀满

114. 在"阳若同心，阴为浸润"中，"浸润"的含义是（ ）
    A．渗透　　B．浸泡　　C．鼓励　　D．谗言　　E．贿赂

115. 在"如病在危疑，良医难必，极其详慎，犹冀回春"中，"必"的意义是
（ ）
    A．坚持　　B．依赖　　C．决定　　D．猜测　　E．治愈

116. 在"至于败坏，嫁谤自文"中，"文"的意义是（ ）
    A．装饰　　B．掩饰　　C．吹嘘　　D．承担　　E．表露

117. 在"第以医之高下，殊有相悬"中，"第"的意义是（ ）
    A．次第　　B．等级　　C．门第　　D．姑且　　E．只是

118. 在"夫如是，是医之于医尚不能知，而矧夫非医者"中，"矧"的意义是
（ ）
    A．即使　　B．如果　　C．难道　　D．仅仅　　E．何况

119. 在"帏幄有神筹，几见圯桥杰竖"中，"圯桥杰竖"这一典故的本义是特指
（ ）
    A．李广　　B．李陵　　C．韩信　　D．张良　　E．夷吾

120. 在"执两端者，冀自然之天功"中，"执两端"的含义是（ ）
    A．认识问题片面单一　　　　　B．处理问题喜走极端
    C．处理事情井井有条　　　　　D．处理问题公正全面
    E．处方施治模棱两可

121. "壮水之主，以镇阳光"中的"壮"意思是（ ）
    A．壮实　　B．充盛　C．增强　　D．削减　　E．泄损

122. "桂枝君芍药"中的"君"的用法是 （ ）
    A．意动用法　　　　B．为动用法　　　　　C．使动用法
    D．名词活用作动词　　E．名词活用作状语

123. "允为得法"中的"允"的意思是（ ）
    A．确实　　B．允许　　C．使用　　D．符合　　E．依从

124. 被《医宗金鉴》誉为张仲景"众方之首"的方剂是（ ）

A. 麻黄汤 　　　 B. 大青龙汤 　　　 C. 白虎汤

D. 桂枝汤 　　　 E. 小柴胡汤

125. "亦纳气而归封蛰之本矣"中的"封蛰之本"是指（　　）

　　A. 心　　 B. 肝　　 C. 脾　　 D. 肾　　 E. 肺

126. 下列各句中的"候"表示"诊察"之意的是（　　）

　　A. 盐渎严昕与数人共候佗　　　 B. 阴阳之候列

　　C. 必先诊候以审之　　　 D. 仲景明审，亦候形证

　　E. 全见五绝之候

127. 吴谦认为桂枝汤中桂枝和芍药的配伍关系是（　　）

　　A. 相使　　 B. 相须　　 C. 相得　　 D. 相畏　　 E. 相杀

128. "少火则生气"中"生"的用法是（　　）

　　A. 使动用法　　　 B. 意动用法　　　 C. 为动用法

　　D. 名词作状语　　　 E. 名词作动词

129. "庶几经队通而正气复"中的"队"的意思是（　　）

　　A. 通道　　 B. 排队　　 C. 队伍　　 D. 失去　　 E. 队列

130. "漐漐之微似有汗"中"漐"的读音是（　　）

　　A. zé　　 B. zhè　　 C. chí　　 D. zhí　　 E. zhé

131. 在"以草木之偏性，攻藏府之偏胜，必能知彼知己，多方以制之"中，"己"的含义是（　　）

　　A. 医生的学识水平　　 B. 医生的专业特长　　 C. 医生的工作态度

　　D. 药物的性味功用　　 E. 药物的价格数量

132. 在《用药如用兵论》中，作者认为医术上的"反治法"近似战术上的（　　）

　　A. 断敌要道　　　 B. 绝敌内应　　　 C. 焚敌资粮

　　D. 行间之术　　　 E. 擒贼擒王

133. 在"觉六气配四时之旨，与五运不相背戾，而千古之大疑始一抉也"中，"抉"的意义是（　　）

　　A. 择　　 B. 决定　　 C. 出现　　 D. 判明　　 E. 违背

134. 就"岂有新秋月华露湛，星润渊澄，天香遍野，万宝垂实，归之燥政"句而言，下列解释不正确的是（　　）

　　A. 月华：月色明亮　　 B. 露湛：露水浓重　　 C. 星润：星空清朗

　　D. 渊澄：潭水明净　　 E. 天香：天地飘香

135. 在"若不病之人，新秋而脉带微数，乃天真之脉"中，"天真"的意义是（　　）

　　A. 真实　　 B. 纯粹　　 C. 正常　　 D. 幼稚　　 E. 常见

136. 在"凉已反温，失时之序，天道不几顿乎"中，"顿"的意义是（　　）

　　A. 受挫　　 B. 呈现　　 C. 迅疾　　 D. 败坏　　 E. 重要

137. 在"试观草木菁英可掬，一乘金气，忽焉改容，焦其上首"中，"焦"的用法（　　）

    A. 名词作状语　　　　B. 名词活用作动词　　　　C. 使动用法

    D. 意动用法　　　　　E. 为动用法

138. 在"夫干之为害，非遽赤地千里也"中，"赤"的意义是（　　）

    A. 空净　　B. 炎热　　C. 红色　　D. 干燥　　E. 贫穷

139. 在"与病机二条，适相脗合"中，"脗"是"吻"的（　　）

    A. 通假字　　B. 本字　　C. 繁体字　　D. 古字　　E. 异体字

140. 在"有宜用平寒而佐以苦甘者，必以冷热和平为方，制乃尽善也"中，"制"的意义是（　　）

    A. 制度　　B. 法度　　C. 制方　　D. 形式　　E. 细节

141. 在"欲仍清肃之旧，其可得耶"中，"仍"的意义是（　　）

    A. 革除　　B. 频繁　　C. 改变　　D. 发扬　　E. 因袭

142. "张长沙如汤武之师，无非王道，其攻守奇正，不以敌之大小皆可制胜"中所言的"王道"思想属于（　　）

    A. 道家　　B. 纵横家　　C. 儒家　　D. 法家　　E. 佛家

143. 典故"庖丁解牛"出自（　　）

    A. 《庄子·养生主》　　　　　B. 《庄子·秋水》

    C. 《礼记·曲礼下》　　　　　D. 《孟子·梁惠王上》

    E. 《孟子·告子上》

144. "（钱乙）盖因扁鹊之因时所重，而为之变尔"中的两个"因"，应分别解释为（　　）

    A. 凭借；因为　　　　B. 模仿；顺应　　　　C. 凭借；原因

    D. 因为；原因　　　　E. 原因；因为

145. "其所就当不在古人下"中"所就"的词性为（　　）

    A. 形容词　　B. 副词　　C. 助词　　D. 名词　　E. 人称代词

146. 在"陈无择医如老吏断案，深于鞫谳"中，"鞫谳"的意思是（　　）

    A. 经营谋略　　　　B. 审讯断案　　　　C. 夸奖赞赏

    D. 诽谤诬陷　　　　E. 巴结奉承

147. 与"非溃则北矣"中的"北"意义相同的是（　　）

    A. 然则北通巫峡　　　　　B. 南声函胡，北音清越

    C. 沛公北向坐　　　　　　D. 连战皆北

    E. 为政以德，譬如北辰，居其所，而众星共之

148. 在"七弦由是而不谐矣，无他，希声之妙，非开指所能知也"中，"开指"是喻（　　）

    A. 初学医的人　　　　B. 初出生的人　　　　C. 初学唱的人

    D. 初造琴的人　　　　E. 初听琴的人

149. "胶柱和之，七弦由是而不谐矣"化用了成语"胶柱鼓瑟"，"胶柱鼓瑟"的意思是（　　）

  A. 事情没有进展   B. 鼓瑟之声交杂

  C. 鼓瑟和鸣   D. 拘泥不知变通

  E. 胶着在一起

150. 在"其造诣自当有神，虽欲师之而不可得"句中，"师"应解释为（　　）

  A. 出师 B. 拜师 C. 效法 D. 指挥 E. 为师

151. 下列各句中的"而"，表转折关系的是（　　）

  A. 一鼓而竽籁并熄   B. 七弦由是而不谐矣

  C. 挥刃而肯綮无碍   D. 血脉治也，而何怪

  E. 利于松柏而不利于蒲柳

152. 在"故业医者，能因古人之法，而审其用法之时"中，"因"的意义是（　　）

  A. 因为 B. 沿袭 C. 依据 D. 了解 E. 改变

153. 在"晚世议长沙者，率谓其长于伤寒而短于杂证"中，"率"的意义是（　　）

  A. 率领 B. 表率 C. 比例 D. 常常 E. 大都

154. 在"余惟医如长沙，亦无间然矣"中，"间然"的意义是（　　）

  A. 间隙 B. 离间 C. 非议 D. 空闲 E. 疗效

155. 在"且戴人名其书曰《儒门事亲》，岂有儒者事亲而行霸道"中，"名"的用法是（　　）

  A. 名词作状语   B. 名词的使动用法   C. 名词的以动用法

  D. 名词的为动用法   E. 形容词活用作名词

156. 在"彼拘拘然进调补而诎攻击，是犹治国专用赏而不用罚也"中，"诎"的本字是（　　）

  A. 处 B. 拙 C. 黜 D. 掘 E. 除

157. 在"且其所撰《原病式》，历揭《素问》病机一十九条"中，"历"的意义是（　　）

  A. 依次 B. 向来 C. 经历 D. 清晰 E. 曾经

158. 在"窃谓肾主阖辟，肾间原气，人之司命"中，"阖辟"的意义是（　　）

  A. 出入 B. 升降 C. 开合 D. 缓急 E. 内外

159. 在"故不旋踵血溢内热骨立而毙"中，"骨立"是形容（　　）

  A. 极度消瘦   B. 极度虚弱   C. 阴虚阳盛

  D. 骨蒸发热   E. 变化迅速

160. 在"余观近世医家，明理学者宜莫如丹溪"中，"宜"的意义是（　　）

  A. 似乎 B. 适宜 C. 应该 D. 将来 E. 必然

161. 在"同志幸亮之，毋余訾哉"中，"亮"的词义是（　　）

  A. 指导 B. 谅解 C. 鼓励 D. 评判 E. 坦白

162. 在"在夫人不能为生民立命,而何以臻寿考无疆之休哉"中,"休"的意思是(   )

    A. 休息　　B. 休止　　C. 休养　　D. 美善　　E. 安闲

163. 在《诸家得失策》中,被作者称之"或议其太繁而杂"的医书是(   )

    A.《千金要方》　　　B.《金兰循经》　　　C.《外台秘要》

    D.《铜人腧穴针灸图经》　　　　　　E.《针灸杂集》

164. 在《诸家得失策》中,被作者称之"或诋其不尽伤寒之数"的医书是(   )

    A.《千金要方》　　　B.《金兰循经》　　　C.《外台秘要》

    D.《针灸杂集》　　　E.《针灸聚英》

165. 在《诸家得失策》中,被作者称之"或议其为医之蔽"的医书是(   )

    A.《千金要方》　　　B.《金兰循经》　　　C.《外台秘要》

    D.《针灸杂集》　　　E.《铜人腧穴针灸图经》

166. 在《诸家得失策》中,被作者称之"或论其末尽针灸之妙"的医书是(   )

    A.《千金要方》　　　B.《金兰循经》　　　C.《外台秘要》

    D.《针灸杂集》　　　E.《铜人腧穴针灸图经》

167. 杨继洲在《诸家得失策》中提出"非熨焫不能以达"的病位是(   )

    A. 肠胃　　B. 血脉　　C. 经脉　　D. 腠理　　E. 脏腑

168. 在"以律天时,则春夏刺浅,秋冬刺深"中,"律"义为(   )

    A. 约束　　B. 效法　　C. 改变　　D. 违逆　　E. 探讨

169. 在"大哉乾元,万物资始"中,"资"的意思是(   )

    A. 依托　　B. 资助　　C. 资本　　D. 蓄积　　E. 天赋

170. 对《诸家得失策》"究之以主客标本之道、迎随开阖之机"之"迎随开阖"解释正确的是(   )

    A. 逆经行方向进针为迎　　　　B. 顺经行方向进针为迎

    C. 逆经行方向进针为随　　　　D. 出针时揉闭其孔为迎

    E. 出针时揉闭其孔为开

171. 在《诸家得失策》中,"究之以主客标本之道"之"主客"是指(   )

    A. 症状与病因　　　B. 主气与客气　　　C. 医生与患者

    D. 原穴与络穴　　　E. 表经与里经

172. 在"昔仲尼没而微言绝,七十子丧而大义乖"中,"没"的意义是(   )

    A. 死亡　　B. 流亡　　C. 沉默　　D. 沉沦　　E. 隐居

173. 在"汉兴,改秦之败,大收篇籍,广开献书之路"中,"败"的意义是(   )

    A. 灾祸　　B. 失败　　C. 衰朽　　D. 弊政　　E. 败露

174. 在"每一书已,向辄条其篇目,撮其指意,录而奏之"中,"撮"的意义是(   )

    A. 铲取　　B. 摘取　　C. 握持　　D. 辨明　　E. 清扫

175. 在"医经者,原人血脉、经络……以起百病之本,死生之分"中,"起"的意

义是（　　）

    A. 兴起　　B. 兴建　　　C. 竖立　　　D. 草拟　　　E. 阐发

176. 在《汉书·艺文志》中，《黄帝内经》属于（　　）

    A. 经方类　　B. 房中类　　C. 医经类　　D. 神仙类　　E. 六艺略

177. 在"但竞逐荣势，企踵权豪"中，"企踵"的含义是（　　）

    A. 竞争　　B. 追赶　　　C. 仰慕　　　D. 背弃　　　E. 继承

178. 在"赍百年之寿命，持至贵之重器，委付凡医，恣其所措"中，"重器"的喻义是（　　）

    A. 金钱　　B. 货物　　　C. 地位　　　D. 名誉　　　E. 身体

179. 在"明堂阙庭，尽不见察。所谓窥管而已"中，"窥管"的含义是（　　）

    A. 居心叵测　　　　　B. 贪图钱财　　　　　C. 蓄谋破坏

    D. 见识浅陋　　　　　E. 观察片面

180. 在"仲景明审，亦候形证"中，"候"的意义是（　　）

    A. 侦察　　B. 诊察　　　C. 守护　　　D. 等待　　　E. 服侍

181. 在"致微痾成膏肓之变，滞固绝振起之望，良有以也"中，"以"的词性是（　　）

    A. 名词　　B. 代词　　　C. 动词　　　D. 介词　　　E. 副词

182. 在"其本论，其文有理，虽不切于近事，不甚删也"，"论"的本字是（　　）

    A. 沦　　B. 伦　　　C. 抡　　　D. 纶　　　E. 轮

183. "假若天机迅发，妙识玄通，蕴谋虽属乎生知，标格亦资于诂训"等数语主旨是强调（　　）

    A. 先天资质　　　　　B. 后天努力　　　　　C. 为人正直

    D. 方法正确　　　　　E. 训诂重要

184. "在岁月既淹，袭以成弊"中，"淹"的意义是（　　）

    A. 淹没　　B. 腐败　　　C. 滞留　　　D. 久远　　　E. 深入

185. "岱岳"是指（　　）

    A. 衡山　　B. 泰山　　　C. 嵩山　　　D. 华山　　　E. 恒山

186. 在"欲诣扶桑，无舟莫适"中，"适"的意义是（　　）

    A. 适宜　　B. 快乐　　　C. 调节　　　D. 节制　　　E. 到达

187. "将升岱岳，非径奚为？欲诣扶桑，无舟莫适"一语是强调（　　）

    A. 志向宏大　　　　　B. 勇于探索　　　　　C. 三心二意

    D. 主观努力　　　　　E. 依凭条件

188. 在"风湿候隙，遘手足之灾"中，"遘"的本字是（　　）

    A. 媾　　B. 构　　　C. 苟　　　D. 购　　　E. 篝

189. 在"功侔造化，恩迈财成"中，"迈"的意义是（　　）

    A. 等同　　B. 超越　　　C. 不及　　　D. 如同　　　E. 远离

190. 在"刳麝剔犀，驱泄邪恶；飞丹炼石，引纳清和"中，"飞丹炼石"的意义

是泛指（　　）

  A．药物服用   B．药物禁忌   C．药物采集

  D．药物收藏   E．药物炮制

191．在"我国家率由兹典，动取厥中"，"率由"的意思是（　　）

  A．全部 B．遵循 C．大概 D．跟从 E．由于

192．在"夫圣人之德，又何以加于此乎"中，"加"的意思是（　　）

  A．增加 B．夸大 C．超过 D．赶上 E．更加

193．在"俾厥土宇，用能康宁"中，"用"的意思是（　　）

  A．任用 B．因此 C．运用 D．治理 E．需要

194．在"凡古方纂得五六十家，新撰者向数千百卷"中，"向"的意思是（　　）

  A．方向 B．如果 C．接近 D．以前 E．向往

195．在"自家刑国，由近兼远"中，"刑"的意思是（　　）

  A．治理 B．用刑 C．刑法 D．刑罚 E．杀头

196．下列句子中，含宾语前置结构的是（　　）

  A．曾闵之行，宜其用心   B．贤者曷为条玉版

  C．同死生之域   D．诸医之笑且排者

  E．是贵城阳太守而贱梁柳

197．在"则圣人不合启金縢"中，"则"的意思是（　　）

  A．否则 B．但是 C．可能 D．如果 E．虽然

198．在"学乃至于此耶"中，"乃"的意思是（　　）

  A．你的 B．竟然 C．刚刚 D．是 E．这样

199．在"如或询谋，亦所不隐"中，"或"的意思是（　　）

  A．有人 B．或许 C．有时 D．表假设 E．表选择

200．在"吾所好者，寿也，岂进于学哉"中，"岂"的意思是（　　）

  A．其 B．又 C．表祈使 D．或许 E．难道

201．在"睟然貌也，癯然身也，津津然谭议也"中，"癯然"的意义是（　　）

  A．肥胖貌 B．清瘦貌 C．高大貌 D．矮小貌 E．虚弱貌

202．在"予开卷细玩，每药标正名为纲，附释名为目"中，"玩"的意义是（　　）

  A．玩赏 B．玩弄 C．玩味 D．玩耍 E．轻慢

203．"如入金谷之园，种色夺目"一语的喻意是称赞《本草纲目》（　　）

  A．内容丰富   B．选材精当   C．排列有序

  D．价格昂贵   E．作用巨大

204．"上元日"是指（　　）

  A．农历正月初一   B．农历正月十五   C．农历三月初三

  D．农历五月初五   E．农历八月十五

  205．在"继而绎之久，久则言言金石，字字珠玑，竟不知孰可摘而孰可遗"中，"绎"的意义是（　　）

A. 连续　B. 陈述　　C. 陈列　　　D. 扰动　　　E. 探寻

206. 在"人之有生，藏气为本，五内洞然，三垣治矣"中，"五内"的意义是
（　　）

A. 五行　　B. 五官　　C. 五声　　D. 五体　　　E. 五脏

207. 在"他山之石，可以攻玉"中，"攻"的意义是（　　）

A. 攻打　　B. 指责　　C. 排斥　　D. 开采　　　E. 加工

208. 在"独以应策多门，操觚只手，一言一字，偷隙毫端"中，"觚"的意义是
（　　）

A. 宝剑　　B. 印章　　C. 酒杯　　　D. 木简　　　E. 蜡烛

209. 在"此其故，正以经文奥衍，研阅诚难"中，"衍"的意义是（　　）

A. 浅显　　B. 深奥　　C. 晦涩　　D. 古老　　　E. 广博

210. 在"固非敢弄斧班门，然不屑沿街持钵"中，"沿街持钵"的喻义是（　　）

A. 一味依赖他人

D. 一味施舍他人　　　B. 一味讨好他人

E. 一味扰犯他人　　　C. 一味迁就他人

211. 在走方医"禁、截、顶、串"四种方法中，串法是（　　）

A. 使用药物兼施祝祷等迷信手段的治法

B. 使用单方重剂以截除病邪的治法

C. 使用拔除脓血和销蚀腐肉之剂的治法

D. 使用泻下药的治法

E. 使用涌吐药的治法

212. 在"人每贱薄之，谓其游食江湖，货药吮舐，迹类丐"中，"舐"的同义词
是（　　）

A. 舔　　B. 唊　　　C. 嚼　　　D. 啜　　　E. 吸

213. 在"剽窃医绪，倡为诡异"中，"绪"的意义是（　　）

A. 头绪　　B. 思绪　　C. 残余　　D. 次序　　　E. 世系

214. 在下面各词中，不能替换"沉痼之疾，乌能起废"一语里"乌"字的是（　　）

A. 焉　　B. 恶　　　C. 勿　　　D. 宁　　　E. 何

215. 在"为问今之乘华轩，繁徒卫者，胥能识证、知脉、辨药，通其玄妙者乎"
中，"轩"的意义是（　　）

A. 桥梁　　B. 窗子　　C. 车子　　D. 屋檐　　　E. 长廊

216. 在"戊寅航海归，过予谭艺"中，"过"的意义是（　　）

A. 经过　　B. 拜访　　C. 超过　　D. 指责　　　E. 惩罚

217. 在"旁涉元禁，琐及游戏"中，"元"字本应写作（　　）

A. 圆　　B. 园　　　C. 缘　　　D. 悬　　　E. 玄

218. "昔欧阳子暴利几绝，乞药于牛医，李防御治嗽得官，传方于下走。谁谓小
道有不可观者欤"等数语的主旨是（　　）

  A. 嘲弄走方医粗俗浅陋   B. 讥讽走方医地位低下

  C. 感叹走方医术鲜为人知   D. 赞扬走方医术作用价值

  E. 批评居世之士降志屈节

219. 在"亡如世鲜知十之才士，以阙如为耻"中，"知十"的喻义是（ ）

  A. 不学无术   B. 孤陋寡闻   C. 学识渊博

  D. 触类旁通   E. 先知先觉

220. 在"知我罪我，一任当世"中，"罪"的意义是（ ）

  A. 作恶 B. 惩罚 C. 背叛 D. 责备 E. 指正

221. 作为农历月份中的一个别称，"壮月"是指（ ）

  A. 正月 B. 三月 C. 五月 D. 八月 E. 十月

222. "犹可考见其旧第"中"第"的意思是（ ）

  A. 只是 B. 次序 C. 住宅 D. 科第 E. 评定

223. "椠本"的"椠"读音是（ ）

  A. qiàn B. xiàn C. jiàn D. jìn E. qìn

224. 在"医家文词多不工，又可书字句亦拙。李士材、汪切菴、刘松峰等笔墨稍觉可观，因著之疫方多可备用"中，"因"的意思是（ ）

  A. 凭借 B. 沿袭 C. 因而 D. 病因 E. 因为

225. "凡分五类……曰撮要，曰正误"中"正"的意思是（ ）

  A. 正常 B. 正直 C. 纠正 D. 正是 E. 正好

226. "寒之不寒"中第一个"寒"字的用法是（ ）

  A. 为动用法   B. 意动用法

  C. 形容词活用作名词 D. 形容词活用作动词

  E. 名词活用作动词

227. 在"俾观者爽然心目"中，"爽然"的意思是（ ）

  A. 误解 B. 明白 C. 茫然 D. 消失 E. 感慨

228. 在"或公武因杜诗而误欤"中，"因"的意思是（ ）

  A. 沿袭 B. 凭借 C. 病因 D. 亲近 E. 因而

229. 在"其名晁公武《读书志》作'王砅'"中，"砅"的读音是（ ）

  A. lì B. bīng C. shí D. shuǐ E. bīn

230. "可为济川之舟楫，烹鱼之釜鬵"中"釜鬵"的意思是（ ）

  A. 刀具 B. 炉具 C. 炊具 D. 餐具 E. 渔具

231. 书目提要发端于（ ）

  A. 春秋 B. 战国 C. 秦朝 D. 西汉 E. 东汉

232. 在"见病者以手擘目，观其饮啖，盖目眶尽肿，不可开合也"中，"擘"的意义是（ ）

  A. 抚摩 B. 掰开 C. 捶打 D. 捂住 E. 揩擦

233. 在"盖其人为漆所咬，他医皆不识云"中，"咬"的意义是（ ）

A. 粘连　　B. 夹住　　　C. 伤害　　　D. 蒙蔽　　　E. 挤压

234. 在"诋日未昃，而气绝矣"中，"昃"的意义是（　　）

A. 太阳东升　　　　　　B. 太阳当头　　　　　C. 太阳西斜

D. 太阳落山　　　　　　E. 月出东山

235. 在"刘子闲居，有负薪之忧"中，"负薪之忧"的喻意是（　　　）

A. 生活艰难　　　　　B. 工作辛劳　　　　　　C. 地位低下

D. 身患疾病　　　　　E. 心事重重

236. 在"乃今我里有方士沦迹于医，厉者造焉而美肥，辄者造焉而善驰，矧常病也。将子诣诸"中，"将"的读音是（　　）

A. jiāng　B. jiàng　C. qiāng　D. yáng　　E. jiǎng

237. 在"过信而腿能轻，痹能和"中，"信"的意义是（　　）

A. 一晚　　B. 两晚　　C. 经期　　D. 砒霜　　E. 伸展

238. 在"逮再饵半旬，厥毒果肆，岑岑周体，如痁作焉"中，"痁"的意义是（　　）

A. 恶疮　　B. 疟疾　　C. 痨病　　　D. 尸厥　　　E. 头风

239. 在《鉴药》一文中，"苟循往以御变，昧于节宣，奚独吾侪小人理身之弊而已"等数语的言外之意是（　　）

A. 感叹自己不明医理　　　　　B. 感叹自己养生无方

C. 批评医生医术拙劣　　　　　D. 讽谏朝廷因循守旧

E. 谴责官吏徇私枉法

240. 在"不此之责，而反诮我为何哉"中，"诮"的意义是（　　　）

A. 推崇　　B. 赞扬　　C. 责备　　D. 轻视　　E. 命令

241. 下面句子中，"遗"含"赠送"义的是（　　）

A. 盛盛虚虚，而遗人夭殃　　　B. 发明至理，以遗教后世

C. 败草毒剂，悉曰仙遗　　　　D. 啬术以自贵，遗患以要财

E. 遗文远旨，代寡能用

242. 在《鼻对》中，作者认为"木不虚中，虫何由萃"。主旨是说明"宗覆社圮"的根本原因在于（　　）

A. 君王　　B. 大臣　　C. 小吏　　D. 百姓　　E. 外敌

243. 在"士俗坐无竹耳"中，"坐"的意义是（　　　）

A. 坐下　　B. 因为　　C. 徒然　　D. 坚守　　E. 定罪

244. 在"既以名其亭，复书此为记"中，"为"的意义是（　　）

A. 成为　　B. 制作　　C. 作为　　D. 治理　　E. 因为

245. 在"而家之东偏，隙地仅半亩"中，"仅"的意义是（　　）

A. 不过　　B. 将近　　C. 也许　　D. 确实　　E. 恰巧

246. 在"于是日使僮奴雍且沃之，以须其盛"中，"须"的意义是（　　）

A. 必须　　B. 培植　　C. 斯须　　D. 等待　　E. 须要

247．在"吾量之隘俗也"中，"量"的意思是（　　　）

　　A．计量　　B．胆量　　　C．器量　　　D．能量　　　E．估量

248．以下各句注音有误的是（　　　）

　　A．瞿（qú）然惊曰　　　　　　　B．隙地仅（jìn）半亩

　　C．墙角萧然有竹数十箇（gù）　　D．　其为筒（tǒng）、为简、为箭

　　E．迟（chí）他日归亭中

249．在"不识是竹尚纳我否"中，"识"的意思是（　　　）

　　A．知道　　B．记住　　　C．标记　　　D．认识　　　E．辨别

250．在"其藉此以医吾之俗何如耶"中，"藉"的意思是（　　　）

　　A．书籍　　B．抚慰　　　C．凭借　　　D．进贡　　　E．践踏

251．在"倾耳注目，举手投足"中，"倾"的意思是（　　　）

　　A．钦慕　　B．偏侧　　　C．排斥　　　D．竭尽　　　E．倒塌

252．在"余恐去竹日远而病复作也"中，"去"的意思是（　　　）

　　A．抛弃　　B．逃离　　　C．距离　　　D．离开　　　E．除掉

253．对"稠人广众，聚观如堵"中的"堵"，正确的解释是（　　　）

　　A．堵住　　B．阻塞　　　C．墙壁　　　D．心闷　　　E．城门

254．"其父母泣亲属，叩颡祈请，即辇千绢置于坐侧"中　"辇"的意思是
（　　　）

　　A．用车运　B．碾压　　　C．传送　　　D．推车　　　E．推动

255．"医以意用药多此比，初似儿戏，然或有验，殆未易致诘也"中　"比"的
意思是（　　　）

　　A．类例　　B．较量　　　C．匹配　　　D．譬如　　　E．等到

256．"吾哀尔子命之危逼，吾盖急病行志耳，非鬻技者也"中　"危逼"的意思
是（　　　）

　　A．逼迫　　B．迫近　　　C．深重　　　D．危迫　　　E．紧迫

257．《避暑录话》的作者是（　　　）

　　A．吴曾　　B．叶梦得　　C．范仲淹　　D．苏轼　　　E．薛用弱

258．对"大丈夫之志于相，理则当然；良医之技，君何愿焉"中的"愿"，正确
的解释是（　　　）

　　A．愿意　　B．渴望　　　C．倾慕　　　D．想要　　　E．愿望

259．在"无乃失于卑耶"中，"无乃"的意思是（　　　）

　　A．只是　　B．若是　　　C．恐怕　　　D．才是　　　E．于是

260．与"不然心益燥，目益痛，虽日服灵丹，庸有效乎"句中"庸"意思最接近
的是（　　　）

　　A．大概　　B．莫非　　　C．当然　　　D．难道　　　E．仅仅

261．"未审痫毒能不发否"中"审"的意思是（　　　）

　　A．审查　　B．知道　　　C．审判　　　D．区别　　　E．分别

262. "果被召，见馆于葆真宫"中"见馆"的意思是 （   ）

　　A．购住宅　B．建住宅　　C．被关押　　D．被接见　　E．被留宿

263. 下面属于指事字的是 （   ）

　　A．上　　B．禾　　C．佳　　　D．牛　　　E．步

264. 下面属于会意字的是 （   ）

　　A．竹　　B．戒　　C．燕　　　D．醒　　　E．辩

265. 下面属于形声字的是 （   ）

　　A．杲　　B．相　　C．空　　　D．鼎　　　E．解

266. 使用部首检字法查找《康熙字典》，"穀"字的部首笔画是 （   ）

　　A．二画　B．三画　　C．四画　　D．五画　　E．六画

267. 在《说文解字》中，"从某，某声"这一术语常用于解说 （   ）

　　A．象形字　　　　　　B．指事字　　　　　　C．会意字

　　D．形声字　　　　　　E．形声兼会意字

268. 我国最早的一部词典是 （   ）

　　A．《尔雅》　　　　　B．《说文》　　　　　C．《辞源》

　　D．《辞海》　　　　　E．《辞通》

269. 我国现存最大的医学类书是 （   ）

　　A．《古今医统大全》　　B．《古今医统正脉全书》　C．《名医类案》

　　D．《续名医类案》　　　E．《古今图书集成医部全录》

270. 殷商时期刻写在龟甲兽骨上的文字被称为 （   ）

　　A．甲骨文　B．金文　　C．篆文　　D．隶书　　E．楷书

271. 许慎在《说文解字·叙》中为"象形字"下的定义是 （   ）

　　A．画成其物，随体诘诎　　　　B．视而可识，察而见意

　　C．比类合谊，以见指撝为　　　D．以事为名，取譬相成

　　E．建类一首，同意相受

272. 在现行汉字中，占百分之九十以上的是 （   ）

　　A．象形字　B．指事字　　C．会意字　　D．形声字　　E．假借字

273. 下面属于指事字的是 （   ）

　　A．木　　B．大　　C．鸟　　　D．刃　　　E．信

274. "崄"的正体字是 （   ）

　　A．俭　　B．捡　　C．险　　　D．检　　　E．剑

275. 在先秦典籍中，表示"眼泪"的字是 （   ）

　　A．泗　　B．洟　　C．涕　　　D．涎　　　E．溲

276. 下面属于联绵词的是 （   ）

　　A．经济　B．参差　　C．驰骋　　D．消息　　E．肯綮

277. 下面句子中，不含有意动用法的是 （   ）

　　A．帝叹曰："有道者！"欲官之，不受。

B．舍客长桑君过，扁鹊独奇之。

C．口必甘味，和精端容。

D．扁鹊过齐，齐桓侯客之。

E．同我者是之，异己者非之

278．下面句子中，含有主谓倒装语序的是（　　）

A．臭之不察，何以鼻为

B．岑岑周体，如痁作焉

C．乡之诸医泥陈、裴之学者，闻翁言，即大惊而笑且排

D．下此以往，未之闻也

E．他皆愦愦，绝弗之省

279．《素问·脉要精微论》曰："中盛藏满，气胜伤恐者，声如从室中言，是中气之湿也。"其中"气胜伤恐者"一语与上下文义不贯，一般认为系误增之字。这种误增之字，在校勘学上称为（　　）

A．字误　　B．倒文　　　C．衍文　　　D．脱文　　　E．错简

280．用在形容词、动词的后面，表示被训释词某种性质或状态的训诂术语是（　　）

A．曰　　B．为　　　C．谓　　　D．貌　　　E．犹

281．下面句子中，"要"含"约束"义的是（　　）

A．仓廪不藏者，是门户不要也

B．顾医之态，多啬术以自贵，遗患以要财

C．然。建故有要脊痛

D．百日方治，要皆浅近

E．今删其要，以备篇籍

282．在"夫神仙虽不目见，然记籍所载，前史所传，较而论之，其有必矣"中，"较"的本字是（　　）

A．佼　　B．校　　　C．皎　　　D．狡　　　E．绞

283．下面句子中，"绝"含"完全；全部"义的是（　　）

A．致微疴成膏肓之变，滞固绝振起之望

B．昔欧阳子暴利几绝，乞药于牛医

C．佗之绝技，凡此类也

D．他皆愦愦，绝弗之省

E．今天下医绝矣，惟讲学一流转未绝者，何也

284．下面句子中，"期"含"必定；务必"义的是（　　）

A．依期果发动　　　　B．此病后三期当发　　　C．渐固膏肓，期于夭折

D．君臣无夭枉之期，夷夏有延龄之望

E．他所诊期决死生及所治已病众多

285．下面句子中，以"阙"表示"面部两眉之间"的是（　　）

A．明堂阙庭，尽不见察　　B．虢君闻之大惊，出见扁鹊于中阙

C．或脱简不书，而云世阙　　D．亡如世鲜知十之才士，以阙如为耻

E．晋国无乱，诸侯无阙

286．下面句子中，"适"含"测；诊察"义的是（　　）

A．欲诣扶桑，无舟莫适

B．凡治病必察其下，适其脉

C．适值佗见收，忽忽不忍从求

D．且古之志士，至于耄老，犹且居不求适

E．衣食不能适，三不治也

287．下面句子中，"宜"含"殆；大概"义的是（　　）

A．坐失机宜，谁之咎乎

B．凡会膳食之宜，牛宜稌

C．寻外实，延内实，故治之宜殊

D．又闻子敬时愦闷动作，宜以为未得其粹美

E．但方书原有古名，取用宜乎通俗

288．下面句子中，"任"含"承担；担当"义的是（　　）

A．国之大臣，荣其宠禄，任其大节

B．夫任医如任将，皆安危之所关

C．此由知医不真，任医不专也

D．知我罪我，一任当世

E．富者多任性而禁戒勿遵

289．下面句子中，"少"含"轻视"义的是（　　）

A．其发明玄秘尽多，而遗漏亦复不少

B．泗滨之石，皆可以击考，若是而不大谬者少矣

C．纵少觉悟，咸叹恨于所遇之初，而不知慎众险于未兆

D．太仓公者……少而喜医方术

E．若翁者，殆古所谓直谅多闻之益友，又可以医师少之哉

290．下面句子中，"节"含"截取"义的是（　　）

A．动诸关节，以求难老

B．春秋节变，感气殊功

C．先王之乐，所以节百事也

D．史称其风声气节，足以激贪而厉俗

E．节《皮部》为《经络》，退《至教》以先《针》

A 型选择题参考答案

1. C	2. E	3. C	4. B	5. A	6. C	7. A
8. D	9. A	10. C	11. D	12. A	13. D	14. E
15. A	16. A	17. E	18. B	19. C	20. C	21. D
22. C	23. D	24. D	25. D	26. E	27. C	28. C
29. C	30. B	31. C	32. D	33. C	34. D	35. A
36. B	37. B	38. A	39. C	40. C	41. B	42. D
43. C	44. D	45. E	46. D	47. C	48. B	49. C
50. A	51. B	52. D	53. B	54. C	55. B	56. B
57. E	58. C	59. A	60. C	61. B	62. C	63. D
64. D	65. A	66. C	67. D	68. A	69. D	70. E
71. C	72. C	73. B	74. A	75. C	76. A	77. D
78. A	79. A	80. D	81. C	82. C	83. D	84. E
85. D	86. E	87. B	88. D	89. C	90. E	91. C
92. E	93. C	94. D	95. D	96. E	97. A	98. D
99. E	100. A	101. C	102. A	103. B	104. D	105. C
106. C	107. B	108. E	109. C	110. D	111. C	112. C
113. E	114. D	115. C	116. B	117. E	118. E	119. D
120. E	121. C	122. D	123. A	124. C	125. D	126. D
127. B	128. A	129. A	130. D	131. D	132. D	133. D
134. E	135. C	136. D	137. C	138. A	139. E	140. B
141. E	142. C	143. A	144. B	145. D	146. B	147. D
148. A	149. D	150. C	151. E	152. B	153. E	154. C
155. D	156. C	157. A	158. C	159. A	160. A	161. B
162. D	163. D	164. A	165. C	166. D	167. D	168. B
169. A	170. A	171. D	172. D	173. D	174. B	175. E
176. C	177. C	178. E	179. E	180. B	181. A	182. B
183. E	184. D	185. B	186. E	187. E	188. B	189. B
190. E	191. B	192. C	193. B	194. C	195. A	196. B
197. D	198. B	199. A	200. D	201. B	202. C	203. A
204. B	205. E	206. E	207. E	208. D	209. E	210. A
211. D	212. A	213. C	214. C	215. C	216. B	217. E
218. D	219. D	220. D	221. D	222. B	223. A	224. C
225. C	226. D	227. B	228. A	229. A	230. C	231. D

232. B	233. C	234. C	235. D	236. C	237. B	238. B
239. D	240. C	241. C	242. A	243. B	244. C	245. B
246. D	247. C	248. C	249. C	250. C	251. B	252. D
253. C	254. A	255. A	256. D	257. B	258. C	259. C
260. D	261. B	262. E	263. C	264. C	265. D	266. C
267. D	268. A	269. E	270. A	271. A	272. D	273. D
274. C	275. C	276. B	277. A	278. B	279. C	280. D
281. A	282. C	283. D	284. C	285. A	286. B	287. D
288. A	289. E	290. E				

三、X 型选择题

1. 下面属于通假字的是 （　　）

    A．"凡食齐眂春时"中的"眂"

    B．"凡君子之食恒放焉"中的"放"

    C．"背曲肩随，府将坏矣"中的"随"

    D．"百节虞欢，咸进受气"中的"虞"

    E．"疡医掌肿疡、溃疡、金疡、折疡之祝药"中的"祝"

2. 下面句子中，"末"含"四肢"义的是 （　　）

    A．故巫医毒药……故古人贱之也，为其末也

    B．风淫末疾，雨淫腹疾

    C．文懿得末疾，医不能疗者十余年

    D．崇饰其末，忽弃其本

    E．苟见枝叶之辞，去本而末是务

3. 下面句子中，"治"含"正常、太平"义的是 （　　）

    A．凡邦之有疾病者、疕疡者造焉，则使医分而治之

    B．病不许治者，病必不治

    C．血脉治也，而何怪

    D．五内洞然，三垣治矣

    E．从之则治，逆之则乱

4. 下面含有"确实"义的词是 （　　）

    A．"致微疴成膏肓之变，滞固绝振起之望，良有以也"中的"良"

    B．"若见之不真，不可谓姑去其邪，谅亦无害"中的"谅"

    C．"若妻信病，赐小豆四十斛"中的"信"

    D．"处以珍贵之药，令彼难求，自衒功能，谅非忠恕之道"中的"谅"

    E．"然非有冥冥之见者，固不足以语此"中的"固"

5. 下面可用以表示"全部"义的词是 （　　）

    A．举　　　　B．尽　　　　C．咸　　　　D．悉　　　　E．第

6. 下面可用以表示"到达、前往"义的词是 （　　）

A.适   B.如   C.诣   D.造   E.之

7. 下面用以表示敬意的词是（ ）

    A.避席   B.私坐   C.拂衣   D.敛衽   E.戴面

8. 下面句子中，用以表示"美酒、酒剂"的词是（ ）

    A. "医有俞跗，治病不以汤液醴洒"中的"醴洒"

    B. "其在肠胃，酒醪之所及也"中的"酒醪"

    C. "滋味煎其府藏，醴醪鬻其肠胃" 中的"醴醪"

    D. "醯醢兼陈，看有若无"中的"醯醢"

    E. "然后蒸以灵芝，润以醴泉"中的"醴泉"

9. 下面句子中，"易"含"改变"义的是（ ）

    A. 然以余较之，则三者之中，又惟小儿为最易

    B. 唯有尽易旧制，颠倒一番

    C. 漱涤五藏，练精易形

    D. 医之为艺，尤非易言

    E. 并仲景已定之书尽遭窜易

10. 下面句子中，用以表"完结、结束"的词是（ ）

    A. "言未卒，因嘘唏服臆"中的"卒"

    B. "在心易了，指下难明"中的"了"

    C. "又其人务竟已事"中的"竟"

    D. "其不然明矣，故毕其说"中的"毕"

    E. "言之未竟，知必有阙余之谬而随议其后者"中的"竟"

11. 下面用以表示时间短暂的词是（ ）

    A.斯须   B.须臾   C.顷之   D.庶几   E.少选

12. 下面表示"怨恨、烦恼"的词是（ ）

    A.恚   B.愠   C.忿   D.憿   E.恕

13. 下面句子中，含有定语后置语序的是（ ）

    A. 赵孟曰：谁当良臣？对曰：主是谓矣

    B. 仍试令婢臣美手腕者，与女子杂处帷中

    C. 扁鹊至虢宫门下，问中庶子喜方者曰

    D. 臣意且犹不尽，何有于病哉

    E. 于是诸医之笑且排者，始皆心服口誉

14. 下面句子中，含有宾语前置语序的是（ ）

    A. 臣闻天道无亲，唯德是辅

    B. 《诗》曰："如临深渊，如履薄冰。"小之谓也

    C. 素位而行学，孰大于是，而何必舍之以他求

    D. 六者洞然，又何难治之有

    E. 日用不知，于今是赖

15. 下面句子中，"遂"含"成功、实现"义的是（　　）

  A. 益闻道德性命之说，宏深粹密，遂为专门

  B. 有境遇不偶，营求未遂，深情牵挂，良药难医

  C. 历十二年，方臻理要，询谋得失，深遂夙心

  D. 上宣下畅，无所凝滞，虽有奸邪，何恶之遂

  E. 翁既得见，遂北面再拜以谒，受其所教

16. 下面句子中，含有假设连词的是（　　）

  A. 士苟精一艺，以推及物之仁，虽不仕于时，犹仕也

  B. 今以至精至微之事，求之于至粗至浅之思，其不殆哉

  C. 若辈贪功，妄轻投剂，至于败坏，嫁谤自文，此贪幸之流也

  D. 言而非，则大隳任事之心，见几者宁袖手自珍，其为害岂小哉

  E. 使圣人预知微，能使良医得蚤从事，则疾可已，身可活也

17. 下面句子中，含有主谓倒装语序的是（　　）

  A. 普依准佗治，多所全济

  B. 岑岑周体，如痁作焉

  C. 若是轻生，彼何荣势之云哉

  D. 仓卒之间，何所趋赖

  E. 睟然貌也，癯然身也，津津然谭议也

18. 下面句子中，含有"名词用作状语"这一语法现象的是（　　）

  A. 于是诸医之笑且排者，始皆心服口誉

  B. 是以古之仙者为导引之事，熊经鸱顾

  C. 玉少师事高，学方诊六微之技

  D. 病若在肠中，便断肠湔洗，缝腹膏摩

  E 一时学者咸声随影附，翁教之亹亹忘疲

19. 下面含有"使动用法"的句子是（　　）

  A. 于是有烦手淫声，慆堙心耳

  B. 舍客长桑君过，扁鹊独奇之

  C. 当须刳割者，便饮其麻沸散

  D. 著己知来之德，以喜惠王之心

  E. 史称其风声气节，足以激贪而厉俗

20. 下面句子中用以表示"邀请"义的词是（　　）

  A. "闻益水洁古老人张君元素，医名天下，捐金帛诣之"中的"诣"

  B. "延余诊视，仍能起坐接谈"中的"延"

  C. "或求营上荐，或不邀自赴"中的"邀"

  D. "楚蕲阳李君东璧，一日过予弇山园谒予"中的"谒"

  E. "立吐蛇一枚，悬车边，欲造佗"中的"造"

21. 下面句子中，含有"人民、百姓"义的词是（　　）

A．"如此可为苍生大医"中的"苍生"

B．"乃燔灭文章，以愚黔首"中的"黔首"

C．"用之凡庶，其欺已甚"中的"凡庶"

D．"虚心而师百氏"中的"百氏"

E．"拯黎元于仁寿"中的"黎元"

22．下面句子当中，含有"凭借；依赖"义的词是（　　）

A．"是以君子知形恃神以立"中的"恃"

B．"有疾者遂倚之以为命"中的"倚"

C．"则仓卒之间，何所趋赖"中的"趋赖"

D．"挟技劫病，贪利恣睢"中的"挟"

E．"凭脉决证，似乎如响斯应"中的"凭"

23．下面用以表示"遥远"义的词是（　　）

A．邈 　　B．迩 　　　C．遐 　　　D．赊 　　　E．交

24．下面句子中，"传"含有"阐述；解释"义的是（　　）

A．传经者既明载其说，复斥其非

B．是故传经之邪，而先夺其末至

C．子不以人所共信者传先人

D．《诗》分为四，《易》有数家之传

E．其王、阮、傅、戴，吴、葛、吕、张，所传异同，咸悉载录

25．下面句子中，表示"担忧；忧虑"义的词是（　　）

A．"医之所病，病道少"中的"病"

B．"至秦患之，乃燔灭文章"中的"患"

C．"圣上喟然而称曰：朕甚闵焉"中的"闵"

D．"即决长波犹虞难涤"中的"虞"

E．"病斯世之贸贸也"中的"病"

26．下面句子中，"其"含有"大概"义的是（　　）

A．身非木石，其能久乎

B．若葛生者，其无愧古之医师者欤

C．至精至微之事，求之于至粗至浅之思，其不殆哉

D．误补益疾，其斯之谓欤

E．凡吾侪同有性命之虑者，其毋忽于是焉

27．下面句子中，用以表示"谋求；猎取"义的词是（　　）

A．"遂渔猎群书，搜罗百氏"中的"渔猎"

B．"专心经略财物"中的"经略"

C．"知名位之伤德，故忽而不营"中的"营"

D．"有境遇不偶，营求未遂"中的"营求"

E．"邀射名誉，甚不仁矣"中的"邀射"

28. 下面句子中，用以表示"完全；全部"义的词是（　　）

  A．"以此视病，尽见五脏症结"中的"尽"

  B．"不倾信于临事，不足以尽其所长"中的"倾"

  C．"为问今之乘华轩、繁徒卫者，胥能识证"中的"胥"

  D．"知我罪我，一任当世，岂不善乎"中的"一"

  E．"有望、闻、问、切，漫不关心"中的"漫"

29. 下面句子中，表示"轻率、马虎"义的词是（　　）

  A．"有素所相知，苟且图功"中的"苟且"

  B．"不得于性命之上，率尔自逞俊快"中的"率尔"

  C．"浪决人死生，亦时或有验"中的"浪"

  D．"而世常谓一怒不足以侵性……轻而肆之"中的"轻"

  E．"其徒侣多动色相戒，秘不轻授"中的"轻"

30. 下面句子中，"差"同"瘥"的是（　　）

  A．帝乃令贵人羸服变处，一针即差

  B．佗针鬲，随手而差

  C．偶然治差一病，则昂头戴面，而有自许之貌

  D．第其中舛谬差讹遗漏，不可枚数

  E．出而治疾，决死生，验差剧，若烛照而龟卜

31. 下面句中的偏义复词是（　　）

  A．"人有邪恶非正之问，则依蓍龟为陈其利害"中的"利害"

  B．"惟是皮质之难窥"中的"皮质"

  C．"士大夫不耐痛痒"中的"痛痒"

  D．"昧经权之妙者，无格致之明"中的"经权"

  E．"动静各有欣厌"中的"欣厌"

32. 在《病家两要说》中，作者提出的"真医"标准包括（　　）

  A．小大方圆全其才　　　　　　B．仁圣工巧全其用

  C．枳朴归芩，到手便摄　　　　D．能会精神于相与之际

  E．烛幽隐于玄冥之间

33. 下面句子中，"胜"含"尽"义的是（　　）

  A．若以服饵不必利己，姑胜务人而夸辩博，素不望此于子敬

  B．凡其大耳短脰、薄蹄而曳者，皆可以胜百钧，驰千里

  C．诸如此流，不可胜数

  D．二千余年，略同一辙，可胜慨哉

  E．一病而分治之，则用寡可以胜众

34. 在《汉书·艺文志》中，《方技略》分为四类，它们是（　　）

  A．医经　　B．卜筮　　　C．房中　　　D．经方　　　E．神仙

35. 下面含有"燃烧"义的词是（　　）

　　A. 燔　　　B. 炀　　　C. 燠　　　D. 焚　　　E. 燎

36. 下面句子中，含有使动用法的是（　　）

　　A. 故论其书，以序方技为四种　　　B. 致水火之齐，以通闭解结

　　C. 方技者，皆生生之具　　　D. 每一书已，向辄条其篇目

　　E. 乃燔灭文章，以愚黔首

37. 下面句子中，"原"用作动词的是（　　）

　　A. 医经者，原人血脉、经落、骨髓、阴阳、表里

　　B. 论病以及国，原诊以知政

　　C. 百病根原，各以类例相从

　　D. 遂令末学，昧于原本

　　E. 《九卷》是原本经脉，其义深奥

38. 下面与作为量词的"年"字同义的词是（　　）

　　A. "岁历三十稔，书考八百余家"中的"稔"

　　B. "传万祀而无昧，悬百王而不朽"中的"祀"

　　C. "病不能杀君，忍病十岁，寿俱当尽"中的"岁"

　　D. "此病后三期当发，遇良医乃可济救"中的"期"

　　E. "千载之后，方知大圣之慈惠无穷"中的"载"

39. 下面句子中，"自"作为反身代词的是（　　）

　　A. 自非才高识妙，岂能探其理致哉

　　B. 予谓学者之心，固无自信时也

　　C. 顾医之态，多畜术以自贵，遗患以要财

　　D. 偶然治差一病，则昂头戴面，而有自许之貌

　　E. 不知自古神圣，未有舍望、闻、问，而独凭一脉者

40. 下面句子中，用来表示"审察；诊察"义的词是（　　）

　　A. "省病诊疾，务在口给"中的"省"

　　B. "明堂阙庭，尽不见察"中的"见"

　　C. "要须临事不惑，唯当审谛覃思"中的"谛"

　　D. "仲景明审，亦候形证"中的"候"

　　E. "头倾视深，精神将夺矣"中的"视"

41. 下面句子中，"识"含有"记下；记住"义的是（　　）

　　A. 多闻博识，知之次也　　　B. 愿惠一言，识区区之感焉

　　C. 久颇忘之，不能尽识　　　D. 盖其人为漆所咬，他医皆不识云

　　E. 识厚味之害性，故弃而弗顾

42. 下面句子中，用来表示"初学医之人；后来的学医者"一类意义的词是
（　　）

　　A. "遂令末学，昧于原本"中的"末学"

　　B. "开发童蒙，宣扬至理而已"中的"童蒙"

C．"不惟广裨乎来学"中的"来学"

D．"其徒侣多动色相戒，秘不轻授"中的"徒侣"

E．"不忧，天下当无此鼠辈耶"中的"鼠辈"

43．下面句子中，含有"汇聚"、"汇总"义的词是（　　）

A．"乃精勤博访，而并有其人"中的"并"

B．"或两论并吞，而都为一目"中的"都"

C．"合八十一篇，二十四卷，勒成一部"中的"勒"

D．"冀乎究尾明首，寻注会经"中的"会"

E．"木不虚中，虫何由萃"中的"萃"

44．下面句子中，含有"询问，求教"义的词是（　　）

A．《华佗传》"或难其异"中的"难"

B．《郭玉传》"召玉诘问其状"中的"诘"

C．《丹溪翁传》"求他师而叩之"中的"叩"

D．《串雅序》"质其道，颇有奥理"中的"质"

E．"不此之责，而反诮我为何哉"中的"诮"

45．下面句子中，"斯"作近指代词使用的是（　　）

A．斯时也，使主者不有定见，能无不被其惑而致误事者，鲜矣

B．而征医之难，于斯益见

C．永嘉丧乱，斯道尚存

D．吁！余何人斯，敢妄正先贤之训

E．阳春白雪，和仅数人，自古如斯

46．下面句子中，属"名词活用如动词"的词是（　　）

A．"六月丙午，晋侯欲麦"中的"麦"

B．"疗治周勤，药裹成绩"中的"成绩"

C．"阙者缉之，讹者绳之"中的"绳"

D．"而又有目医为小道"中的"目"

E．"阴阳既立，三才位矣"中的"位"

47．下面句子中，含有"仰慕；敬慕"义的词是（　　）

A．"仰大圣上智于千古之邈"中的"仰"

B．"觇宝气辨明珠"中的"觇"

C．"但竞逐荣势，企踵权豪"中的"企踵"

D．"抗志以希古人，虚心而师百氏"中的"希"

E．"偶然治差一病，则昂头戴面"中的"戴面"

48．在"粤稽往古，则周有扁鹊之摘《难》，晋有玄晏先生之类分，唐有王太仆之补削，元有滑撄宁之撮钞，鉴此四君子而后意决"中，"四君子"是指（　　）

A．秦越人　　B．王叔和　　C．皇甫谧　　D．王冰　　E．滑寿

49．下面句子中，用来表示"五脏"的词是（　　）

A．"五纬缩赢，孛彗飞流"中的"五纬"

B．"五内洞然，三垣治矣"中的"五内"

C．"气味得宜，五宫强矣"中的"五宫"

D．"分为四时，序为五节"中的"五节"

E．"人禀五常，以有五藏"中的"五常"

50．下面用以表示"民间医生"的词是（　　）

A．带下医　　　　B．草泽医　　　　C．耳目痹医

D．走方医　　　　E．铃医

51．下面句子中，"殆"表揣测语气的是（　　）

A．殆亦柏云所心许焉　　　　B．忽然不见，殆非人也

C．以缓为迟，则危殆立至　　D．惠王心腹之疾，殆积血也

E．濒于殆，而有喜

52．下面句子中，"因"可释为"于是；因而"的是（　　）

A．因奋然鼓念，冀有以发隐就明

B．因寒热而有反用之方，此之谓行间之术

C．须臾便如醉死，无所知，因破取

D．因敢忘陋效颦，勉图蚊负

E．反复诊视，必得其因而后已

53．在《温病条辨叙》中，作者赞赏的医家是（　　）

A．张景岳　B．陶华　　　C．刘完素　　D．叶天士　　E．吴鞠通

54．"医话"，是中医著述的一种体裁，类似随笔小品，内容包括（　　）

A．读书心得　　　　B．临证心得　　　　C．学术评论

D．杏林掌故　　　　E．世间见闻

55．下面含有"意动用法"的句子是（　　）

A．予然之，之医所　　　　B．过当则伤和，是以微其齐也

C．贪常习故之流，犹且各是师说　　D．同我者是之，异己者非之

E．然余文思荒落，不能张子才之贤

56．下面句子中，含有"责备"义的词是（　　）

A．"不此之责，而反诮我为何哉"中的"诮"

B．"今子不务自尤，而维鼻是訾"中的"尤"

C．"知我罪我，一任当世"中的"罪"

D．"曲高者和寡，道高者谤多"中的"谤"

E．"摭陶氏之乖违，辨俗用之纰紊"中的"摭"

57．下面句子中，"相"用作指代性副词的是（　　）

A．而相成之德，谓孰非后进之吾师云　B．自相谓曰："似逢我公"

C．使形神相亲，表里俱济也　　　　D．主相晋国，于今八年

E．相对斯须，便处汤药

58. 下面句子中，"且"作时间副词，译作"将、将要"的是（　　）

　　A. 于是诸医之笑且排者，始皆心服口誉

　　B. 后五十年有圣人出，吾且助之

　　C. 时人以为年且百岁而貌有壮容

　　D. 且其脏气清灵，随拨随应

　　E. 有素所相知，苟且图功

59. 下面含有异体字的句子是（　　）

　　A. 即如佗言，立吐虵一枚　　　　　　B. 或不给者，尽周之

　　C. 旋花即山姜，陶氏《别录》之差謬　　D. 外彊中干，祸作福极

　　E. 服是足以瀹昏烦而鉏蕴结

60. 下面句子中，表示"痊愈"义的词是（　　）

　　A. "今主君之病与之同，不出三日必间"中的"间"

　　B. "使圣人预知微，能使良医得蚤从事，则疾可已，身可活也"中的"已"

　　C. "而阿针背入一二寸，巨阙胸藏针下五六寸，而病辄皆瘳"中的"瘳"

　　D. "腠理至微，随气用巧；针石之间，毫芒即乖"中的"乖"

　　E. "十全为上，十失一次之"中的"全"

61. 下面属于通假字关系的是（　　）

　　A. 能—耐　　　　　B. 常—尝　　　　　　C. 厉—癞

　　D. 谓—为　　　　　E. 骹—腿

62. 下面属于异体字关系的是（　　）

　　A. 憨—惭　　　　　B. 缉—辑　　　　　　C. 县—悬

　　D. 燹—爕　　　　　E. 烁—铄

63. 下面属于会意字的是（　　）

　　A. 祭　　B. 看　　C. 草　　D. 休　　E. 疴

64. 下面属于象形字的是（　　）

　　A. 网　　B. 户　　C. 鼠　　D. 鱼　　E. 本

65. 下面属于指事字的是（　　）

　　A. 中　　B. 甘　　C. 寸　　D. 自　　E. 戈

66. 下面形符在下边的字是（　　）

　　A. 辜　　B. 烈　　C. 芍　　D. 想　　E. 盆

67. 下面形符在上边的字是（　　）

　　A. 基　　B. 箕　　C. 室　　D. 霖　　E. 罟

68. 下面形符在右边的字是（　　）

　　A. 期　　B. 救　　C. 邵　　D. 超　　E. 江

69. 下面形符在左边的字是（　　）

　　A. 理　　B. 教　　C. 栃　　D. 刽　　E. 演

70. 下面属于内形外声的字是（　　）

A．固　　　B．阁　　　C．闷　　　D．辩　　　E．哀

71．部首笔画数目是四画的字，分布在《康熙字典》的（　　　）

A．寅集　　B．卯集　　C．辰集　　D．巳集　　E．午集

72．下面应在《康熙字典》"心部"查找的字是（　　　）

A．悒　　　B．快　　　C．沁　　　D．愁　　　E．慕

73．在汉魏晋时期形成并通行的几种字体是（　　　）

A．金文　　B．篆书　　C．楷书　　D．草书　　E．行书

74．下面常被用作近指代词的是（　　　）

A．此　　　B．是　　　C．尔　　　D．彼　　　E．兹

75．从古今词义演变的角度而言，下面属于词义范围扩大的是（　　　）

A．江　　　B．河　　　C．金　　　D．菜　　　E．汤

76．根据部首分析，意义与"酒"有关的字是（　　　）

A．醪　　　B．酾　　　C．酌　　　D．酣　　　E．澧

77．下面本义与"土山"有关的字是（　　　）

A．邸　　　B．阿　　　C．陵　　　D．陟　　　E．都

78．下面属于"灾"的异体字是（　　　）

A．災　　　B．疢　　　C．烖　　　D．栽　　　E．甾

79．下面可以用简化字"台"替代的繁体字是（　　　）

A．臺　　　B．臺　　　C．檯　　　D．颱　　　E．擡

80．联绵词的特点包括（　　　）

A．两字具有双声关系　　　　　B．两字具有叠韵关系

C．两字不能单独成义　　　　　D．两字能够单独成义

E．两字既双声又叠韵

81．下面常可用作自称代词的字是（　　　）

A．渠　　　B．我　　　C．予　　　D．余　　　E．吾

82．下面句子中，用到的敬称是（　　　）

A．"先生得无诞之乎"中的"先生"

B．"虽子之仇，无异词也"中的"子"

C．"君有病，四十当眉落"中的"君"

D．"玉曰：脉有男女……臣疑其故"中的"臣"

E．"桓侯曰：寡人无疾"中的"寡人"

83．下面句子中，含有"仅仅；只是"义的范围副词是（　　　）

A．"今之奉行，唯八卷耳"中的"唯"

B．"但服汤二旬而复故"中的"但"

C．"第人谓其难，谓其难辨也"中的"第"

D．"岂直规规治疾方术已哉"中的"直"

E．"翁之卓卓如是，则医特一事而已"中的"特"

84. 常被置于句首作为发语词的是 （　　）

　　A. 夫　　　B. 粤　　　C. 矣　　　D. 盖　　　E. 哉

85. 下面属于采用"互训"这种释词方法解释词义的是 （　　）

　　A. 度，量也　　　　　B. 吏，治人者也　　　C. 多怒曰狂

　　D. 痓当作痉　　　　　E. 问，讯也

86. 训诂学上用以校正讹字的术语是 （　　）

　　A. 读为　　　B. 当为　　　C. 读曰　　　D. 读若　　　E. 当作

87. 训诂的主要方法包括 （　　）

　　A. 总结主旨　　　　　B. 因形求义　　　C. 阐述语法

　　D. 因声求义　　　　　E. 分析句读

88. 古注的体例常见有 （　　）

　　A. 传　　　B. 注　　　C. 笺　　　D. 疏　　　E. 章句

89. 今译的标准是 （　　）

　　A. 信　　　B. 俗　　　C. 达　　　D. 显　　　E. 雅

90. 在译文中可以保留的原文词语常包括 （　　）

　　A. 专用名词术语　　　B. 古今义异之词　　　C. 古今义同之词

　　D. 通俗成语典故　　　E. 无涉文义之虚词

91. 下列句中的"法"表示"法度"的是 （　　）

　　A. 人以天地之气生，四时之法成　　B. 经中有难经，句句皆理，字字皆法

　　C. 夫为医之法，不得多语调笑　　　D. （庞安常）法元化之可法

　　E. 若夫法天则地，随应而动

92. 下列句中的"针"字做动词的是 （　　）

　　A. 佗针鬲，随手而瘥　　　　B. 凡医咸言背及胸藏之间不可妄针

　　C. 毒药无治，短针无取　　　D. 药饵不及，古有针砭

　　E. 手动若务，针耀而匀

93. 下列句中含有通假字的是 （　　）

　　A. 木敷者，其叶发　　　　B. 众脉不见

　　C. 众凶弗闻　　　　　　　D. 神无营于众物

　　E. 至其当发，间不容瞚

94. 下列"莫"字做代词的是 （　　）

　　A. 君有急病见于面，莫多饮酒　　B. 天覆地载，万物悉备，莫贵于人

　　C. 形之疾病，莫知其情　　　　　D. 伤横夭之莫救

　　E. 医家莫肯任怨，则惟芩惟梗

95. 下列句子中的"著"，今写为"着"的是 （　　）

　　A. 留淫日久，著于骨髓　　　B. 胎死，血脉不复归，必燥著母脊

　　C. 又如弈秋遇敌，著著可法　　D. 数年之间，声闻顿著

　　E. 谧所著诗赋诔颂论难甚多

96. 下列各句中的"许"，与"故宜饭后而服五豆许也"中的"许"意思相同的是
（　　）

    A. 下针言"当引某许"　　　　　　B. 有顷，佗偶至主人许

    C. 遂许先帝以驱驰　　　　　　　　D. 积而计之，河车不过两许耳

    E. 食顷，吐出三升许虫

97. 下列各句中加点的词，含有"郁结"之意的是（　　）

    A. 热郁皮内　　　　　B. 湿邪凝结　　　　　C. 血不盈经

    D. 血菀于上　　　　　E. 神安则百体和适

98. 在"汗出偏沮，使人偏枯。汗出见湿，乃生痤痱。高梁之变，足生大丁，
受如持虚。劳汗当风，寒薄为皶，郁乃痤"中，为带点词作反切注音，其正确的是
（　　）

    A. 沮，子鱼切　　　　　B. 痤，作和反　　　　　C. 痱，方味反

    D. 薄，延武切　　　　　E. 皶，织加反

99. 在"高梁之变，足生大丁，受如持虚"中，为带点词作注，其正确的是
（　　）

    A. 高，当作膏　　　　　B. 高，当作羔　　　　　C. 梁，当作粱

    D. 梁，当作粮　　　　　E. 丁，后世作疔

100. 曾经给《素问》作过注释的有（　　）

    A. 王冰　　B. 杨上善　　C. 马莳　　　D. 张仲景　　E. 张志聪

101. 下列字组属通假字关系的有（　　）

    A. 爪—抓　　　　　　B. 幕—膜　　　　　　C. 见—现

    D. 蹷—厥　　　　　　E. 蚤—早

102. 下列字组属异体字关系的有（　　）

    A. 溼—湿　　　　　　B. 彫—凋　　　　　　C. 案—按

    D. 崄—险　　　　　　E. 卒—猝

103. 下列句子包含宾语前置结构的有（　　）

    A. 何为病发　　　　　　　　　　B. 何以得其幽微

    C. 艺能之难精者也　　　　　　　D. 惟五谷是见，声色是耽

    E. 外物以累心不存

104. 下列句子中，包含"名词用作动词"用法的有（　　）

    A. 又有目医为小道　　　　　　　B. 分条索隐，血脉贯矣

    C. 是谓蚤花先生叶　　　　　　　D. 字字皆法

    E. 群疑冰释

105. 下列句中有意动用法的是（　　）

    A. 是贵城阳太守而贱梁柳　　　　B. 厚为之礼而归之

    C. 聊以荡意平心，同死生之域　　D. 扁鹊独奇之

    E. 而贪常习故之流，犹且各是师说

106. 下列句中加点字表示"疾病"的有 （   ）

    A. 唯臣疾疢，抱衅牀蓐　　　　　　B. 阿针背入一二寸，病得皆瘳

    C. 驹隙百年，谁保无恙　　　　　　D. 偶然治瘥一病，则昂头戴面

    E. 大约皆以伤寒之法疗六气之疴

107. 下列"见"字表示被动的是 （   ）

    A. 见便得趣，由堂入室　　　　　　B. 明堂阙庭，尽不见察

    C. 谧辞切言至，遂见听许　　　　　D. 晦者明，隐者见

    E. 是编者倘亦有千虑之一得，将见择于圣人矣

108. 下列句中的"之"有取消句子独立性作用的是 （   ）

    A. 且惧世之未信也，藏诸笥者久之　B. 吾闻食人之禄者怀人之忧

    C. 当之官，人劝谧饯之　　　　　　D. 医之好利也，欲以不疾者为功

    E. 汉太尉嵩之曾孙也

109. 下列加点的词属于同义词复用的是 （   ）

    A. 何尔鲁钝之甚也　　　　　　　　B. 躬自稼穑

    C. 饥寒不赡，转死沟壑　　　　　　D. 又若经文连属，难以强分

    E. 唯臣疾疢，抱衅床褥

110. 下列句中加点词属于同义词复用的是 （   ）

    A. 民莹拊棺号哭　　　　　　　　　B. 其画策何可胜穷

    C. 因涉猎医家指要　　　　　　　　D. 其士闳廓而多材

    E. 四方豪杰

111. 下列句中含有"死"的婉称的是 （   ）

    A. 民莹将捐馆舍　　　　　　　　　B. 无先生则弃捐填沟壑

    C. 母郑安人以暴疾终，既含不瞑　　D. 卒不起，盖乙丑八月二十六日也

    E. 先生驾鹤西归

112. 下列句中"之"做动词的是 （   ）

    A. 予然之，之医所　　　　　　　　B. 则之越之吴之楚，足迹徧于东南

    C. 顷之病作，一夕呕血数升　　　　D. 请罢之，语在集中

    E. 幸须臾无死，犹及见之

113. 下列"间"字表示病愈的有 （   ）

    A. 间多舛错，掩质埋光　　　　　　B. 幸少间，亟乘舟就舍

    C. 不出三日必间　　　　　　　　　D. 有间，太子苏

    E. 吴先生间得李献吉赋诗若干篇示民莹

114. 下列字组属通假字关系的有 （   ）

    A. 食—蚀　　　　　　B. 琐—锁　　　　　　　C. 有—又

    D. 队—隧　　　　　　E. 蚤—早

115. 下面带点词语为同义复合词的有 （   ）

    A. 用以调和营卫　　　　　　　　　B. 亦纳气而归封蛰之本矣

C．务须辨其闭、脱两途　　　　　D．二便必闭塞

E．不得不用芳香开窍之品以治其标

116．根据《成方便读》，下面属于闭证的症状是（　）

A．两手握固　　　　　B．汗出如珠　　　　　C．两目直视

D．口痉不开　　　　　E．二便闭塞

117．下列句子中有名词用作动词现象的是（　）

A．桂枝君芍药　　　　B．晋侯欲麦　　　　　C．芍药臣桂枝

D．少火则生气　　　　E．群疑冰释

118．下列词语属联绵词的有（　）

A．流离　　B．膈臆　　C．俳徊　　D．淋漓　　E．唏嘘

119．下列各词，义为"因袭"的是（　）

A．"欲仍清肃之旧，其可得耶"中的"仍"

B．"然新秋之凉，方以却暑也"中的"却"

C．"故业医者，能因古人之法，而审其用法之时"中的"因"

D．"岁月既淹，袭以成弊"中的"袭"

E．"苟循往以御变，昧于节宣"中的"循"

120．下面属于异体字的是（　）

A．"春不沉，夏不弦，秋不数，冬不濇，是谓四塞"中的"濇"

B．"有干于津液而荣卫气衰、肉烁而皮着于骨者"中的"烁"

C．"一言而终，与病机二条，适相脗合"中的"脗"

D．"丈夫㿗疝，妇人少腹痛，目眦眥疡"中的"眥"

E．"不求病情，不适病所，犹未免涉于麄疏耳"中的"麄"

121．下列注音正确的是（　）

A．月华露湛（zhàn），星润渊澄。

B．俟二分二至以后，始转而从本令之王（wàng）气。

C．燥之所胜，亦云熯（tàn）矣。

D．有干于外而皮肤皴（jùn）揭者。

E．试观草木菁（jīng）英可掬。

122．对下列各句中的"适"，解释正确的是（　）

A．一言而终，与病机二条，适相脗合。　　　　适：正好

B．不求病情，不适病所，犹未免涉于麄疏耳。　适：合适

C．不先逐寇，而先拊循，适足以养寇而扰黎元也。适：仅仅

D．欲诣扶桑，无舟莫适。　　　　　　　　　　适：适应

E．衣食不能适，三不治也。　　　　　　　　　适：调适

123．下列阐述，被喻昌《秋燥论》所反对的是（　）

A．燥者，天之气也；湿者，地之气也。

B．故春分以后之湿，秋分以后之燥，各司其政。

  C. 阳明所至，始为燥，终为凉。

  D. 燥金所伤，本摧肝木，甚则自戕肺金。

  E. 秋伤于湿，上逆而咳，发为痿厥。

124. 以下成语出自《庄子》的有（　　　）

  A. 轮扁斫轮   B. 陈兵背水

  C. 橐驼种树   D. 庖丁解牛

  E. 济河焚舟

125. 下列解释不正确的有（　　　）

  A. "挥刃而肯綮无碍"中的"肯綮"指"筋脉"

  B. "利于松柏而不利于蒲柳"中的"蒲柳"指身体强壮者

  C. "李东垣医如丝弦新緪"中的"緪"意为"断开"

  D. "一鼓而竽籁并熄"中的"竽籁"代指"俗乐"

  E. "但假冰雪以为春"中的"冰雪"比喻寒凉药

126. 下列句子中"之"，用作代词的有（　　　）

  A. 不以敌之大小皆可制胜

  B. 虽欲师之而不可得

  C. 一鼓而竽籁并熄，胶柱和之

  D. 使天假之年

  E. 无他，希声之妙

127. 下面属于张元素的著作有（　　　）

  A.《医学启源》   B.《珍珠囊》

  C.《脏腑标本药式》   D.《药注难经》

  E.《儒门事亲》

128. 以下对人物的字或别称表述正确的是（　　　）

  A. "康成"为郑玄的字

  B. "张长沙"指的是张从正

  C. "张易水"即张元素

  D. "濂溪先生"为周敦颐别号

  E. "元化"为华佗的字

129. 下面属于通假字的是（　　　）

  A "彼拘拘然进调补而诎攻击"中的"诎"

  B "丹溪为许文懿高弟，学原考亭"中的"原"

  C "巖穴之士，欲砥立名行"中的"巖"

  D "阳有余阴不足之谭不可以疵丹溪"中的"谭"

  E "同志幸亮之，毋余訾哉"中的"亮"

130. 下列句子包含动宾倒装结构的有（　　　）

  A. 医以通变称良，而执方则泥。

B．然则谓守真长于治火者，其真未知守真所长者乎！

C．不知此不善学丹溪之罪，而于丹溪何尤！

D．所至成名如朱太史列传所称，亦莫之顾。

E．同志幸亮之，毋余訾哉。

131．下列句子中，"惟"义为"思维，考虑"的是（　　　）

A．岂惟伯仁，则戴人、守真，亦若是尔

B．余惟医如长沙，亦无间然矣

C．故东垣惟孜孜以保脾胃为急

D．予惟人之受病，如寇入国

E．夫五行具于人身者各一，惟火有君有相

132．下面表示"立即，马上"的是（　　　）

A．"并其书置之，不与睐交"中的"不与睐交"

B．"故不旋踵血溢内热骨立而毙"中的"不旋踵"

C．"应便拔针，病亦行差"中的"行"

D．"然则，秋燥可无论乎？夫秋不遽燥也"中的"遽"

E．"痛楚危亟，顷刻将绝"中的"顷刻"

133．下列各词，义为"只，只是"的是（　　　）

A．"晚世议长沙者，率谓其长于伤寒而短于杂证"中的"率"

B．"《金匮要略》，治杂证书也，独非长沙著述者乎"中的"独"

C．"不先逐寇，而先拊循，适足以养寇而扰黎元也"中的"适"

D．"《原病式》特为病机而发，故不暇论及其余"中的"特"

E．"欲后人知仲景不徒以伤寒擅长"中的"徒"

134．下列加点的词为同义复合词的有（　　　）

A．而必待于范围之功　　　　　　B．人类之根柢也

C．则赞助调摄之功自不容已矣

D．辅相天地之宜　　　　　　　　E．离娄之明

135．下列字组属于古今字的有（　　　）

A．原—源　　　　B．恆—恒　　　　　　C．厉—疠

D．左—佐　　　　E．畧—略

136．下列句子含有"主谓倒装"语序的有（　　　）

A．大哉乾元！万物资始　　　　　B．至哉坤元！万物资生。

C．主是谓矣。　　　　　　　　　D．善哉医乎。

E．斯何以保其元气。

137．下列加点的词属"形容词使动用法"的有（　　　）

A．以收圣人寿民之仁心哉？　　　B．不能正五音。

C．热则凉之。　　　　　　　　　D．寒则温之。

E．以律天时。

138．下列各句中的中"相"，作指代性副词的有（　　　）

A．相对斯须，便处汤药。

B．而相成之德，谓孰非后进之吾师云。

C．使形神相亲，表里俱济也。

D．后以裁成天地之道，辅相天地之宜。

E．各相其病之所宜而用之。

139．下面表"轻视"　　义的词是（　　　）

A．"何可以医家者流而小之哉"中的"小"

B．"民萤过万户家，让万户"中的"让"

C．"海阳人陈达甫亦皆负论著而薄诸生"中的"薄"

D．"又可以医师少之哉"中的"少"

E．"公能以富贵骄人矣，亦能以生死下士乎"中的"下"

140．下面句子中表示"主持"之义的有（　　　）

A．"永言笔削，未暇尸之"中的"尸"

B．"久知弘文馆图籍方书等"中的"知"

C．"各擅风流，递相矛盾"中的"擅"

D．"进不能爱人知人"中的"知"

E．"知十二节之理者，圣智不能欺也"中的"知"

141．以下加点的字为通假字的有（　　　）

A．十染瘇婴痾。　　B．繇是觇奥升堂。　　C．適足多疑。

D．吾常聞之矣。　　E．以救性命之昏札。

142．下列句子中的"且"，表示"将近"之义的有（　　　）

A．岁且数千，方逾万卷　　B．于是日使僮奴壅且沃之，以须其盛

C．君子有酒，旨且多　　D．年且九十

E．且为之奈何

143．含有表示"痊愈"之义的词的句子有（　　　）

A．应便拔针，病亦行差。　　B．　投药治疾，庶几有瘳乎。

C．即各与药，明旦并起。　　D．极其详慎，犹冀回春。

E．其病如失，目亦复明。

144．下列句子中加点词属于"使动用法"的有（　　　）

A．亦所以极元气之和也　　B．窃为吾子羞之

C．休老补病者　　D．永言笔削，未暇尸之

E．吾甚非之

151．下列句子中，含有"名词用作动词"用法的词的有（　　　）

A．既以名其亭　　B．知我罪我，一任当世

C．虚心而师百氏　　D．于是日使僮奴壅且沃之

152．下列句子中，"过"表示"前往；拜访"义的有（　　　）

A．民莹过万户家，让万户

B．客有过余，诵苏长公《竹》诗

C．柳为布衣时过吾，吾送迎不出门

D．楚蕲阳李君东璧，一日过予弆山园谒予

E．幸免则自谓己功，致死则不言己过

153．下列各句中，含有代词"之"的是（　　　）

A．偶记一时谈笑之语，聊复识之

B．而皇甫谧服之，遂为废人

C．在下而能及小大生民者，舍夫良医，则未之有也

D．顷之，丐归，诏问所欲

E．揉艾遍铺腹上，约十数斤，乘日光灸之

154．以下各句中划线部分为名词或名词结构的是（　　　）

A．公子富贵双全，事事如意，所惧者死耳。

B．可虑者，七日内足心必生痏，毒一发则不可治矣。

C．于是两眼为赘所绳

D．以笔墨烧灰饮学者，当治昏惰耶

E．魏晋间尚服寒食散，通谓之服散

155．在"推此而广之，则饮伯夷之盥水，可以疗贪；食比干之馂余，可以已佞；舐樊哙之盾，可以治怯；嗅西子之珥，可以疗恶疾矣"中，下面释义错误的是（　　　）

A．盥水：洗手水　　　　　　B．馂余：呕吐物

C．已：已经　　　　D．舐：咬　　　　E．珥：耳朵

156．下列各句中的"然"作代词用的是（　　　）

A．恻然久之

B．初似儿戏，然或有验，殆未易致诘也

C．大丈夫之志于相，理则当然

D．不然，愿为良医

E．能及小大生民者，固惟相为然

X 型选择题参考答案

1．BCDE　　2．BC　　3．CDE　　4．ACDE　　5．ABCD

6．ABCDE　　7．AD　　8．ABCD　　9．BCE　　10．ACDE

11．ABCE　　12．ABC　　13．BCE　　14．ABCDE　　15．BCD

16．ABDE　　17．ABDE　　18．ABCDE　　19．ACDE　　20．BC

21. ABCE	22. ABCDE	23. ACD	24. ADE	25. ABCDE
26. BD	27. BCDE	28. ABCDE	29. ABCD	30. ABCE
31. ABCD	32. ABDE	33. CD	34. ACDE	35. ABDE
36. BCE	37. ABE	38. ABCDE	39. BCD	40. ACD
41. ABC	42. ABC	43. BCE	44. ABCD	45. ABCE
46. ABCDE	47. ACD	48. ACDE	49. BC	50. BDE
51. ABD	52. ACD	53. CDE	54. ABCDE	55. ACD
56. ABCD	57. ABE	58. BC	59. ACDE	60. ABCE
61. ABCD	62. AD	63. ABD	64. ABCD	65. ABC
66. ABDE	67. BCDE	68. ABC	69. ACE	70. CDE
71. BCD	72. ABDE	73. CDE	74. ABCE	75. ABD
76. ABCD	77. BCD	78. AC	79. BCD	80. ABCE
81. BCDE	82. ABC	83. ABCDE	84. ABD	85. AE
86. BE	87. BD	88. ABCDE	89. ACE	90. ACD
91. ABC	92. AB	93. ABCD	94. BCDE	95. ABC
96. DE	97. AD	98. ABCE	99. ACE	100. ABCE
101. BDE	102. ABD	103. ABD	104. ACD	105. ACDE
106. ACE	107. BCE	108. AD	109. ABCDE	110. ABCDE
111. ABCDE	112. AB	113. BC	114. ABCDE	115. ABCDE
116. ACDE	117. ABC	118. ABCDE	119. ACDE	120. ACDE
121. ABE	122. ACE	123. CE	124. AD	125. ABC
126. BC	127. ABCD	128. ACDE	129. ADE	130. CDE
131. BD	132. BCDE	133. CDE	134. ABCD	135. ACD
136. ABD	137. ABCD	138. AB	139. ACDE	140. AB
141. BCD	142. AD	143. ABCDE	144. AC	151. ABC
152. ABCD	153. ABCE	154. ABD	155. BCDE	156. CDE

四、填空题

1. 在《周礼·天官·冢宰·医师章》中，食医类似于营养师；_____ 医相当于内科医生；_____ 医相当于外科、骨伤科医生。

2. 在《秦医缓和》中，医和提到"天有六气"，其六气是指 _____、____、风、雨、晦、明。

3. 在"君子之近琴瑟，以仪节也，非以慆心也"中，"琴瑟"借喻 _____，"慆"在语法上属于 _____ 用法。

4. 在"能经天地阴阳之化者，不失四时"中，"经"义为_____；在"询知患咳经月，行动气喘，故来求治"中，"经"义为_____。

5. 在"木敷者，其叶发"中，"敷"义为_____；在"罗遇翁亦甚欢，即授以刘、张、李诸书，为之敷扬三家之旨"中，"敷"义为_____。

6．在"故针有悬布天下者五，黔首共余食"中，"黔首"的意思是_____；
"余食"的意思是_____。

7．在"能达虚实之数者，独出独入"中，"独出独入"意者_____；在"道无
鬼神，独来独往"中，"独来独往"意指_____。

8．"众脉不见，众凶弗闻"中，"脉"通"眽"，指_____；"凶"通"讻"，
指_____。

9．在"仓廪不藏者，是门户不要也"一语中，"仓廪"是指人体的器官：
_____；"门户"是指人体的器官：_____。

10．在"汗出偏沮，使人偏枯"中，"沮"的意思是_____；在"觉其经义渊
深，脉理错杂，每若望洋意沮"中，"沮"的意思是_____。

11．在"林校正谓《太素》三字与此经不同，而注意大异"中，"注意"的意思
是_____；在"王注前后不照，当以后注为长"中，"照"的意思是_____。

12．在"此说甚戾。木既敷荣，何为病发"中，"戾"的意思是_____；"敷"
的意思是_____。

13．在"且《素问》止言其叶发，不言其叶发病"中，"止"的意思是_____；
在"府吏兒寻、李延共止，俱头痛身热"中，"止"的意思是_____。

14．在"襄澍在西安县署，见侯官林某，每动作饮食，左体汗泄，濡润透衣，虽
冬月犹尔，正如经注所云"中，"襄"的意思是_____；"尔"的意思是_____。

15．在"口必甘味，和精端容，将之以神气"中，"将"义为_____；在"将身
不谨，二难也"中，"将"义为_____。

16．在"故天之亲德也，可谓不察乎"中，"之"的词性是_____；在"楚惠王
食寒菹而得蛭，因遂吞之"中，"之"的词性是_____。

17．在"有先生则活，无先生则弃捐填沟壑"中，"弃捐填沟壑"是_____的
婉词，而在"刘子闲居，有负薪之忧"中，"负薪之忧"是_____的婉词。

18．在《史记·扁鹊传》中，扁鹊将虢太子"突然昏仆，其状如尸"的病证称作
_____，并指派弟子子阳"厉针砥石，以取外三阳五会"。其中"三阳五会"即
_____穴的别名。

19．在"有数者能异之，无数者同之"中，"数"义为_____；在"长也者，非
短而续之也，毕其数也"中，"数"义为_____。

20．华佗在医疗与预防保健上两个最突出的贡献是：发明了名曰_____的全身
麻醉剂；创造了名曰_____的保健体操。

21．在"初，有老父不知何出，常渔钓于涪水，因号涪翁"中，"父"的读音为
_____，其词义是_____。

22．在"谧以为非圣人孰能兼存出处"中，"出"指_____；在"父兄见出，
妻息长诀"中，"出"指_____。

23．在"何故委形待于穷而不变乎"中，"委形"的意思是_____；在"上有
在宽之政，下有委情之人"中，"委情"指_____。

24. 在"况臣穄，糠之彫胡"句中，"穄"比喻_____；在"無令泥滓久濁清流"中，"清流"比喻_____。

25. 在"韶卫不并奏，雅郑不兼御"中，"韶"指韶乐，喻_____之乐；"郑"指郑声，喻_____之乐。

26. 在"唯陛下留神垂恕，更旌璒俊"中，"唯"的意思是_____；在《外台秘要序》"客曰'唯唯'"中，"唯唯"属于_____之词。

27. 在"《诗》曰：赳赳武夫，公侯干城"中，"干"的意义是_____；在"《易》曰：见机而作，不俟终日"中，"机"的意义是_____。

28. 在"制一方，与服之，乃效。特寿之于木，刻揭于耳目聚集之地，用之者无不效"中，"寿"义为_____；在"虑此外必有异案良方，可以拯人，可以寿世者，辑而传焉，当高出语录陈言万万"中，"寿"义为_____。

29. 在"数年之间，声闻顿著"中，"闻"的读音是_____；在"于是翁之医益闻"中，"闻"的读音是_____。

30. 在"一岁告归，著《本草纲目》"中，"告"的意义是_____；在"降志屈节，钦望巫祝，告穷归天，束手受败"中，"告"的意义是_____。

31. 在"自炎皇辨百谷，尝众草，分气味之良毒；轩辕师岐伯，遵伯高，剖经络之本标"中，"炎皇"指_____，"轩辕"即_____。

32. 在"乃若质行雅驯，则余窃多江民莹"中，"多"的意思是_____；在"阳明勋叶烂然，胡世宁笑其多一讲学"中，"多"的意思是_____。

33. 在"乃今要我以平生之言，奈何负民莹地下"中，"要"的意思是_____；在"顾医之态，多啬术以自贵，遗患以要财"中，"要"的意思是_____。

34. 在"其后兵备饶州，则又道饶州"中，"道"的意思是_____；在"非其道不道，非其友不友"中，第二个"道"的意思是_____。

35. 在"公能以富贵骄人矣，亦能以生死下士乎"中，"下"的意思是_____；在"世之名公卿多折节下之，翁为直陈治道，无所顾忌"中，"下"的意思是_____。

36. 在"相彼良玉，胡然而终藏"中，"相"的意思是_____；在"主相晋国，于今八年，晋国无乱，诸侯无阙，可谓良矣"中，"相"的意思是_____。

37. 在"愧情一集，涣然流离"中，"涣然"是_____貌；在"终朝未餐，则嚣然思食"中，"嚣然"是_____貌。

38. 在"忘欢而后乐足，遗生而后身存"中，"遗"义为_____；在"败草毒剂，悉曰仙遗"中，"遗"义是_____。

39. 三国魏文学家嵇康为"_____七贤"之一；东汉末文学家王粲为"_____七子"之一。

40. 在"夫神仙虽不目见，然记籍所载，前史所传，较而论之，其有必矣"中，"较"通_____；在"唐高宗命李勣重修，长史苏恭表请增药一百一十四。宋太祖命刘翰详较"中，"较"通_____。

41. 在"或益之以畎浍，而泄之以尾闾"中，"畎浍"比喻补益之_____，"尾间"比喻消耗之 _____。

42．在"心战于内，物诱于外，交赊相倾，如此复败者"中，"交"指物质嗜好之 _____；"赊"指养生效验之 _____。

43．在"草木之生者依于土，然即其类也，而有居山之阴阳"中，所谓"山阳"是指 _____，"山阴"是指 _____。

44．在"北山之木，虽离奇液㯏、空中立枯者，皆可以梁百尺之观，航千仞之渊"中，"仞"是 _____ 单位；在"冀之北土，马之所生，凡其大耳短胫、薄蹄而曳者，皆可以胜百钧，驰千里"中，"钧"是 _____ 单位。

45．在"徐之粪壤，皆可以封大社"中，"社"即社宫、社庙，指祭 _____ 之所；在"山东之稚呆朴鄙、力农桑、啖枣栗者，皆可以谋谟于庙堂之上"中，"庙堂"指 _____。

46．《赠医师葛某序》和《赠医师何子才序》均属 _____ 体裁的文章；《与崔连州论石钟乳书》和《与薛寿鱼书》均属 _____ 体裁的文章。

47．在"出而治疾，决死生，验差剧，若烛照而龟卜，无爽也者"中，属于名词活用作状语的词是" _____ "和" _____ "。

48．在"或谓死丧疾病之相救助，固乡党朋友之事"中，"乡党"泛指乡里，因为周制以五百家为 _____；一万二千五百家为 _____。

49．在"余尝与修《元史》，考其故实"中，"与"义为 _____；在"人于父子昆弟之恩犹或薄焉，其视他人之危，能援手投足以拯之者，于世果多得乎？不多，则君子宜与之，不可使遂泯也"中，"与"义为 _____。

50．在"文恭，相公也；子之大父，布衣也"中，"相公"泛指 _____；"布衣"借指 _____。

51．在"子不以人所共信者传先人，而以人所共疑者传先人"中，"共信者"指 _____ 成就；"共疑者"指 _____ 成就。

52．在《与薛寿鱼书》中，袁枚之所以把燕哙、子之托尧舜"鸣高"看作"貌袭之"，是因为：他认为燕哙、子之只是模仿了尧舜让 _____ 这一形式；而没有真正学到尧舜让 _____ 这一实质。

53．在"珍羞迭荐，食如无味"中，"荐"义为 _____；在"既而困惫，不能起床，乃以衽席及荐阙其中，而听其自下焉"中，"荐"义为 _____。

54．孙思邈之所以以"千金"命名其著作《备急千金要方》，是因为：他认为" _____ 至重，贵于千金， _____ 济之，德逾于此"。

55．《大医精诚》论述了有关医生修养所应该注意的两个问题：一是 _____；二是 _____。

56．在《大医精诚》中，孙思邈就医生品德这一主题，从"心"、" _____ "、" _____ "三个方面，提出了具体要求。

57．在"誓愿普救含灵之苦"中，"含灵"作为一个佛教名词是指 _____；在"必有大段要急之处，不得已隐忍而用之"中，"大段"的意思是 _____。

58. 在"性好吉者危言见非，意多忧者慰安云伪"中，"危言"义为＿＿＿＿＿＿；在"所谓医人之情者，或巧语诳人，或甘言悦听，或强辩相欺，或危言相恐"中，"危言"义为＿＿＿＿＿＿。

59. 在"若辈贪功，妄轻投剂，至于败坏，嫁谤自文"中，"文"义为＿＿＿＿＿＿；在"夫子之为方也，若以管窥天，以郄视文"中，"文"义为＿＿＿＿＿＿。

60. 就朱、紫两色而言，代表正色的是＿＿＿＿＿＿色；就薰、莸两草而言，泛指香草的是＿＿＿＿＿＿草。

61. 成语"一傅众咻"源于"一＿＿＿＿＿＿之傅几何？众＿＿＿＿＿＿之咻易乱"一语。

62. 在医生队伍中，李中梓认为有诸如便佞之流、阿谀之流、孟浪之流、谗妒之流等少数小人。其"望、闻、问、切，漫不关心，枳、朴、归、芩，到手便摄"的医生，属于其中的＿＿＿＿＿＿之流；"嫉妒性成，排挤为事，阳若同心，阴为浸润"的医生，属于其中的＿＿＿＿＿＿之流。

63. 在"昧经权之妙者，无格致之明"中，其"经权"一词，义偏于"＿＿＿＿＿＿"；在"惟是皮质之难窥，心口之难辨"中，其"皮质"一词，义偏于"＿＿＿＿＿＿"。

64. 在"伯牙、钟期"二人中，代表"知音"的是＿＿＿＿＿＿；在"夷吾、鲍叔"二人中，功同"伯乐"的是＿＿＿＿＿＿。

65. 在"视喘息、听声音而知所苦，观权衡规矩而知病所主"中，"权衡规矩"比喻正常人的四时脉象。其中，被用来喻冬脉之下沉的词是＿＿＿＿＿＿，喻春脉之圆活的词是＿＿＿＿＿＿。

66. 在"夫水体本静，而川流不息者，气之动，火之用也"中，"息"的词义是＿＿＿＿＿＿；在"所云火生土者，即肾家之少火，遊行其间，以息相吹耳"中，"息"的词义是＿＿＿＿＿＿。

67. 吴谦指出：桂枝汤中"桂枝君芍药，是于发散中寓＿＿＿＿＿＿之意；芍药臣桂枝，是于固表中有＿＿＿＿＿＿之道焉。"

68. 在"火少则生气，火壮则食气"中，"食"的意思是＿＿＿＿＿＿；在"岁终则稽其医事，以制其食"中，"食"的意思是＿＿＿＿＿＿。

69. 在"且形不足者，温之以气，则脾胃因虚寒而病者固痊"中，"固"的意思是＿＿＿＿＿＿；在"须待其根本渐固，正气渐回，然后再察其六淫七情，或内或外而缓调之"中，"固"的意思是＿＿＿＿＿＿。

70. 《成方便读》认为治疗诸中卒暴昏迷，无论其何邪所中，务须先辨其＿＿＿＿＿＿、＿＿＿＿＿＿两途。

71. 在"然而选材必当，器械必良，克期不愆，布阵有方，此又不可更仆数也"中，"克"义为＿＿＿＿＿＿；在"然吾乡诸先生鲜克知之者"中，"克"义为＿＿＿＿＿＿。

72. 在"燥之与湿，有霄壤之殊"中，"霄壤"谓＿＿＿＿＿＿，比喻＿＿＿＿＿＿。

73. 在"试观草木菁英可掬，一乘金气，忽焉改容"中，"可掬"谓＿＿＿＿＿＿，形容＿＿＿＿＿＿。

74. 在"金受火刑，化刚为柔，方圆且随型埴"中，"埴"义为＿＿＿＿＿＿，

"型埴"义为_____。

75. 在"而燥气先伤上焦华盖，岂不明耶"中，"华盖"本指_____，此指_____。

76. 据喻昌《秋燥论》："春月地气动而_____胜，斯草木畅茂；秋月天气肃而_____胜，斯草木黄落。

77. "非开指所能知也"中的"开指"原指_____，《诸医论》中借指_____。

78. 《六名师传论》一文的作者孙一奎认为"医以_____称良，而执方则泥"，所以文中所论六位医家的共同特点是_____。

79. 在"正造化新新不停之意"中，两个"新"皆为实词活用，其中第一个的用法是_____，第二个的用法是_____。

80. 在"巖穴之士，欲砥立名行，非附青云之仕，恶能声施后世哉"中，"巖穴之士"指_____，"青云之仕"指_____。

81. 杨继洲在《诸家得失策》中谈及刺法提出："以律天时，则春夏_____，秋冬_____。"

82. 在"在肠胃，非熨炳不能以达"中，"熨"是指_____；"炳"是指_____。

83. 杨继洲在《诸家得失策》中提出：故不溯其_____，则无以得古人立法之意；不穷其_____，则何以知后世变法之弊。

84. 在"离娄之明，不以规矩，不能成方圆"中，"规"指_____；"矩"指_____。

85. "痹"的异体字是_____、"遡"的异体字是_____。

86. 《汉书》是我国第一部纪传体_____史，其中的《艺文志》是我国现存最早的_____学文献。

87. 在"昔仲尼没而微言绝，七十子丧而大义乖"中，"没"义为_____；在"即或衰年有悝，有此附会，则亦当牵连书之，而不可尽没有所由来"中，"没"义为_____。

88. 在"今删其要，以备篇籍"中"删"义为_____；在"其本论，其文有理，虽不切于近事，不甚删也"中，"删"义为_____。

89. 在《汉书·艺文志》中，《方技略》分_____、_____、神仙和房中四种。

90. 在"崇饰其末，忽弃其本，华其外而悴其内"中，属于使动用法的词是"_____"和"_____"。

91. 在"余宿尚方术，请事斯语"中，"尚"义为_____；在"夫经方之难精，由来尚矣"中，"尚"义为_____。

92. 在"人迎趺阳，三部不参"中，指代足背胫前动脉的词是："_____"；在"明堂阙庭，尽不见察"中，表示"鼻子"的词是"_____"。

93. 《脉经》是我国最早的_____专著，《甲乙经》是我国现存最早的_____学专著。

94. 在"若不精通于医道，虽有忠孝之心，仁慈之性，君父危困，赤子涂地，无以济之"中，"赤子"本指初生婴儿，这里泛指 _____；"涂地"如视作"涂炭"，则"涂"之义是 _____。

95．在"而五味或爽，时昧甘辛之节"中，"爽"义为 _____；在"名实既爽，寒温多谬"中，"爽"义为 _____。

96．在"稽其言有征，验之事不忒"中，含有"证据"义的词是"_____"；含有"差误"义的词是"_____"。

97．在"冰弱龄慕道，夙好养生，幸遇真经，式为龟镜"中，"弱龄"是指男子 _____ 岁左右；"龟镜"比喻 _____。

98．在"世本"和"秘本"中，表示"珍藏的版本"的词是 _____；在"先师"和"先生"中，表示"亡故之师"的词是 _____。

99．在"君臣无夭枉之期，夷夏有延龄之望"中，"夏"是古代 _____ 族的自称；"夷"原指 _____ 方的少数民族。

100．在"不诬方将，请俟来哲"中，"诬"的词义为 _____；"俟"的词义为 _____。

101．在"讨简则功倍力烦，取舍则论甘忌苦"中，"论甘忌苦"作为偏义复词，义偏于 _____；在"昧经权之妙者，无格致之明"中，"经权"作为偏义复词，义偏于 _____。

102．在"以救性命之昏札"中，"昏"的意思是 _____；"札"的意思是 _____。

103．在"捐众贤之砂砾，掇群才之翠羽"中，"砂砾"比喻 _____，"翠羽"比喻 _____。

104．在"皆出入再三，伏念旬岁"中，"伏"作为副词是表示 _____；在"斯言之玷，窃为吾子羞之"中，"吾子"是对人表示 _____ 的称呼。

105．在"乃悉焚弃向所习举子业，一于医致力焉"中，"一"义为 _____；在"予窥其人，晬然貌也，癯然身也，津津然谭议也，真北斗以南一人"中，"一"义为 _____。

106．在"故辨专车之骨，必俟鲁儒；博支机之石，必访卖卜"中，"鲁儒"指 _____，"卖卜"指 _____。

107．《本草纲目原序》在简述《本草纲目》的写作动机、过程和著作概貌时，主要是借 _____ 之口；而在介绍体例、推崇其价值时，则是序文作者 _____ 以观感形式表现。

108．在"厥后博物称华，辨字称康，析宝玉称倚顿，亦仅仅晨星耳"中，"华"是指 _____；"康"是指 _____。

109．在"复者芟之，阙者缉之，讹者绳之"中，属于名词活用如动词的词是"_____"；在"次以气味、主治、附方，著其体用也"中，属于使动用法的词是"_____"。

110．在《类经序》中，"两经既合，乃分为十二类"一语的"两经"，是指

《　　　　》和《　　　　》。

111．在"阴阳既立，三才位矣"中，"三才"是指 _____、_____、人。

112．在"人之有生，藏气为本，五内洞然，三垣治矣"中，"五内"是指
_____；"三垣"是指 _____。

113．在"一展卷而重门洞开，秋毫在目"和"针石之间，毫芒即乖"中，用以比
喻极细微差误的词是"_____"；比喻《内经》微言隐义的词是"_____"。

114．在"其为德也，与天地同，与日月并，岂直规规治疾方术已哉"中，"直"
的意义是 _____；在"又况钟乳直产于石，石之精麤疏密，寻尺特异"中，"直"的
意义是 _____。

115．在走方医禁、截、顶、串四种方法中，使用药物兼施祝祷等迷信手段的治法
属于 _____；使用涌吐药的治法属于 _____。

116．清代医家赵学敏十分重视走方医，认为他们治疗用药具有贱、_____、
_____ 三大特点。

117．在"为问今之乘华轩、繁徒卫者，胥能识证、知脉、辨药，通其元妙者乎"
中，"元"本应写作 _____，因避 _____ 之讳而改。

118．在"人每贱薄之，谓其游食江湖，货药吮舐，迹类丐"中，"吮"是指"吮
_____"；"舐"是指"舐 _____"。

119．在"世俗乐其浅近，相与宗之，而生民之祸亟矣"中，"亟"的读音为
_____；在"然以天下至多之病，而竟无应病之方，幸而得之，亟宜出而公之"
中，"亟"的读音为 _____。

120．在"风、寒、暑、湿、燥、火"六气中，所谓"君火"是指其中的
"_____"；所谓"相火"指其中的"_____"。

121．在"而贪常习故之流，犹且各是师说，恶闻至论"中，"恶"音 _____；
在"衣被不敛，言语善恶，不避亲疏者，此神明之乱也"中，"恶"音 _____。

122．在"亡如世鲜知十之才士"中，"亡"通"_____"；"知十"即由"闻
_____ 以知十"化裁而成。

123．在《温病条辨叙》中所谈到的"陶氏之书"是指陶华的《_____ 六书》；刘
完素"所著六书"则是指由后人编辑而成的《_____ 六书》。

124．在"是书一出，子云其人必当旦暮遇之，且将有阐明其意，裨补其疏，使夭
札之民咸登仁寿者。此天下后世之幸，亦吴子幸也"中，第一个"幸"的词义是
_____；第二个"幸"的词义是 _____。

125．在"医案人或不识，所系尚无轻重"中，"轻重"一词义偏于"_____"；
在"见病者以手擘目，观其饮啖，盖目眶尽肿，不可开合也"中，"开合"一词，义
偏于"_____"。

126．在"刘子闲居，有负薪之忧，食精良弗知其旨，血气交渗，炀然焚如"中，
作为词尾的字是"_____"和"_____"。

127．就词性而言，在"将子诣诸"中，"诸"是 _____ 词；在"悟而走诸医"

中，"诸"是 ＿＿＿＿＿＿ 词。

128．在"用毒以攻疹，用和以安神，易则两踬，明矣"中，"疹"通"＿＿＿＿＿＿"，意义是 ＿＿＿＿＿＿。

129．《鼻对》借助"＿＿＿＿＿＿"的回答展开论述，属于拟 ＿＿＿＿＿＿ 化的手法。

130．在"踞炉而坐，火燎其裳"中，"裳"是 ＿＿＿＿＿＿ 衣。在"夫壅蔽之祸，厥有攸自"中，"攸"相当于"＿＿＿＿＿＿"。

131．在"由是祸乱交兴，宗覆社圮"中，"圮"音 ＿＿＿＿＿＿；在"帷幄有神筹，几见圯桥杰竖"中，"圯"音 ＿＿＿＿＿＿。

132．在"余病其瘤也耶，何长公之诗云尔也"中，"云尔"的意思是 ＿＿＿＿＿＿；在"仆昔疾病，性命危笃，尔时虽十周、程、张、朱何益"中，"尔时"的意思是 ＿＿＿＿＿＿。

133．在"古之俞跗、秦越人辈，竹奚以让为"中，"让"的意思是 ＿＿＿＿＿＿；在"民莹过万户家，让万户"中，"让"的意思是 ＿＿＿＿＿＿。

134．在"长公不余秘而授之。余用之，既有功绪矣"中，"功绪"的意思是 ＿＿＿＿＿＿；在"其六门三法，盖长沙之绪余矣"中，"绪余"的意思是 ＿＿＿＿＿＿。

135．在"吾量之隘俗也，竹之虚心有容足以医之"中，"量"的意思是 ＿＿＿＿＿＿；在"经方者，本草石之寒温，量疾病之浅深，假药味之滋，因气感之宜，辩五苦六辛，致水火之齐，以通闭解结，反之于平"中，"量"的意思是 ＿＿＿＿＿＿。

136．在"而家之东偏，隙地仅半亩，墙角萧然有竹数十个"中，"萧然"的意思是 ＿＿＿＿＿＿；在"久之，安知其体不飘然而轻举，其意不释然而无累，其心不充然而有得哉"中，"充然"的意思是 ＿＿＿＿＿＿。

137．谥号是古时帝王或者达官贵人死后，由朝廷给予的称号。欧阳修的谥号为 ＿＿＿＿＿＿，范仲淹的谥号是 ＿＿＿＿＿＿。

138．在"元佑三年间八月十七日，舟行入颍州界，坐念二十二年前见文忠公于此，偶记一时谈笑之语，聊复识之"中，"坐"的意思是 ＿＿＿＿＿＿。在"惟求免怨，诚然得矣；坐失机宜，谁之咎乎"中，"坐"的意思是 ＿＿＿＿＿＿。

139．在"其父母泣亲属，叩颡祈请"中，"颡"的词性是 ＿＿＿＿＿＿；在"病人颔之"中，"颔"的词性是 ＿＿＿＿＿＿。

140．在"惟以死动之，则他念俱寂，一心注足矣"中，属于使动用法的词为 ＿＿＿＿＿＿；在"于是两眼为赘所绳，目睛翻白"中，属于名词用如动词的词是 ＿＿＿＿＿＿。

141．在"当暑甚至悲恚欲自杀"中，"悲恚"的意思是 ＿＿＿＿＿＿；在"狄梁公性闲医药，尤妙针术"中，"闲"的意思是 ＿＿＿＿＿＿。

142．按照部首检字的方法，叫 ＿＿＿＿＿＿ 检字法；《康熙字典》即把214个部首按笔画数目从少到多分属在 ＿＿＿＿＿＿ 集里。

143．每个汉字都有一个 ＿＿＿＿＿＿ 和一个韵母，把 ＿＿＿＿＿＿ 相同的字编排在一起就是一个韵部。

144．用一个字的读音直接给另一个字注音，称为直音法，亦即选用 ＿＿＿＿＿＿、

_____、调完全相同的字来注音。

145. 反切法是用两个字给一个字注音的方法，其基本原理是先把两个汉字各分解为声和韵两个部分，然后再取反切上字的 _____ 和反切下字的 _____（包括声调），重新拼合成一个字音。

146. 我国最早的词典是《_____》；最早的字典是《_____》。

147. 《说文解字》的作者是 _____，他运用"_____"理论分析了九千多个汉字。

148. 在《说文解字》中，"从某，某声"是用来解说 _____ 字的；从"从某，从某"，是用来解说 _____ 字的；"从某，某亦声"，是用来解说形声兼会意字的。

149. 《四库全书总目（提要）》作为一部目录学专著，分经、史、_____、集四大类，医药学的著作收在 _____ 部。

150. 汉字是记录汉民族语言的 _____，最早的汉字是从 _____ 文字演变而来的。

151. 甲骨文是 _____ 时期刻写在龟甲和兽骨上的文字，因清朝末年首次在河南安阳的商朝都城遗址中发现，故也称"_____ 文字"。

152. 许慎说："篆，引书也。"说明篆书的特点是每笔都要 _____ 书写。篆书分大篆和小篆两种，秦王朝统一全国后，创制使用的是 _____。

153. 隶书产生于 _____ 代，通用于 _____ 代。

154. 隶书把篆书的 _____ 线条改为方折笔划，使汉字进一步符号；而魏晋以来作为应用汉字主要形体的楷书则具有笔画 _____，结构方正的特点。

155. 六书中的象形、_____、会意、形声，是汉字的四种结构方法；_____、假借，则是利用汉字的两种方法。

156. 文字学上，"独体字"包括六书中的 _____ 字和 _____ 字。

157. 许慎说："_____ 者，视而可识，察而见意。""_____ 者，以事为名，取譬相成。"

158. 两个字的 _____ 和意义本不相同，由于 _____ 一样或比较接近，甲字被借作乙字，这就叫通借字。

159. 从词义范围扩大、缩小、转移的角度而言，华佗"五禽戏"中"禽"的词义与今天"禽"的词义比较所显示的变化，属于词义范围 _____；《扁鹊传》"言未卒，因嘘唏服臆，魂精泄横，流涕长潜，忽忽承睫，悲不能自止"中 "涕"的词义与今天"涕"的词义比较所显示的变化，则属于词义范围 _____。

160. 分析汉字的形体结构，是掌握本义的一个重要方法。所谓分析形体结构，原则上指分析甲骨文、_____、_____ 的形体。

填空题参考答案

1. 疾；疡。

2. 阴；阳。

3. 女色/妻室；使动。

4. 效法；经历。

5. 陈旧；传播。

6. 百姓；饱食。

7. 独立的见解和行为；针法就能得心应手。

8. 审视；喧闹。

9. 肠胃；肾。

10. 湿润；沮丧。

11. 注解的含义；照应。

12. 违背；敷布。

13. 仅仅；到来。

14. 从前；这样。

15. 助；保养。

16. 助词；代词。

17. 死；病。

18. 尸厥；百会。

19. 技艺；寿数。

20. 麻沸散；五禽戏。

21. fǔ；老人。

22. 出仕；离弃。

23. 置身；倾诉实情。

24. 才智低下；贤才。

25. 高雅；低俗。

26. 希望；应答。

27. 盾牌；隐微不显的迹象。

28. 永久保存；使……长寿。

29. wèn；wén。

30. 请求；表示。

31. 神农；黄帝。

32. 推崇；只是。

33. 邀请；榨取。

34. 经过；谈论。

35. 轻视；下问。

36. 看；辅佐。

37. 水盛；饥饿。

38. 摆脱；赠送。

39. 竹林；建安。

40. 皎；校。

41. 少；多。

42. 近；远。

43. 山南；山北。

44. 长度；重量。

45. 土神；朝廷。

46. 赠序；书信。

47. 烛；龟。

48. 党；乡。

49. 参预；举荐。

50. 官员；平民。

51. 医学；理学。

52. 位；贤。

53. 进献；垫席。

54. 人命；一方。

55. 精；诚。

56. 体；法。

57. 人类；重要。

58. 直言；惊惧之言。

59. 掩饰；图纹。

60. 朱；薰。

61. 齐；楚。

62. 孟浪；谗妒。

63. 权；质。

64. 钟期；鲍叔。

65. 权；规。

66. 停止；气息，此指肾之阳气。

67. 敛汗；微汗。

68. 消损；俸禄。

69. 固然；牢固。

70. 闭、脱。

71. 限定；能够。

72. 天地；相关很大。

73. 可用两手捧住；丰茂。

74. 粘土；铸造器物所用的土模。

75. 车上的伞盖；肺。

76. 湿；燥。

77. 初学弹奏乐器的人；初学医者。

78. 通变；因时立法。

79. 使动用法；形容词活用作名词。

80. 隐居之人；位高爵显的官员。

81. 刺浅；刺深。

82. 热熨；艾灸。

83. 源；流。

84. 圆规；曲尺。

85. 痹；溯。

86. 断代；目录。

87. 死亡；埋没。

88. 节取；删除。

89. 医经；经方。

90. 华；悴。

91. 崇尚；久远。

92. 跗阳；明堂。

93. 脉学；针灸。

94. 百姓；泥潭。

95. 败坏；不符。

96. 征；忒。

97. 二十；借鉴。

98. 秘本；先师。

99. 汉；东方。

100. 欺骗；等待。

101. 忌苦；权。

102. 出生后未取名而死；遭疫病而死。

103. 精华；无用之物。

104. 谦敬；亲爱。

105. 专一；第一。

106. 孔子；严遵。

107. 李时珍；王世贞。

108. 张华；嵇康。

109. 绳；著。

110. 《素问》；《灵枢》。

111. 天；地。

112. 五脏；三焦。

113. 毫芒，秋毫。

114. 仅仅；直接。

115. 禁；顶。

116. 验；便。

117. 玄；康熙（玄烨）。

118. 痈；痔。

119. qì；jí。

120. 火；暑。

121. wù；è。

122. 无；一。

123. 伤寒；河间。

124. 幸运；希望。

125. 重；开。

126. 然；如。

127. 兼；介。

128. 疢；病。

129. 鼻；人。

130. 下；所。

131. pǐ；yí。

132. 这样说；那时。

133. 拒绝；责备。

134. 功效；残余。

135. 器量；估量。

136. 冷落貌；满足貌。

137. 文忠；文正。

138. 因为；徒然。

139．名词；动词。 　　140．动；绳。

141．悲愤；熟习。 　　142．部首；十二。

143．声母；韵母。 　　144．声；韵。

145．声；韵。 　　146．《尔雅》；《说文》。

147．许慎；六书。 　　148．形声；会意。

149．子；子。 　　150．符号；图画。

151．殷商；殷墟。 　　152．引长；小篆

153．秦；汉。 　　154．圆曲；平直。

155．指事；转注。 　　156．象形；指事。

157．指事；形声。 　　158．形体；读音。

159．缩小；转移 　　160．金文；篆文。

五、成语简释题及参考答案

1．二竖：两个小孩。比喻疾病或病邪。

2．膏肓：心下膈上的部位。比喻病重难挽；在《大医精诚》中特喻医生中难以祛除的恶习。

3．社稷：社，土神，稷，谷神。古代天子、诸侯常祭土神、谷神，因以代称国家。

4．上池之水：本义指未沾及地面的水，如草木上的露水等。因扁鹊经长桑君指点服上池之水而获神奇医术，故后世以此喻名师指点及传授秘方。

5．以管窥天：从竹管里看天。比喻见识浅陋，或比喻观察片面。变作"窥管"。

6．以郄视文：从缝隙中看图形花纹。比喻见识浅陋。

7．孟母三徙：孟子的母亲三次搬家以给儿子提供良好的成长环境，比喻母教之德。

8．曾父烹豕：曾参亲自杀猪以取信于儿子，比喻父亲诚信教育之德。

9．抽簪：抽去官帽上的簪子，比喻辞官。

10．散发林皋：披散着头发在山林之中，比喻辞官隐居。

11．振褐：抖落粗毛衣服上的尘土，比喻从平民变为官员。

12．击壤之乐：唐尧时有老人拍打着地面唱歌，比喻太平时期安居之乐。

13．执志箕山：箕山为尧时隐士许由隐居之所，此喻立志隐居。

14．辐辏：车辐聚合到车轮中心的圆轴上。一般比喻人或物聚集一处。

15．三纲五纪：即"三纲五常"。是封建社会中为了维护等级制度而加以系统化的一套道德准则和封建教条。三纲，指君臣、父子、夫妇之道。五常，指仁、义、礼、智、信。

16．土苴：犹"土芥"，即泥土与草芥。比喻极微贱的事物。

17．稗官：原指收集民间街谈巷议和传说的小官。后也称野史、小说、笔记为"稗官"、"稗记"。

18．坟典：三坟、五典，传说远古时代三皇五帝的著作。后泛指古代经典著作。

19．以水济水：用水调配水的味道。喻雷同附和，不能解决问题。

20．言犹在耳：人虽不在身边，但他讲的话好象还在耳边回响。犹言记忆犹新，不能忘却。

21．布衣：古时庶人的服装。借以称代平民。

22．捐馆舍：舍弃家宅，"死"的婉称。

23．推毂：推车轮，比喻推荐人才。

24．刲股：割大腿肉，比喻孝子尽心照顾双亲。

25．渊薮：生长着很多草的湖泽，比喻人或事物集中的地方。

26．苍生：本指草木生长之处，借指百性。

27．蒂芥：细小的梗塞物。比喻郁积于胸中的怨恨或不快。又称"芥蒂"。

28．道听途说：从道路上听来的，又带到道路上去传布。喻传闻的、没有根据的话。

29．向隅：面对屋子的一个角落。比喻有了悲伤不幸之事。

30．多歧亡羊：岔路太多，以致找不到所丢失之羊。比喻问题复杂多变，难以找到解决问题的正确途径和有效方法。《不失人情论》中比喻众说纷纭，无所适从。

31．画饼：本义画地作饼，没有实用。《不失人情论》中特喻没有效果。

32．车薪杯水：一车柴已经燃烧，用一杯水试图浇灭它。比喻无济于事。

33．薰莸不辨：香草和臭草不能分辨。比喻真假优劣不分。

34．朱紫混淆：正色和杂色混杂在一起。比喻真假优劣混杂，是非不分。又作"朱紫相倾"。

35．曲高和寡：乐曲的格调越高，能跟着唱的人就越少。常喻知音难得。在《不失人情论》中比喻对医生的高明见解，理解、支持之人寡少。

36．一傅众咻：源于《孟子》"一齐之傅几何？众楚之咻易乱"一语。意为一个齐人的教育作用能有多大？许多楚人的喧扰容易扰乱它。比喻少数人做事，多数人干扰，事情不能取得成效。

37．错节盘根：树木的根干枝节盘屈交错。比喻事物繁难复杂。

38．阳春白雪：古代楚国较高级的歌曲名。比喻高深的理论或不易为一般人所欣赏的文学艺术作品。

39．袖手：缩手于袖。比喻置身事外，不过问其事。

40．圯桥杰竖：圯桥获取《太公兵法》的杰出人物。特指张良。

41．格致：由"致知在格物"一语化裁而成，又作"格物致知"。意即穷究事物的原理而获得知识。

42．瞑行瞎马：由"盲人骑瞎马，夜半临深池"一语化裁而成，比喻乱闯瞎撞，极其危险。

43．怀玉：怀中藏玉。比喻怀才。

44．渴而穿井：口渴了才挖井找水。比喻事先无备，到了紧急时刻才采取措施。

45．斗而铸兵：打战时才铸造兵器。比喻准备不充分，仓促上阵。

46．知彼知已：了解敌我双方的情况。在《用药如用兵论》中特喻既了解药物性味功用，又了解病情。

47．隐若敌国：本谓后汉吴汉智勇善战，威重若敌对之国。在《用药如用兵论》中特喻病发之时，其严重的状态如同面临一敌对之国。

48．内应：潜伏在敌方内部以备策应之人。在《用药如用兵论》中比喻旧疾。

49．中坚：古代主将所在的中军部队。在《用药如用兵论》中比喻主要的病证。

50．更仆难数：原指"儒行"多到即使更换侍立于国君身旁的太仆也难以尽述。比喻事物繁多，数不胜数。

51．庖丁解牛：厨师运刀解割牛，喻因懂得事物规律而变得技巧纯熟。

52．济河焚舟：渡过河烧掉船，喻断掉退路，一决生死。

53．胶柱：用胶粘住琴侧调弦的琴柱，喻拘泥不变。

54．窥其一斑：即"窥豹一斑"，看豹子只看到一块斑纹。比喻只见局部未见整体。

55．约法三章：刘邦入咸阳后，与当地父老约定了三条法令。后来泛指订立简明的条款，使人共同遵守。

56．企踵：跂起脚跟。意指仰慕。

57．重器：宝贵的器物。比喻宝贵的身体。

58．重泉：九泉。代指死后埋葬的地下深处。

59．游魂：飘荡不定的鬼魂。引申指苟延残喘毫无定见之人。

60．冰谷：薄冰和深谷。比喻险境。

61．赤子涂地：百姓遭受灾难困苦。赤子，本指初生婴儿，引申可泛指百姓。涂地，犹"涂炭"，即泥潭炭火，比喻灾难困苦。一说犹"肝脑涂地"，指惨死。

62．丹青：丹砂和青䨼。以其为绘画时常用之色，故借以泛指绘画。

63．铅翰：铅粉和毛笔。借以指代文词。

64．分镳：犹言"分道扬镳"，本义为分路驱马前行。比喻志趣不同，各向各的目标前进。

65．仁寿：源于"仁者寿"一语，即"仁厚的人长寿"。后世用以指长寿。

66．三坟：本谓伏羲、神农、黄帝之书。后世泛指古代经典著作。

67．行不由径：原意为走正道不抄小路，一般喻行动光明正大。在《黄帝内经素问注序》中指行走不不遵循道路，比喻欲正确理解经文，却不借助"诂训"。

68．目牛无全：亦作"目无全牛"。眼中的牛不是一头完整的牛。比喻技艺极其精纯熟练。

69．华叶递荣：鲜花绿叶递相繁茂。比喻事业兴旺不衰。在《黄帝内经素问注序》中又喻名医层出不穷。

70．弱龄：弱冠之年。指男子二十岁左右。

71．龟镜：龟甲和镜子。龟甲用以占卜吉凶，镜子用以照见形貌，故借以比喻借鉴、依据。

72．童蒙：昧于事理的幼童。在《黄帝内经素问注序》中比喻初学医之人。

73．奎张不乱：奎宿在西方，张宿在南方，各处一方，永不混杂。在《黄帝内经素问注序》中比喻经文篇章字句位次井然有条理。

74．晨星：早晨的星星。喻稀少。

75．斗南：北斗以南的地区。谓普天之下。

76．渔猎：捕鱼猎兽。喻泛览博涉。

77．冰壶：贮冰的玉壶。比喻晶莹皎洁。在《本草纲目原序》中，比喻《本草纲目》的编排清晰有序。

78．玉鉴：玉制的镜子。喻意同"冰壶"。

79．碔玉莫剖：碔砆之石和真正的宝玉无法区分。比喻真假优劣不分。

80．弁髦：本指黑色的布冠和儿童垂于额前的头发。比喻无用之物。

81．金石：本指钟鼎碑碣之类。比喻贵重。另因"金石"又常指钟磬之类的乐器，故亦喻文辞优美，声调铿锵。

82．珠玑：珍珠之类的宝珠。比喻文辞优美，内容丰富。

83．由堂入室：从正堂深入内室。比喻学问逐步深入。

84．醒瞶指迷：使患有眼疾之人看得清，为迷路之人指点迷津。在《类经序》中比喻使不明医理之人能够明白医理。

85．驹隙百年：人生百年，如同白驹从缝隙之中一闪而过。比喻人生短暂。

86．秋毫：动物秋天所生的毫毛。常以喻极细微的事物。在《类经序》中比喻《内经》的微言隐义。

87．效颦：仿效西施皱眉。比喻不善模仿，弄巧成拙。在《类经序》中特喻以丑拙学美好。

88．蚊负：蚊子背山。比喻能力小而责任重。

89．弄斧班门：在鲁班门前耍弄斧子。比喻在内行人面前炫耀自己。

90．沿街持钵：拿着钵子沿街乞讨。比喻一味依赖他人。

91．他山之石，可以攻玉：别国山上的石头，照样可以加工成美玉。比喻借助外力，辅佐自己。

92．壁影：凿壁引来的微弱灯光。作为典故本以形容勤学苦读。在《类经序》中特喻价值虽微却能助人成才的《类经》一书。

93．萤光：萤火虫发出的微弱之光。喻意同"壁影"。

94．千虑一得：源于"愚人千虑，必有一得"。本谓愚者之意见亦有可取之处。后常借以谦称自己所见甚小。

95．河海一流：汇入江河湖海中的一支细小水流。在《类经序》中作者借以比喻对助成《内经》高深有微薄贡献的《类经》。

96．泰山一壤：垒就泰山的一筐土石。喻意同"河海一流"。

97．吮舐：吮痈舐痔。比喻谄媚贪利之徒的卑劣行径：不避污秽，媚悦他人。

98．闻一知十：听到一件事，可以推断而知道十件事。比喻善于领悟，触类旁通。

99．举一反三：源自"举一隅不以三隅反，则不复也"，本谓列举室之一角的特点，应能推知其他三角的情况。比喻触类旁通。

100．按图索骥：按照图像寻找骏马。比喻拘泥成法，不知变通。今亦喻按照线索寻找事物，容易获得。

101．御风以絺：用细葛布挡风。比喻方法不当，徒劳无效。

86．指鹿为马：指着鹿而执意说成马。一般比喻有意颠倒黑白，混淆是非。在《温病条辨叙》中特喻把温病当作伤寒。

102．幽室一灯：暗室中的一盏明灯。比喻具有独特见地，令人耳目一新的言论、观点。

103．中流一柱：大河急流中的一块柱石。比喻富有独立精神，能够顶住逆流，力挽危局之人。

104．折杨皇荂：本为古代通俗的乐曲名。借以比喻通俗的理论或诗文著作。

105．望洋：仰视貌。比喻做事力量不够，无从着手，因而感到无可奈何。

106．负薪之忧：源于《礼记》"不能，则辞以疾，言曰：'某有负薪之忧'。"故后世以此作为"病"的婉词。

六、阅读理解题

（一）标点注释翻译题

1．标点：刘子尝涉暑而征热攻于膝以致病其仆也告痡①亦莫能兴逮浃日②予有瘳医诊之曰疾幸间矣顾热渗而未平有遗类焉宜谨于摄卫卫之乖方则病复矣所苦既微而急其说倦眠于衾而兴焉倦隐于几而步焉面不能罢颒③发不能捐栉口不能忘味心不能无思如是未移日④而疾也瘳如覆瘵⑤于躬进药求汗凡三涣然后目能视视既分则向时之仆已睍然执梐圈侍予于前矣予讶而曰曩吾与若⑥也病偕呻也呼也若醲而吾微药也饵也吾殷而若薄何患之同而痊之异哉仆谆谆⑦而答云己之被病也兀然而无知有间也亦兀然无知发蓬如而忘乎乱面黔如而忘乎垢洎疾之杀也虽饮食是念无滑甘之思日致复初亦不知也予喟然叹曰始予有斯仆也命之理畦则蔬荒主庖则味乖颣厩则马瘠常谓其无适能适乃今以兀然而贤我远甚利与钝果相长哉仆更矣刘子遂言曰乐于用则豫章贵厚⑧其生则社栎贤唯理所之曾何胶于域也

注释：①痡：　　　　　　②浃日：

　　　③颒：　　　　　　④未移日：

　　　⑤瘵：　　　　　　⑥若：

　　　⑦谆谆：　　　　　⑧厚：

翻译文中标有下划线的部分：

2．标点：景岳名介宾别号通一子越之山阴人也其父为定西侯客介宾年四十即从游于京师天下承平奇才异士集于侯门介宾幼而濬齐①遂遍交其长者是时金梦石工医术介宾从之学尽得其传以为凡人阴阳但以血气脏腑寒热为言此特②后天之有形者非先天之

无形者也病者多以后天戕③及先天治病者但知有形邪气不顾无形元气自刘河间以暑火立论专用寒凉其害已甚赖东垣论脾胃之火必务温养救正④实多丹溪出立阴虚火动之论寒凉之弊又复盛行故其注本草独详参附之用又慨世之医者茫无定见勉为杂应之术假兼备以倖中借和平以藏拙<u>虚而补之又恐补之为害复制之以消实而消之又恐消之为害复制之以补</u>若此者以药治药尚未遑⑤又安望其及于病耶幸而偶愈亦不知其补之之力攻之之力耶及其不愈亦不知其补之为害消之为害耶是以为人治病沉思病原单方重剂莫不应手霍然⑥一时谒病者辐辏⑦其门沿边大帅皆遣金币致之

注释：①澝齐：　　　　　　　　　②特：

③戕：　　　　　　　　　　　④救正：

⑤遑：　　　　　　　　　　　⑥霍然：

⑦辐辏：

翻译文中标有下划线的部分：

3. 标点：<u>和剂局方之成书也可以据证检方即方用药不必求医不必修制寻赎见成丸散病痛便可安痊仁</u>①民之意可谓至矣自宋迄②今官府守之以为法医门传之以为业病者恃之以立命世人习之以成俗然予窃有疑焉何者古人以神圣工巧③言医又曰医者意也以其传授虽的造诣虽深临机应变如对敌之将操舟之工自非④尽君子随时反中之妙宁无愧于医乎今乃集前人已效之方应今人无限之病何异刻舟求剑按图索骥冀有偶然中病难矣

注释：①仁：　　　　　　　　　②迄：

③神圣工巧：　　　　　　　④自非：

翻译文中标有下划线的部分：

4. 标点：医者颜某邃①于岐黄然僻处乡谷不以医炫而人亦不以医称<u>之会扬州富豪魏某病笃纵横数百里凡医之稍负时望者悉延诊合议方药终不效有荐颜者魏延</u>②之比至③素履布衣状貌古拙众皆轻之不为礼而颜亦傲气陵④人见群医亦不略致款曲问病状俄侍者导颜诣病榻就诊诊已仆予以纸请拟方纸为八行书乃多至五六十页颜知其侮己乃伸纸作脉案陈其病之所由起某日传某经作何状书时群医中有窥者见所述皆不爽⑤固已咋舌⑥不半日纸已尽乃掷笔起告去众挽留读脉案皆吻合病状而文复古奥上溯素问下迄名家洋洋数万言穷源索隐无蕴不发知为名手遂请其拟方颜笑曰请我来治病耶抑试我耶夫拟方而予纸至数十页此何为者且慢侮见诸辞色尚信其术而服药乎予不敏行矣病家老少环跪哀请至再三乃拟方数日遂痊告以忌食之物而去

注释：①邃：　　　　　　　　　②延：

③比至：　　　　　　　　　④陵：

⑤不爽：　　　　　　　　　⑥咋舌：

翻译文中标有下划线的部分：

5. 标点：夫医之为道民命死生所系其责不为不重籍或不经儒术业擅偏门懵然不知正道不反几于操刃以杀人乎粤自神农尝百药制本草轩岐著素问越人作难经皆所以发明①天地人身阴阳五行之理卓为万世医家祖不可尚已厥②后名医代作蹑③圣门而探玄微者未易悉举又若汉张仲景唐孙思邈金之刘守真张子和李东垣辈诸贤继作皆有著述而神巧之运用有非常人所可及也其所以辨内外异攻补而互相发明者一皆祖述素难而引伸触类之耳其授受相承悉自正学中来也……愚承祖父之家学私淑丹溪之遗风其于素难靡不苦志钻研然义理玄微若坐丰蔀④迨阅历四纪于兹始知蹊径今年七旬有八矣桑榆⑤景迫精力日衰每憾世医多蹈偏门而民命之夭于医者不少矣是以不揣荒拙锐意编集以成全书一皆根据乎素难综横乎诸说傍通己意而不凿以孟浪之空言总不离乎正学范围之中非敢自以为是而附会以误人也目⑥之曰医学正传<u>将使后学知所适从而不蹈偏门以杀人盖亦端本澄源之意耳高明之士幸毋诮焉</u>

　　注释：①发明：　　　　　　　②厥：
　　　　　③蹑：　　　　　　　　④丰蔀：
　　　　　⑤桑榆：　　　　　　　⑥目：
　　翻译文中标有下划线的部分：

6. 标点：叶先生朝荣号见山少师台山公之父也中年得奇病不知所由来亦无他苦第①不能睡每睡欲合眼则背蓬蓬然②动始如斗大渐缩至背心仅如钱孔则涌起醒矣以此三年不成寐遂骨立③延医诊之医不能名其病第见其骨立则以为损也用参、苓诸药补之愈补愈甚且将就木④父忧之遍访名医得十人莫适与也则具十者名祝于乡祠女神刘夫人者枚举而筊⑤之良者阳筊否则阴十筊皆阴大惊吾儿殆⑥哉其不可药矣不然何十医而无一良也家人相对涕泣计无所出<u>先生忽见一人星冠道服自空下拊而告曰君何病服越鞠丸愈矣遂倏然去异之以询医医曰方诚有之平平无奇耳安能愈君君病久恍惚何言神也</u>问方载何书曰在丹溪心法问何疗曰疗郁先生瞿然⑦曰得之矣往余再丧妻四丧子复丧妹最后丧母骨肉之痛连绵不绝哭泣悲伤五衷菀结⑧今兹之病由郁生也神告我矣遂合一剂服之即成寐再服则通宵安寝三日而起矣

　　注释：①第：　　　　　　　　②蓬蓬然：
　　　　　③骨立：　　　　　　　④就木：
　　　　　⑤筊：　　　　　　　　⑥殆：
　　　　　⑦瞿然：　　　　　　　⑧菀结：
　　翻译文中下划线部分

7. 标点：始吾居乡有病寒而欬者问诸医医以为蛊不治且①杀人取其百金而治之饮以蛊药攻伐其肠胃烧灼其体肤禁切其饮食之美者碁月②而百疾作内热恶寒而欬不已纍然③真蛊者也又求于医医以为热授之以寒药旦朝吐之暮夜下之于是始不能食惧而反之则钟乳乌喙杂然并进而漂疽痈疥眩瞀之状无所不至三易④医而疾愈甚里老父教之曰是医之罪药之过也子何疾之有人之生也以气为主食为辅今子终日药不释口臭味乱于外而百毒战于内劳其主隔其辅是以病也子退而休之谢医却⑤药而进所嗜⑥气完而食美矣则夫药之良者可以一饮而效从之碁月而病良已

注释：①且：　　　　　　　　②碁月：
　　　③纍然：　　　　　　　④易：
　　　⑤却：　　　　　　　　⑥所嗜：
　　　翻译文中标有下划线的部分：

8. 标点：善医者不视方盖①方一定而病无定也余在山东郡室人产后虚悸每合眼即有气一股从下部上攻直至胸膈闭急而瘖②如是五昼夜殆③矣诸医泥方惟以补气血投之益甚痒生④马尔骐者晓医语之曰此火也急则治标何暇⑤顾气血投以胡黄连一服而熟寐一昼夜诸症脱然⑥万历辛亥九月在家侍儿忽病气逆不可卧一僧善方者曰此气不归元耳六味丸可立愈也投之久而如故且吐出原药僧怖曰胃有寒痰不受药矣非附子不能下也余信且疑时有良医薛子勉者家芊江距城二十里病且亟⑦乃飞骑迎之至诊视笑曰易与耳投以苏子萝卜子栀子香附等少许饮之贴然且告之故薛大惊曰凡气逆者皆火也附子入口必死无疑僧亦愧服至今齐中国手推⑧马生闽中推薛生也

注释：①盖：　　　　　　　　②瘖：
　　　③殆：　　　　　　　　④痒生：
　　　⑤暇：　　　　　　　　⑥脱然：
　　　⑦亟：　　　　　　　　⑧推：

翻译下划线部分

9. 标点：马小素扬州人精于医向有癫疾时或自言自笑有时现悲戚状独为人诊病时则与常人无异惟不问病症亦不乐人以病症告强言之则曰尔既知病何不自医及阅其脉案病情叩之病人丝毫不爽①且药到病除以故就医者甚多所书药方字特较大询其故则曰恐药肆②中人误认致有妨生命耳由是癫医之名大著③有贵家子得奇病四肢软弱不能起立不饮不食终日仰卧呼之虽④应而不发一言遍请名医诊治卒无效乃延马往马至病榻前不切脉审视良久又遍视室中曰此人无病何用药为遂命主人将室中一切有香气之物悉⑤移他处令用面盆多贮好醋以称锤烧红时⑥于房中淬⑦之令醋味不断明日可痊主人依法行之次日果渐痊盖此子平日最喜焚香致得此疾故以醋味敛⑧之耳

注释：　①不爽：　　　　　　②药肆：

③大著：　　　　　　　　　　④虽：

⑤悉：　　　　　　　　　　⑥时：

⑦淬：　　　　　　　　　　⑧敛：

翻译下划线部分

10. 标点：若夫医者为切身一大事且有及物之功语曰人而无恒不可以作巫医又曰子之所慎斋战疾康子馈①药子曰丘未达不敢尝余尝论之是术也在吾道中虽名为方伎非圣人贤者所专精然舍而不学则于仁义忠孝有所缺盖许世子止不先尝药春秋书以弑君故曰为人子者不可不知医惧其忽之亲之疾也况乎此身受气于天地受形②于父母自幼及老将以率③其本然之性充其固有之心如或遇时行道使万物皆得其所措④六合于太和中以毕其为人之事而一旦有疾懵⑤不知所以疗之伏枕呻吟付之庸医手而生死一听焉亦未可以言智也故自神农黄帝雷公岐伯以来名卿才大夫往往究心于医若汉之淳于意张仲景晋之葛洪殷浩齐之褚澄梁之陶宏景皆精焉唐陆贽斥忠州纂集⑥方书而苏沈二公良方至今传世是则吾侪⑦以从政讲学余隙⑧而于此乎研亦不为无用也

注释：①馈：　　　　　　　②形：

③率：　　　　　　　④措：

⑤懵：　　　　　　　⑥纂集：

⑦吾侪：　　　　　　⑧余隙：

翻译下划线部分

标点注释翻译题参考答案

1. 标点：刘子尝涉暑而征，热攻于膝以致病。其仆也告痛，亦莫能兴。逮浃日，予有瘳，医诊之曰："疾幸间矣，顾热渗而未平，有遗类焉，宜谨于摄卫；卫之乖方，则病复矣。"所苦既微而怠其说。倦眠于衾而兴焉，倦隐于几而步焉，面不能罢颊，发不能捐栉，口不能忘味，心不能无思，如是未移日而疾也，瘳如覆瘿于躬。进药求汗，凡三涣，然后目能视；视既分，则向时之仆已睨然执梏圈侍予于前矣。予讶而曰："曩吾与若也病偕，呻也呼也，若酷而吾微；药也饵也，吾殷而若薄。何患之同而痊之异哉？"仆谆谆而答云："己之被病也，兀然而无知；有间也，亦兀然无知。发蓬如而忘乎乱，面黔如而忘乎垢。洎疾之杀也，虽饮食是念，无滑甘之思。日致复初，亦不知也。"予喟然叹曰：始予有斯仆也，命之理畦则蔬荒，主庖则味乖，颛厩则马瘠，常谓其无适能适。乃今以兀然而贤我远甚，利与钝果相长哉？仆更矣。刘子遂言曰：乐于用则豫章贵，厚其生则社栎贤，唯理所之。曾何胶于域也？

注释：①痡：过度疲劳而不能行走的病。　②浃日：十日。

　　　③颒：洗脸。　　　　　　　　　　　④未移日：不到一天。

　　　⑤瘝：病。　　　　　　　　　　　　⑥若：你。

　　　⑦谆谆：迟钝貌。　　　　　　　　　⑧厚：重视。

语译：我患病之时，浑然没有什么感觉；病情好转，也茫然不知。头发蓬松而忘记它的散乱，面部脏黑而不在意它的污垢。等到疾病减轻，虽然食欲增加，却并不贪恋美味。一天天地康复，竟也没什么感觉。

2．标点：景岳，名介宾，别号通一子，越之山阴人也。其父为定西侯客。介宾年四十，即从游于京师。天下承平，奇才异士集于侯门。介宾幼而濬齐，遂遍交其长者。是时金梦石工医术，介宾从之学，尽得其传。以为凡人阴阳，但以血气、脏腑、寒热为言，此特后天之有形者，非先天之无形者也。病者多以后天戕及先天；治病者但知有形邪气，不顾无形元气。自刘河间以暑火立论，专用寒凉，其害已甚；赖东垣论脾胃之火必务温养，救正实多。丹溪出，立阴虚火动之论，寒凉之弊又复盛行。故其注本草，独详参附之用。又慨世之医者茫无定见，勉为杂应之术：假兼备以倖中，借和平以藏拙。虚而补之，又恐补之为害，复制之以消；实而消之，又恐消之为害，复制之以补。若此者，以药治药尚未遑，又安望其及于病耶？幸而偶愈，亦不知其补之之力，攻之之力耶；及其不愈，亦不知其补之为害，消之为害耶？是以为人治病，沉思病原，单方重剂，莫不应手霍然。一时谒病者辐辏其门，沿边大帅皆遣金币致之。

注释：①濬齐：才智周备而敏捷。　②特：只是。

　　　③戕：伤害。　　　　　　　　　　④救正：匡正；纠正。

　　　⑤遑：闲暇。　　　　　　　　　　⑥霍然：消散貌。谓疾病痊愈。

　　　⑦辐辏：车辐聚集到车轮中心。喻聚集。

语译：凭借攻补寒温药物兼而有之以获取侥幸治愈之效，通过使药物性味平和来掩饰自身医术低劣。虚证于是补益，因担心补益造成危害，故又用消导药物制约它；实证于是攻伐，因担忧攻伐引起祸患，故又用补益之品制衡它。

3．标点：《和剂局方》之成书也，可以据证检方，即方用药，不必求医，不必修制，寻赎见成丸散，病痛便可安痊。仁民之意，可谓至矣！自宋迄今，官府守之以为法，医门传之以为业，病者恃之以立命，世人习之以成俗。然予窃有疑焉。何者？古人以神圣工巧言医。又曰："医者，意也。"以其传授虽的，造诣虽深，临机应变，如对敌之将，操舟之工。自非尽君子随时反中之妙，宁无愧于医乎？今乃集前人已效之方，应今人无限之病，何异刻舟求剑，按图索骥？冀有偶然中病难矣。

注释：①仁：关爱。　　　　　　　　　　②讫：至。

　　　③神圣工巧：望闻问切四诊。　　　④自非：如果不是。

翻译：《和剂局方》成书，可凭借该书据证来检索方子，就方来用药，不必请医生，不必修制药物，购买回成丸散药，病痛便可痊愈。

4. 标点：医者颜某，邃于岐黄。然僻处乡谷，不以医炫，而人亦不以医称之。会扬州富豪魏某病笃，纵横数百里，凡医之稍负时望者，悉延诊，合议方药，终不效。有荐颜者，魏延之。比至，素履布衣，状貌古拙，众皆轻之，不为礼。而颜亦傲气陵人，见群医，亦不略致款曲，问病状。俄，侍者导颜诣病榻就诊。诊已，仆予以纸，请拟方。纸为八行书，乃多至五六十页。颜知其侮己，乃伸纸作脉案，陈其病之所由起，某日传某经作何状。书时，群医中有窥者，见所述皆不爽，固已咋舌。不半日，纸已尽，乃掷笔起，告去，众挽留读脉案，皆吻合病状，而文复古奥，上溯《素问》，下迄名家，洋洋数万言，穷源索隐，无蕴不发，知为名手，遂请其拟方。颜笑曰："请我来治病耶？抑试我耶？夫拟方而予纸至数十页，此何为者？且慢侮见诸辞色，尚信其术而服药乎？予不敏，行矣。"病家老少环跪，哀请至再三，乃拟方，数日遂痊，告以忌食之物而去。

注释：①邃：精深。　　　　　　　②延：请。

③比至：等到（他）到来。　　　④陵：通"凌"，侵侮。

⑤不爽：没有差错。

⑥咋舌：咬舌，此处形容不敢说话或说不出话来之貌。

翻译：当时扬州有一个姓魏的富商病得很重，方圆几百里稍微有点名气的医生都请来看病，开方用药，最后都没有疗效。

5. 标点：夫医之为道，民命死生所系，其责不为不重。籍或不经儒术，业擅偏门，懵然不知，正道不反，几于操刃以杀人乎！粤自神农尝百药，制《本草》，轩岐著《素问》，越人作《难经》，皆所以发明天地人身阴阳五行之理，卓为万世医家祖，不可尚已。厥后名医代作，蹑圣门而探玄微者，未易悉举。又若汉·张仲景、唐·孙思邈、金之刘守真、张子和、李东垣辈，诸贤继作，皆有著述，而神巧之运用，有非常人所可及也。其所以辨内外、异攻补而互相发明者，一皆祖述《素》、《难》而引伸触类之耳。其授受相承，悉自正学中来也……愚承祖父之家学，私淑丹溪之遗风，其于《素》、《难》，靡不苦志钻研，然义理玄微，若坐丰蔀，迨阅历四纪于兹，始知蹊径。今年七旬有八矣，桑榆景迫，精力日衰，每憾世医，多蹈偏门，而民命之夭于医者不少矣。是以不揣荒拙，锐意编集，以成全书。一皆根据乎《素》、《难》，综横乎诸说，傍通己意，而不凿以孟浪之空言，总不离乎正学范围之中。非敢自以为是，而附会以误人也，目之曰《医学正传》。将使后学知所适从，而不蹈偏门以杀人，盖亦端本澄源之意耳。高明之士，幸毋诮焉！

注释：①发明：阐发说明。　　　②厥：其。

③蹑：登，迈入。　　　　　④丰蔀：遮蔽光明的棚席。

⑤桑榆：喻年老。　　　　　⑥目：为……命名。

翻译：希望让后世学医的人知道可以归向依从的方法，从而不至于踏入歪门邪道来误杀病人，大概也是端正根本澄清源流的意义。高明的人士，希望不要讥笑我啊！

6. 标点：叶先生朝荣，号见山。少师台山公之父也。中年得奇病，不知所由来。亦无他苦，第不能睡。每睡欲合眼，则背蓬蓬然动，始如斗大，渐缩至背心，仅如钱孔，则涌起醒矣。以此三年不成寐，遂骨立。延医诊之，医不能名其病，第见其骨立，则以为损也。用参、苓诸药补之，愈补愈甚，且将就木。父忧之。遍访名医，得十人，莫适与也，则具十人者名。祝于乡祠女神刘夫人者，枚举而笈之，良者阳笈，否则阴。十笈皆阴。大惊。吾儿殆哉，其不可药矣，不然，何十医而无一良也。家人相对涕泣，计无所出。先生忽见一人，星冠道服，自空下，拊而告曰："君何病，服越鞠丸，愈矣。"遂翛然去。异之，以询医。医曰："方诚有之，平平无奇耳，安能愈君？君病久恍惚，何言神也。"问方载何书？曰在丹溪心法。问何疗？曰疗郁。先生瞿然曰："得之矣。往余再丧妻，四丧子，复丧妹，最后丧母，骨肉之痛，连绵不绝，哭泣悲伤，五衷菀结，今兹之病，由郁生也，神告我矣。"遂合一剂服之，即成寐，再服则通宵安寝。三日而起矣。

注释：①第：只。　　　　　　　②蓬蓬然：指跳动频繁而杂乱。

③骨立：形容枯瘦，只剩下骨头。　④就木：死亡。

⑤笈：占卜时用的器具。　　　　⑥殆：危险。

⑦瞿然：惊诧貌。　　　　　　　⑧菀结：郁结。

翻译：先生忽然看见一个人，头戴道帽穿着道服，从天而降，拍拍（先生）告诉他说："你患了什么病，服食越鞠丸就可以痊愈。"说完就迅速不见了。（先生）十分奇怪，把这事儿告诉了医者。医者说："这个方子确实存在，没有什么特别的，哪里能治好你的病呢？你是患病时间长了犯迷糊吧，为什么说是神仙呢。"

7. 标点：始吾居乡，有病寒而欬者，问诸医。医以为蛊，不治且杀人，取其百金而治之，饮以蛊药，攻伐其肠胃，烧灼其体肤，禁切其饮食之美者，朞月而百疾作，内热恶寒而欬不已：纍然真蛊者也！又求于医，医以为热，授之以寒药，且朝吐之，暮夜下之，于是始不能食；惧而反之，则钟乳乌喙，杂然并进，而漂疽痈疥眩瞀之状，无所不至，三易医而疾愈甚。里老父教之曰："是医之罪、药之过也！子何疾之有？人之生也，以气为主、食为辅。今子终日药不释口，臭味乱于外，而百毒战于内，劳其主、隔其辅，是以病也。子退而休之，谢医却药，而进所嗜，气完而食美矣，则夫药之良者，可以一饮而效！"从之，朞月而病良已。

注释：①且：将。　　　　　　　②朞月：一整月。

③纍然：羸惫貌。　　　　　④易：更换。

⑤却：推却，停用。　　　　⑥所嗜：想吃的食物。

翻译：你有什么病呢？人的生命，以气机为主体、食物为辅助。现在你整天药不离口，气味在外面侵扰，而各种药毒在体内交战，耗损那些主体、隔绝那些辅助，因此患了病。你隐退而休养身体，谢绝医生拒绝药物，并吃想吃的食物，气机充足而且饮食甘美，那就是最好的药物，可以一吃而见效！

8. 标点：善医者不视方，盖方一定而病无定也。余在山东，郡室人产后虚悸，每合眼即有气一股从下部上攻，直至胸膈，闭急而寤，如是五昼夜，殆矣。诸医泥方，惟以补气血投之，益甚。庠生马尔骐者，晓医，语之曰："此火也，急则治标，何暇顾气血?"投以胡黄连一服，而熟寐一昼夜，诸症脱然。万历辛亥九月，在家，侍儿忽病气逆，不可卧。一僧善方者曰："此气不归元耳，六味丸可立愈也。"投之久而如故，且吐出原药。僧怖曰："胃有寒痰，不受药矣，非附子不能下也。"余信且疑，时有良医薛子勉者，家芊江，距城二十里，病且亟，乃飞骑迎之，至，诊视笑曰："易与耳。"投以苏子、萝卜子、栀子、香附等少许，饮之贴然，且告之故。薛大惊曰："凡气逆者，皆火也。附子入口，必死无疑。"僧亦愧服。至今齐中国手推马生，闽中推薛生也。

注释：①盖：因为。　　　　②寤：睡醒。
　　　　③殆：危险。　　　　④庠生：秀才。
　　　　⑤暇：空闲。　　　　⑥脱然：摆脱的样子。
　　　　⑦亟：急迫。　　　　⑧推：推举。

翻译：万历辛亥年九月，（马尔骐）在家，侍奉的小孩突然气逆，不能躺卧。一个擅长医方的僧人说："这是真气没有恢复，六味丸可以马上治好。"用六味丸很长时间却和之前一样，而且会吐出药丸。僧人恐惧地说："胃里有寒痰，不能吃药，不是附子不能使寒痰下。"

9. 标点：马小素，扬州人，精于医。向有癫疾，时或自言自笑，有时现悲戚状，独为人诊病时，则与常人无异。惟不问病症，亦不乐人以病症告，强言之，则曰："尔既知病，何不自医。"及阅其脉案病情，叩之病人，丝毫不爽，且药到病除，以故就医者甚多。所书药方，字特较大。询其故，则曰："恐药肆中人误认，致有妨生命耳。"由是癫医之名大著。有贵家子得奇病，四肢软弱，不能起立，不饮不食，终日仰卧，呼之虽应，而不发一言。遍请名医诊治，卒无效，乃延马往。马至病榻前，不切脉，审视良久，又遍视室中，曰："此人无病，何用药为!"遂命主人将室中一切有香气之物，悉移他处，令用面盆多贮好醋，以称锤烧红，时于房中淬之，令醋味不断，明日可痊。主人依法行之，次日，果渐痊。盖此子平日最喜焚香，致得此疾，故以醋味敛之耳。

注释：①不爽：没有差错。　　②药肆：药店。
　　　　③大著：形容名声大震。　④虽：即使。
　　　　⑤悉：都。　　　　　　⑥时：常常。
　　　　⑦淬：烧红的铸件放入液体中。⑧敛：收。

翻译：到处找名医诊治，最后都没有效果，于是请马小素去。马小素来到病床前，没有把脉，仔细观察了很长时间，又把房间看了一遍，说："这个人没有病，用药做什么!"

10. 标点：若夫医者，为切身一大事，且有及物之功。语曰："人而无恒不可以作巫医。"又曰："子之所慎，斋、战、疾。"康子馈药，子曰："丘未达，不敢尝。"余尝论之，是术也，在吾道中虽名为方伎，非圣人贤者所专精，然舍而不学，则于仁义忠孝有所缺。盖许世子止不先尝药，《春秋》书以弑君，故曰为人子者不可不知医，惧其忽于亲之疾也。况乎此身受气于天地，受形于父母，自幼及老，将以率其本然之性，充其固有之心。如或遇时行道，使万物皆得其所，措六合于太和中，以毕其为人之事，而一旦有疾，懵不知所以疗之，伏枕呻吟，付之庸医手，而生死一听焉，亦未可以言智也。故自神农、黄帝、雷公、岐伯以来，名卿、才大夫往往究心于医。若汉之淳于意、张仲景，晋之葛洪、殷浩，齐之褚澄，梁之陶宏景，皆精焉。唐陆贽斥忠州纂集方书，而苏、沈二公良方至今传世。是则吾侪以从政、讲学余隙而于此乎研，亦不为无用也。

注释：①馈：馈赠。　②形：身体。
　　　③率：遵循。　④措：安放。
　　　⑤懵：迷糊。　⑥纂集：编纂收集。
　　　⑦吾侪：我辈。　⑧余隙：闲暇。

翻译：我曾经讨论过，这种技艺在我们所学习的大道中称为方伎，不是圣人和贤能之人擅长的，然而舍弃不学习，就使得仁义忠孝有不完整。许国公子只是没有先试药，《春秋》就记载他以下犯上杀国君，所以说身为人子必须懂得医学，因为担心他的至亲突然患病啊。

（二）阅读分析题

1. 标点：唐裴佶尝话少时姑父为朝官有雅望佶至宅看其姑会其朝退深叹曰崔昭何人众口称美此必行贿者也如此安得不乱言未竟①阍者②报寿州崔使君候谒姑父怒呵阍者将鞭③之良久束带强出须臾命茶甚急又命酒馔又命秣马饭④仆姑曰前何倨⑤而后何恭也及入门有得色揖佶曰且憩学院中佶未下阶出怀中一纸乃昭赠官绢⑥千匹

注释：①竟：　　②阍者：　　③鞭：
　　　④饭：　　⑤倨：　　⑥绢：

概括文意：

2. 标点：一人疾焉而医者十并使之欤曰使其尤良者一人焉尔乌知其尤良而使之曰众人之所谓尤良者而隐之以吾心其①可也夫能不相逮②不相为谋③又相忌也况愚智之相百者乎人之愚不能者常多而智能者常少医者十愚不能者乌知其不九邪并使之智能者何用愚不能者何所不用一日而病且亡谁能任其咎④邪故予曰使其尤良者一人焉尔使其尤良者有道药云则药食云则食坐云则坐作云则作夫然故医也得肆⑤其术而无憾焉不幸而死亡则少矣

释词：①其：　　②逮：　　③谋：

④咎：　　　　⑤肆：

概括文意：

3. 标点：内阁学士永公讳宁婴①疾颇委顿延医诊视未遽②愈改延一医索前医所用药帖弗得公以为小婢误置他处责使搜索云不得且笞③汝方倚枕憩息恍惚有人跪灯下曰公弗笞婢此药帖小人所藏小人即公为臬司时平反得生之囚也问藏药帖何意曰医家同类相忌务改前医之方以见所长公所服药不误特初试一剂力尚未至耳使后医见方必相反以立异则公殆④矣所以小人阴⑤窃之

释词：①婴：　　　　②遽：　　　　③笞：
　　　④殆：危险。　　⑤阴：暗中。

概括文意：

4. 标点：梁王嗜果使使者求诸吴吴人予之橘王食之美他日又求焉予之柑王食之尤美则意其犹有美者未予也甚①使者聘于吴而密访焉御儿之鄙人②有植枸橼于庭者其实大如瓜使者见而愕之曰美哉煌煌乎柑不如矣求之弗予归言于梁王梁王曰吾固知吴王之靳③也命使者以币请④之朝而进之荐而后尝之未毕一瓣王舌缩而不能咽齿柔而不能咀⑤

释词：①甚：　　　　②鄙人：　　　　③靳：
　　　④请：　　　　⑤咀：

概括文意：

5. 标点：夫仲景之道至平至易仲景之门人人可入而使之茅塞①如此令学者如夜行歧路莫之指归不深可悯耶且以十存二三之文而谓之全篇手足厥冷之厥混同两阴交尽之厥其间差谬何可殚②举此愚所以执卷长吁③不能已于注疏也丙午秋校正内经始成尚未出而问世以伤寒为世所甚重故将仲景书校正而注疏之分篇汇论挈其大纲详其细目证因类聚方随附之倒句讹字悉为改正异端邪说一切辨明歧伯仲景之隐旨发挥本论各条之下集成一帙④名论注不揣⑤卑鄙敢就正高明倘得片言首肯亦稍慰夫愚者之千虑云尔

释词：①茅塞：　　　②殚：　　　　③吁：
　　　④帙：　　　　⑤揣：

概括文意：

6. 标点：予之祖父郴为汲令以夏至日诣见主薄杜宣赐酒时北壁上悬赤弩照于杯形如蛇宣畏恶①之然不敢不饮其日便得胸腹痛切妨损饮食大用羸露②攻治万端不为愈后

郴因事过至宣家窥视问其变故云畏此蛇蛇入腹中郴还听事思维良久顾③见悬弩必是也则使门下史将④铃下侍徐扶辇载宣于故处设酒杯中故复有蛇因谓宣此壁上弩影耳非有他怪宣遂解甚夷⑤怪由是瘳平

释词：①畏恶： ②羸露： ③顾：

④将： ⑤夷：

概括文意：

7. 标点：京都闾阎多信女巫有武人陈五者厌其家崇信之笃①莫能治一日含青李于腮给②家人疮肿痛甚不食而卧者竟日其妻忧甚召女巫治之巫降谓五所患是名疔疮以其素不敬神神不与救家人罗拜③恳祈然后许之五佯④作呻吟甚急语家人云必得禅师入视救我可也巫人按视五乃从容吐青李视之捽⑤巫批其颊而叱之门外自是家人无信崇者

释词：①笃： ②给： ③罗拜：

④佯： ⑤捽：

概括文意：

8. 标点：士大夫多秘①其所患而求诊以验医之能否使索病于冥漠之中辨虚实冷热于疑似之间医不幸而失终不肯自谓失也则巧饰掩非以全其名至于不救则曰是固难治也间②有谨愿者虽或因主人之言亦复参以所见两存而杂治以故药不效此世之通患而莫之悟也吾平生求医盖于平时默验其工③拙至于有疾而求疗必先尽告以所患而后求诊使医者了然知患之所在然后求之诊虚实冷热先定于中则脉之疑似不能惑也故虽中医④治吾疾常愈吾求疾愈而已岂以困⑤医为事哉

释词：①秘： ②间： ③工：

④中医： ⑤困：

概括文意：

9. 标点：淳于髡一日而见①七士于宣王王曰子来寡人闻之千里而一士是比肩②而立百世而一圣若随踵而至也今子一朝而见七士则士不亦众乎淳于髡曰不然夫鸟同翼者而聚居兽同足者而俱行今求柴胡桔梗于沮泽③则累世不得一焉及之睪黍梁父之阴④则郄车而载耳夫物各有畴今髡贤者之畴也王求士于髡譬若挹水于河而取火于燧也髡将复见之岂特⑤七士也

释词：①见： ②比肩： ③沮泽：

④阴： ⑤特：

概括文意：

10. 标点：一人问造酒之法于酒家酒家曰一斗米一两麴加二斗水相参和酿七日便成酒其人善忘归而用水二斗麴一两相参和七日而尝之犹①水也乃往诮②酒家谓不传与真法酒家曰尔第③不循我法耳其人曰我循尔法用二斗水一两麴酒家曰可有米么其人俛④首思曰是我忘记下米噫并酒之本而忘之欲求酒及于不得酒而反怨教之者之非也世之学者忘本逐末而学不成何以异于是

　　释词：①犹：　　　　　②诮：
　　　　　③第：　　　　　④俛：

　　概括文意：

阅读分析题参考答案

1. 标点：唐裴佶尝话：少时姑父为朝官，有雅望。佶至宅看其姑，会其朝退，深叹曰："崔昭何人，众口称美？此必行贿者也。如此安得不乱？"言未竟，阍者报寿州崔使君候谒。姑父怒呵阍者，将鞭之；良久，束带强出；须臾，命茶甚急，又命酒馔，又命秣马饭仆。姑曰："前何倨而后何恭也？"及入门，有得色，揖佶曰："且憩学院中。"佶未下阶，出怀中一纸，乃昭赠官绅千匹。

　　释词：①竟：完毕；终了。　　　②阍者：看门人。
　　　　　③鞭：用鞭子抽打。名词用如动词。　④饭：用饭菜款待。
　　　　　⑤倨：傲慢。⑥绅：粗绸。
　　概括文意：通过姑父接待崔昭前后言行神态的对比描述，刻画了一个封建官僚的虚伪而又贪婪的两面派形象。

2. 标点：一人疾焉而医者十，并使之钦？曰：使其尤良者一人焉尔。乌知其尤良而使之？曰："众人之所谓尤良者，而隐之以吾心，其可也。夫能不相逮，不相为谋，又相忌也。况愚智之相百者乎？人之愚不能者常多，而智能者常少。医者十，愚不能者乌知其不九邪？并使之，智能者何用？愚不能者何所不用？一日而病且亡，谁能任其咎邪？故予曰：使其尤良者一人焉尔。使其尤良者有道，药云则药，食云则食，坐云则坐，作云则作。夫然，故医也得肆其术而无憾焉，不幸而死亡则少矣。

　　释词：①其：大概；或许。　　②逮：及；赶上；达到。
　　　　　③谋：谋划；商量。　　④咎：罪责。
　　　　　⑤肆：任意发挥。
　　概括文意：强调任医贵在专一，并对所择良医充分信从。

3. 标点：内阁学士永公，讳宁，婴疾，颇委顿。延医诊视，未遽愈。改延一医，索前医所用药帖，弗得。公以为小婢误置他处，责使搜索，云："不得，且笞汝！"万倚枕憩息，恍惚有人跪灯下，曰："公弗笞婢。此药帖，小人所藏。小人即公为皋司时平反得生之囚也。"问："藏药帖何意？"曰："医家同类相忌，务改前医之方，以见所长。公所服药不误，特初试一剂，力尚未至耳。使后医见方，必相反以立异，则公殆矣。所以小人阴窃之。"

　　释词：①婴：患；缠染。　　　　　②遽：立即；马上。

　　　　　③笞：用鞭、杖等抽打。　　④殆：危险。

　　　　　⑤阴：暗中。

　　概括文意：本文通过囚徒之口暴露出医生之间相互忌嫉的恶习，客观上显示了任医专一的重要性。

　　4．标点：梁王嗜果，使使者求诸吴。吴人予之橘，王食之美。他日又求焉，予之柑，王食之尤美，则意其犹有美者未予也，綦使者聘于吴而密访焉。御儿之鄙人有植枸橼于庭者，其实大如瓜。使者见而愕之曰："美哉，煌煌乎，柑不如矣！"求之，弗予。归言于梁王，梁王曰："吾固知吴王之靳也！"命使者以币请之，朝而进之，荐而后尝之。未毕一瓣，王舌缩而不能咽，齿柔而不能咀。

　　释词：①綦（jì 计）：教导。　　　②鄙人：郊野之人。

　　　　　③靳：吝啬。　　　　　　　④请：求购。

　　　　　⑤咀：咀嚼。

　　概括文意：通过梁王求果的故事说明：贪婪无厌而又多疑者，难免自食苦果。

　　5．标点：夫仲景之道，至平至易，仲景之门，人人可入。而使之茅塞如此，令学者如夜行歧路，莫之指归，不深可悯耶？且以十存二三之文，而谓之全篇，手足厥冷之厥，混同两阴交尽之厥，其间差谬，何可殚举？此愚所以执卷长吁，不能已于注疏也。丙午秋，校正《内经》始成，尚未出而问世，以《伤寒》为世所甚重，故将仲景书校正而注疏之。分篇汇论，挈其大纲，详其细目；证因类聚，方随附之；倒句讹字，悉为改正；异端邪说，一切辨明。歧伯、仲景之隐旨，发挥本论各条之下，集成一帙，名《论注》。不揣卑鄙，敢就正高明，倘得片言首肯，亦稍慰夫愚者之千虑云尔。

　　释词：①茅塞：闭塞。　　　　　②殚：尽。

　　　　　③吁：嗟叹。　　　　　　④帙：书套，这里指一部书。

　　　　　⑤揣：估量。

　　概括文意：介绍《伤寒论注》一书的编写缘起和体例，表明自己的态度、希望。

　　6．标点：予之祖父郴，为汲令。以夏至日诣见主薄杜宣。赐酒，时北壁上悬赤弩，照于杯，形如蛇。宣畏恶之，然不敢不饮。其日，便得胸腹痛切，妨损饮食，大用羸露；攻治万端，不为愈。后郴因事过至宣家，窥视，问其变故。云："畏此蛇，蛇入腹中。"郴还听事，思维良久，顾见悬弩，必是也。则使门下史将铃下侍徐扶辇载宣，于故处设酒，杯中故复有蛇。因谓宣："此壁上弩影耳，非有他怪。"宣遂解，甚夷怿，由是瘳平。

释词：①畏恶：畏惧厌恶。 ②羸露：衰败。

③顾：回头看 ④将：带领。

⑤夷：通"怡"，喜悦。

概括文意：通过杜宣疑杯弓为蛇影的故事，说明心理因素对人的健康有着十分重要的影响。

7. 标点：京都间阎多信女巫。有武人陈五者，厌其家崇信之笃，莫能治。一日，含青李于腮，绐家人："疮肿痛甚。"不食而卧者竟日。其妻忧甚，召女巫治之。巫降谓五所患是名疔疮，以其素不敬神，神不与救。家人罗拜、恳祈，然后许之。五佯作呻吟甚急，语家人云："必得禅师入视救我，可也。"巫人按视，五乃从容吐青李视之；捽巫，批其颊而叱之门外。自是，家人无信崇者。

释词：①笃：深；执着。 ②绐：欺骗。

③罗拜：围在身边作揖、叩头。 ④佯：假装。

⑤捽（zuó 昨）：揪。

概括文意：通过陈五采用以诈对诈的办法揭穿女巫巫术真相的故事，不但显示出陈五的勇敢智慧，更揭示了巫术迷信的虚伪。

8. 标点：士大夫多秘其所患而求诊，以验医之能否，使索病于冥漠之中，辨虚实冷热于疑似之间。医不幸而失，终不肯自谓失也，则巧饰掩非以全其名。至于不救，则曰：是固难治也。间有谨愿者，虽或因主人之言，亦复参以所见，两存而杂治，以故药不效。此世之通患而莫之悟也。吾平生求医，盖于平时默验其工拙，至于有疾而求疗，必先尽告以所患，而后求诊，使医者了然知患之所在，然后求之诊，虚实冷热先定于中，则脉之疑似不能惑也。故虽中医，治吾疾常愈。吾求疾愈而已，岂以困医为事哉？

释词：①秘：隐瞒。 ②间：间或；偶尔。

③工：精巧。 ④中医：中等水平的医生。

⑤困：使……困窘；为难。

概括文意：文章通过分析"秘所患而求诊"的危害，说明患者宜"先尽告以所患"的必要性，从而倡导了患者应积极与医生配合的正确态度。

9. 标点：淳于髡一日而见七士于宣王。王曰："子来，寡人闻之，千里而一士，是比肩而立；百世而一圣，若随踵而至也。今子一朝而见七士，则士不亦众乎？"淳于髡曰："不然。夫鸟同翼者而聚居，兽同足者而俱行。今求柴胡、桔梗于沮泽，则累世不得一焉；及之睾黍、梁父之阴，则郄车而载耳。夫物各有畴，今髡，贤者之畴也。王求士于髡，譬若挹水于河，而取火于燧也。髡将复见之，岂特七士也。"

释词：①见：进献；推荐。　　　②比肩：并肩，形容人多。

　　　③沮泽：有水草的低湿之地。　④阴：指山的北面。

　　　⑤特：仅仅；只是。

概括文意：文章叙述了淳于髡荐贤的故事，并借淳于髡之口说明：天下本来不乏人才，而乏发现人才的正确途径。

10．标点：一人问造酒之法于酒家。酒家曰："一斗米，一两麯，加二斗水，相参和，酿七日便成酒。"其人善忘，归而用水二斗、麯一两，相参和。七日而尝之，犹水也。乃往诮酒家，谓不传与真法。酒家曰："尔第不循我法耳。"其人曰："我循尔法，用二斗水、一两麯。"酒家曰："可有米么？"其人俛首思曰："是我忘记下米。"噫！并酒之本而忘之，欲求酒，及于不得酒，而反怨教之者之非也！世之学者，忘本逐末，而学不成，何以异于是？

释词：①犹：仍然。　　　　　②诮：责备。

　　　③第；不过；只是。　　④俛："俯"的异体字，低垂。

概括文意：通过不用原料造酒而酒不成的故事，昭示舍本逐末必然徒劳无功的道理。

第四部分　模拟试卷

一、本科医古文考试试卷

（一）湖南中医药大学《医古文》考试试卷

一、单选题（在本题的每一小题的的备选答案中，只有一个答案是正确的，请把你认为正确　答案的题号，填入题干的括号内。每题1分，共20分)

1. 下列各词义为"愤怒"的是　　　　　　　　　　　　　　　　　　　　（　　）
　　①节度　　　　　②瞋恚　　　　　③考竟　　　　　④烦懑

2. 在"公觉，召桑田巫"中，"觉"的词义是　　　　　　　　　　　　　（　　）
　　①发觉　　　　　②醒悟　　　　　③惊醒　　　　　④入睡

3. "苟见枝叶之辞，去本而末是务，辄怒溢颜面，若将浼焉"句中"浼"的读音为　　　　　　　　　　　　　　　　　　　　　　　　　　　　　　　　　（　　）
　　①miǎn　　　　②měi　　　　　③mǐn　　　　　④wǎn

4. 下列对"掐髓脑，摸荒爪幕"句中异写字的解释，错误的是　　　　　（　　）
　　①摸，通"扯"　　　　　　　②荒，通"肓"
　　③爪，同"抓"　　　　　　　④幕，通"膜"

5. 在"扁鹊独奇之，常谨遇之"中，"遇"义为　　　　　　　　　　　（　　）
　　①遭遇　　　　　②接受　　　　　③款待　　　　　④等待

6. 在"或尊贵执言难抗，或密戚偏见难回"中，"回"义为　　　　　　（　　）
　　①回复　　　　　②回避　　　　　③顺从　　　　　④扭转

7. 在"当得家书，方欲暂还耳"中，"当"义为　　　　　　　　　　　（　　）
　　①应当　　　　　②将要　　　　　③刚才　　　　　④已经

8. 下面用以表示"惊视貌"的词是　　　　　　　　　　　　　　　　　（　　）
　　①眩然　　　　　②瞿然　　　　　③瘇然　　　　　④嗃然

9. 在"即或衰年无俚，有此附会"中，"无俚"义为　　　　　　　　　（　　）
　　①无聊　　　　　②无奈　　　　　③无暇　　　　　④无力

10. 在"岑岑周体，如痁作焉"句中，"岑岑周体"的语序为　　　　　（　　）
　　①主谓倒置　　　②定语后置　　　③动宾倒置　　　④介宾倒置

11. 在"凡君子之食恒放焉"中，"放"义为　　　　　　　　　　　　　（　　）

①挥霍　　　②放纵　　　③仿照　　　④放置

12. 在"有斯病必形斯候者也"中，"形"义为　　　　　　　（　　）

①表现　　　②犹如　　　③假如　　　④无奈

13. 在"持至贵之重器，委付凡医"中，"重器"喻义为　　　（　　）

①财产　　　②地位　　　③身体　　　④名誉

14. 下面属于异体字与正体字关系的一组是　　　　　　　　（　　）

①徧—遍　　　②辩—辨　　　③反—返　　　④落—络

15. 我国现存最早的目录分类著作是　　　　　　　　　　　（　　）

①《别录》　　　　　　　②《七略》

③《汉书·艺文志》　　　④《四库全书总目提要》

16. 在校勘学上，文章中多出的文字称为　　　　　　　　　（　　）

①讹文　　　②衍文　　　③倒文　　　④脱文

17. 在下列各句中，"治"字义为"研习"的是　　　　　　　（　　）

①翁以其法治之，良验　　　②即命治人参膏

③稍长，从乡先生治经　　　④遂治装出游

18. 在"然记籍所载，前史所传，较而论之"中，"较"的本字应是（　　）

①校　　　②皎　　　③佼　　　④挢

19. 简化字"书"相应的繁体字是　　　　　　　　　　　　（　　）

①盡　　　②畫　　　③晝　　　④書

20. "苟循往以御变，昧于节宣，奚独吾侪小人理身之弊而已"一句的寓意是
（　　）

①批评医生医术低劣　　　②感叹自己养生无方

③讽谏朝廷因循守旧　　　④谴责官吏懦弱无能

二、多选题（在本题的每一小题的备选答案中，正确答案有两个或两个以上，请把你认为正确答案的题号，填入题干的括号内。多选、不选不给分。每题 2 分，共 10 分）

1. 下列各词具有"年"义的是　　　（　）（　）（　）（　）（　）

①"五六岁，亲中人有病如成者"的"岁"

②"此病后三期当发，遇良医乃可济救"的"期"

③"建安纪年以来，犹未十稔"的"稔"

④"反复更秋，稍得其绪"的"秋"

⑤"俾至道不明于世者，迨四千余祀矣"的"祀"

2. 下列"一"作"一旦"义的句子是　　　（　）（　）（　）（　）（　）

①是书一出，子云其人必当旦暮遇之

②一以参详，群疑冰释

③乃悉焚弃向所习举子业，一于医致力焉

④与人交，一以三纲五常为去就

⑤愧情一集，涣然流离

3. 下面含有"名词作状语"这一语法现象的句子是　（　）（　）（　）（　）（　）
①一时学者咸声随影附，翁教之亹亹忘疲
②佗行道，见一人病咽塞家人车载欲往就医
③登楼则太湖奇峰鳞罗布列，如儿孙拱侍状
④故学者必须博极医源，不得道听途说，而言医道已了
⑤而又有目医为小道，并是书且弁髦置之者

4. 下面属于"灾"的异体字是　　　　　　（　）（　）（　）（　）（　）
①疢　　②栽　　③菑　　④災　　⑤甾

5. 下面属于象形字的是　　　　　　　　（　）（　）（　）（　）（　）
①自　　②本　　③刀　　④刃　　⑤目

三、填空题（每空 1 分，共 1 0 分）

1. 汉字是属于 _____ 体系的书写符号，正是基于它的这一特点，有了因 ____ 求义的方法。

2. 我国第一部词典是 _____ 时期的 _____。

3. 词义引申的一般规律是：由特定到 _____，由具体到 _____，由部分到全体。

4. 写出下面两个简化字相应的繁体字：药 _____，个 _____。

5. "恍音闷"属于注音中的 _____ 法；"淖，乃豹切"属于注音中的 _____ 法。

四、解释句中带点的词（每小题 1 分，共 1 0 分）

1. 今君至于淫以生疾，将不能图恤社稷。

2. 出入十余年，乃呼扁鹊私坐，间与语曰。

3. 两之以九窍之变，参之以九藏之动。

4. 解其装，无长物，有《本草纲目》数十卷。

5. 然吾乡诸医鲜克知之者。

6. 不知自古神圣，未有舍望、闻、问，而独凭一脉者。

7. 必有大段要急之处，不得已隐忍而用之。

8. 方当茹冰嚼雪，块枕草坐。

9. 仆方思辑其梗概，以永其人。

10. 扣其所从来，曰："顷见主帅有此，故剽得之。"

五、解释下列成语典故（每小题 2 分，共 1 0 分）

1. 系铃解铃：

2. 空谷足音：

3. 御风以絺：

4. 负薪之忧：

5. 奎张不乱：

六、语译（每小题 5 分，共 2 5 分）

1. 逮再饵半旬，厥毒果肆，岑岑周体，如痁作焉。

2. 阴淫寒疾，阳淫热疾，风淫末疾，雨淫腹疾，晦淫惑疾，明淫心疾。

3. 第以人心积习既久，讹以传讹，即决长波犹虞难涤，使辨之不力，将终无救正日矣。

4. 左丘明有云："仁人之言，其利溥哉！"信矣。若翁者，殆古所谓直谅多闻之益友，又可以医师少之哉？

5. 服药求汗，或有弗获；而愧情一集，涣然流离。终朝未餐，则嚣然思食；而曾子衔哀，七日不饥。

七、阅读理解题（共 15 分）

①杨贲亨治一贵人患内障性暴躁时时持镜自照计日责效数医不愈召杨诊曰目疾可自愈**第**服药过多毒已流入左股旦夕间当发毒**窃**为公忧之既去贵人日夕视左股抚摩惟恐其发也久之目渐愈而毒不作贵人以杨言不验召诘之对曰医者意也公性躁欲速每持镜自照心之所属无时不在于目则火上炎目何由愈故诡言令公凝神于足则火自降目自愈矣兵行诡道惟医亦**然**贵人曰良医也厚礼而遣之

②菊春生夏茂秋花冬实备受四气饱经露霜叶枯不落花槁不零味兼甘苦性禀平和昔人谓其能除风热益肝补阴盖不知其得金水之精英尤多能益金水二脏也补水所以制火益金所以平木木平则风息火降则热除用治诸风头目其旨深微黄者入金水阴分白者入金水阳分红者行妇人血分皆可入药神而明之存乎其人其苗可蔬叶可啜花可饵根实可药**囊**之可枕酿之可饮自本至末罔不有功宜乎前贤比之君子神农列之上品隐士采入酒骚人餐其落**英**费长房言九日饮菊酒可以辟不祥神仙传言康风子朱孺子皆以服菊花成仙荆州记言胡广久病风羸饮菊潭水多寿菊之贵重如此是岂群芳可伍哉

要求：（1）为上文标点。（10 分）

（2）解释文中加下划线的词。（5 分）

第：　　　　　　　窃：

然：　　　　　　　囊：

英：

参考答案

一、

1. ②;	2. ③;	3. ②;	4. ①;	5. ③;
6. ④;	7. ③;	8. ②;	9. ①;	10. ①;
11. ③;	12. ①;	13. ③;	14. ①;	15. ③;
16. ②;	17. ③;	18. ②;	19. ④;	20. ③;

二、

1. ①. ②. ③. ④. ⑤

2. ①. ②. ⑤

3. ①. ②. ③. ④. ⑤

4. ②. ③. ④

5. ①. ③. ⑤

三、

1. 表意；形。

2. 西汉；《尔雅》。

3. 一般；抽象。

4. 藥；個。

5. 直音法；反切。

四、

1. 谋虑，体恤。

2. 悄悄地。

3. 同"叁"，再三诊察。

4. 多余的东西。

5. 能够。

6. 即使。

7. 重要的。

8. 吃。

9. 使不朽。

10. 通"叩"，询问。

五、

1. 本义虎项金铃唯系者能解。比喻谁做的事出了问题，仍须由谁去解决。

2. 空谷中的脚步声，比喻稀少难遇。

3. 用细葛布挡风，比喻方法不当，徒劳无效。

4. 字面谓背柴的劳累。后世作"病"的婉词。

5. 奎宿在西方，张宿在南方，天各一方，永不混杂。比喻条理清楚，井然有序。

六、

1. 等到第二次服用五天，它的毒性果然发作，周身胀痛，好像疟疾发作的样子。

2. 阴寒过度就会产生寒病，阳热过度就会产生热病，风气太过就会产生四肢抽搐的疾病，雨湿太过就会产生肠胃疾病，夜晚迟寝太过就会产生心神惑乱的疾病，白昼劳累过度就会产生心劳疲惫的疾病。

3. 只是因为人心积习已久，以讹传讹，即使引来大江之水还担心难以清除，假使辨正它不得力，将会永无挽回改正的日子了。

4. 左丘明曾说："仁德之人的教诲，它的益处真大呀！"确实如此啊。象丹溪翁这样的人，大概就是古人所说的正直、诚信、博学的良师益友，又怎能因他是医生而轻视他呢？

5. 药物以求发汗，有时不能获得相应的效果；但惭愧之情一旦萌发，就会大汗淋漓。整个早晨不吃东西，就会腹中空空，只想进食；然而曾参含有悲哀之情，七天也不感觉饥饿。

七、

答案：

（1）标点：

①杨贲亨治一贵人，患内障，性暴躁，时时持镜自照，计日责效，数医不愈。召杨诊，曰：公目疾可自愈，第服药过多，毒已流入左股，旦夕间当发毒，窃为公忧之。既去，贵人日夕视左股抚摩，惟恐其发也，久之目渐愈而毒不作。贵人以杨言不验，召诘之。对曰：医者意也。公性躁欲速，每持镜自照，心之所属，无时不在于目，则火上炎，目何由愈？故诡言令公凝神于足，则火自降，目自愈矣。兵行诡道，惟医亦然。贵人曰：良医也。厚礼而遣之。

②菊春生夏茂，秋花冬實，備受四氣，飽經露霜，葉枯不落，花槁不零，味兼甘苦，性稟平和。昔人謂其能除風熱，益肝補陰，蓋不知其得金水之精英尤多，能益金水二臟也。補水所以制火，益金所以平木；木平則風息，火降則熱除。用治諸風頭目，其旨深微。黃者入金水陰分，白者入金水陽分，紅者行婦人血分，皆可入藥。神而明之，存乎其人。其苗可蔬，葉可啜，花可餌，根實可藥，囊之可枕，釀之可飲，自本至末，罔不有功。宜乎前賢比之君子，神農列之上品，隱士采入酒斝，騷人餐其落英。費長房言九日飲菊酒，可以辟不祥。《神仙傳》言康風子、朱孺子皆以服菊花成仙。《荊州記》言胡廣久病風羸，飲菊潭水多壽。菊之貴重如此，是豈群芳可伍哉？

（2）解释词语：

第：只是，但是。　　　　窃：私下。

然：这样。　　　　　　　囊：装入口袋。用作动词。

英：花。

（二）湖南中医药大学《医古文》考试试卷

一、单选题（在本题的每一小题的的备选答案中，只有一个答案是正确的，请把你认为正确答案的题号，填入题干的括号内。每题 1 分，共 20 分）

1. 在"四方以病来迎者，遂辐凑于道"中，"辐凑"喻义为 （　　）
   ①人群聚集　　②人群分散　　③门庭冷落　　④社会繁荣

2. 在"或巧语诳人"中，"诳"义为 （　　）
   ①诅咒　　　　②欺骗　　　　③推荐　　　　④赞扬

3. 在"当得家书，方欲暂还耳"中，"当"义为 （　　）
   ①应当　　　　②将要　　　　③刚才　　　　④已经

4. 在"先生命覆卧之，奋拳击其尻三下"中，"尻"义为 （　　）
   ①头部　　　　②胸部　　　　③腹部　　　　④臀部

5. 在"然则，一溉之益固不可诬也"中，"诬"义为 （　　）
   ①诬陷　　　　②轻视　　　　③欺骗　　　　④夸大

6. 在"明堂阙庭，尽不见察，所谓窥管而已"中，"窥管"的含义是 （　　）
   ①观察片面　　②见识狭隘　　③居心叵测　　④唯利是图

7. "将升岱岳，非径奚为？欲诣扶桑，无舟莫适"一语的主旨是强调 （　　）
   ①目光远大　　②探索精神　　③依凭条件　　④主观努力

8. 在"讵日未昃，而气绝矣"中，"昃"义为 （　　）
   ①日初升　　　②日正中　　　③日西斜　　　④日落山

9. 在"幼多羸疾，质成钝椎"中，"钝椎"的喻义为 （　　）
   ①粗鲁　　　　②丑陋　　　　③敦实　　　　④愚笨

10. 在"厚为之礼而归之"中，"为"字属于 （　　）
    ①名词的为动用法　　　　②名词的使动用法
    ③动词的为动用法　　　　④动词的使动用法

11. 下列各句中的"其"义为"大概"的有 （　　）
    ①子之病其兴居之节舛、衣食之齐乖所由致也
    ②此其故，正以经文奥衍，研阅诚难
    ③其虻虫、水蛭之属，市有先死者，则市而用之
    ④凡吾侪同有性命之虑者，其毋忽于是焉

12. 在"珍羞迭荐，食如无味"中，"荐"义为 （　　）
    ①推荐　　　　②进献　　　　③陈放　　　　④烹制

13. 在"是以梨枣再易"中，"梨枣"借指 （　　）
    ①作者　　　　②医生　　　　③书版　　　　④药物

14. 成语"晨星"常用以比喻 （　　）

①人才辈出　　②人才稀少　　③才能出奇　　④声名显赫

15. "时大明天启四年，岁次甲子黄钟之吉"的"黄钟之吉"是指　　（　　）

①黄道吉日　　②八月十六　　③十一月初一　　④正月十五

16. "惟其事之难也，斯非常人之可知"句中包含的倒置句式为　　（　　）

①动宾倒置　　②主谓倒置　　③介宾倒置　　④定语后置

17. 采用同一部书的不同版本作核对依据进行校勘的方法属于　　（　　）

①对校　　②他校　　③本校　　④理校

18. 下面属于异体字与正体字关系的一组是　　（　　）

①憨—惭　　②差—瘥　　③没—殁　　④落—络

19. 《说文解字》中所谓"以事为名，取譬相成"的造字方法是　　（　　）

①象形　　②指事　　③会意　　④形声

20. 中国古代最大的一部丛书是　　（　　）

①《永乐大典》　　　　　　②《四库全书》

③《四库全书总目》　　　　④《通典》

二、**多选题**（在本题的每一小题的备选答案中，正确答案有两个或两个以上，请把你认为正确答案的题号，填入题干的括号内。多选、不选不给分。每题 2 分，共 10 分）

1. 下面用以表示"责备"义的词是　　（　　）（　　）（　　）（　　）（　　）

①"不此之责，而反诮我为何哉"中的"诮"

②"初不言曾服凉药，且欲责效于师"中的"责"

③"知我罪我，一任当世"中的"罪"

④"今子不务自尤，而维鼻是訾"中的"尤"

⑤"言之未竟，知必有阚余之谬而随议其后者"中的"阚"

2. 下面句子中用以表示"担忧、忧虑"义的词是　（　　）（　　）（　　）（　　）（　　）

①"即决长波犹虞难涤"中的"虞"

②"予不敢用麻黄，恐脱阳而汗漏不止"中的"恐"

③"吾友鞠通吴子病斯世之贸贸也作为是书"中的"病"

④"迄孝武世，书缺简脱圣上喟然而称曰：朕甚闵焉"中的"闵"

⑤"手不释脉，犹惧其差也"中的"惧"

3. 根据部首分析，下面与脚或脚的动作有关的字是

（　　）（　　）（　　）（　　）（　　）

①循　　②造　　③踵　　④曆　　⑤歷

4. 下列句中各词属于意动用法的有　　（　　）（　　）（　　）（　　）（　　）

①"舍客长桑君过，扁鹊独奇之"的"奇"

②"而贪常习故之流，尤且各是师说"的"是"

③"学者不可耻言之鄙俚也"的"耻"

④"聊以荡意平心，同死生之域"的"同"

⑤ "予病滞下，痛作，绝不食饮"的"病"

5. 对"盍锲之，以共天下后世味《太玄》如子云者"注释正确的有

（　　）（　　）（　　）（　　）（　　）

①盍：何不　　　②锲：雕刻印刷　　　③共：共同

④味：研究体会　　　⑤子云：杨雄

三、填空题（每空 1 分，共 1 0 分）

1. 在"或益之以畎浍，而泄之以尾闾"中，用以喻"多"的词是 _____；在 "明堂阙庭，尽不见察"中，用以表示"前额"的词是 _____。

2. 在"性好吉者危言见非"中，"危言"指 _____；在"或危言相恐"中， "危言"指 _____

3. 在"咸日新其用，大济蒸人，华叶递荣，声实相副"中，"日"属于名词活用 如 _____；"新"属于形容词活用如 _____。

4. 写出下面两个繁体字相应的简化字：書 _____，齋 _____。

5. 反切的具体方法是：反切上字取 _____；反切下字取 _____ 与声调。

四、解释句中带点的词（每小题 1 分，共 10 分）

1. 于是有烦手淫声，慆堙心耳。

2. 不料名纸一投，蒙爹门延请。

3. 不能若是，而欲生之，曾不可以告咳婴之儿。

4. 巨阙胸藏针下五六寸，而病辄皆瘳。

5. 复者苔之，阙者缉之，讹者绳之。

6. 或两论并吞，而都为一目。

7. 是医之于医尚不能知，而矧夫非医者！

8. 必有大段要急之处，不得已隐忍而用之。

9. 多闻博识，知之次也。

10. 逾月而视分纤，听察微，蹈危如平，嗜粝如精。

五、解释下列成语典故（每小题 2 分，共 10 分）

1. 抚尘之好：

2. 多歧亡羊：

3. 按图索骥：

4. 蚊负：

5. 三坟：

六、语译（每小题 5 分，共 25 分）

1. 翁简悫贞良，刚严介特；执心以正，立身以诚；而孝友之行，实本乎天质。

2. 夫何著方者日益多，注方者不见，岂金针不度欤？抑工于医者未必工于文，词 不能达意，遂置而不讲欤？

3. 子不以人所共信者传先人，而以人所共疑者传先人，得毋以"艺成而下"之说为斥斥乎？

4. 善哉医乎！用毒以攻疹，用和以安神，易则两踬，明矣。苟循往以御变，昧于节宣，奚独吾侪小人理身之弊而已？

5. 夫大医之体，欲得澄神内视，望之俨然，宽裕汪汪，不皎不昧。省病诊疾，至意深心；详察形候，纤毫勿失；处判针药，无得参差。

七、阅读理解题（共15分）

①许胤宗常州义兴人也初事陈为新蔡王外兵参军时柳太后病风不言名医治皆不愈脉益沉而噤胤宗曰口不可下药宜以汤气熏之令药入腠理周理即**差**乃造黄耆防风汤数十斛置于床下气如烟雾其夜便得语由是超拜义兴太守陈亡入隋历尚药奉御武德初累授散骑侍郎时关中多骨蒸病得之必死递相连染诸医无能疗者胤宗每疗无不愈或谓曰公医术若神何不著书以**贻**将来胤宗曰医者意也在人思虑又脉候幽微苦其难别意之所解口莫能宣且古之名手唯是别脉脉既精别然后识病夫病之于药有正相当者唯须单用一味直攻彼病药力既纯病即立愈今人不能别脉莫识病源以情臆度多安药味譬之于猎未知兔所多发人马空地遮围或冀一人偶然逢也如此疗疾不亦**疏**乎假令一药偶然当病复共他味相和君臣相制气势不行所以难**差**谅由于此脉之深趣既不可言虚设经方岂加于旧吾思之久矣故不能著述耳年九十余卒

②尝有亲客久阔不复来广问其故答曰前在坐蒙赐酒方欲饮见杯中有蛇意甚恶之既饮而疾于时河南厅事壁上有角弓漆画作蛇广意杯中蛇即角影也复置酒于前处谓客曰酒中复有所见不答曰所见如初广乃告其所以客豁然意解沉疴顿愈

要求： (1) 为上文标点。（8分）
　　　 (2) 解释文中加下划线的词。（4分）
　　　　　 差：　　　　　　　 贻：
　　　　　 疏：　　　　　　　 谅：
　　　 (3) 第二则短文所述故事后来演变成一个什么成语？（3分）

参考答案

一、

1. ①；　　2. ②；　　3. ③；　　4. ④；　　5. ②；

6. ①；　　7. ③；　　8. ③；　　9. ④；　　10. ③；

11. ①；　　12. ②；　　13. ③；　　14. ②；　　15. ③；

16. ④；　　17. ①；　　18. ①；　　19. ③；　　20. ②；

二、

1. ①. ③. ④

2. ①. ②. ③. ④. ⑤

3. ①. ②. ③. ⑤

4. ①. ②. ③. ④

5. ①. ②. ④. ⑤

三、

1. 尾闾；庭。

2. 直言；惊惧之言。

3. 状语；"新"动词。

4. 昼；斋。

5. 其声；其韵。

四、

1. 惑乱；淫乱。使动用法。

2. 开启。

3. 婴儿笑。

4. 病愈。

5. 纠正。

6. 汇总。

7. 何况。

8. 重要。

9. 记。

10. 高地。

五、

1. 抚尘，本谓儿童堆积泥沙的游戏。故以此比喻儿时的友谊或旧交。

2. 岔路太多以致找不到所丢失的羊。比喻众说纷纭，无所适从。

3. 按照文字的描述寻找骏马。比喻拘泥成法，不知变通。

4．蚊子背山。比喻力所不及。

5．原谓伏羲、神农、黄帝之书。后泛指古代经典著作。

六、

1．丹溪翁简朴诚恳，坚贞善良，刚毅严肃，耿介清高；用正直的道德观约束思想，靠诚信的态度处世为人；而其孝敬父母、友爱兄弟的品德，确实源自其自然品质。

2．为何创制医方的人一天比一天增多，而解释方意的人不再出现，难道是秘诀失传了吗？还是擅长医学的人不一定擅长文学，言辞无法表达心意，于是搁置而不作研究了呢？

3．您不拿人们共同信服的事情为先人作传，却拿人们共同怀疑的事情为先人作传，莫不是因为"技艺成就处在次要位置"的说法而被拘泥了吧？

4．医生真是高明啊！用峻猛的药物攻治疾病，用平和之药安养精神，如果改变它们，则两方面都要失败，这是很明白的了。倘若说到遵循老办法来处理新情况，哪里只是我们这些小人物保养身体的弊病罢了呢？

5．大医家的风度，要能澄清神志目不旁观，看上去庄重严肃，气度宽宏，不亢不卑。诊察疾病，尽心尽意；察看症候，丝毫不误；处方治疗，不出差错。

七、

（1）标点：

①许胤宗，常州义兴人也。初事陈，为新蔡王外兵参军。时柳太后病风不言，名医治皆不愈，脉益沉而噤。胤宗曰："口不可下药，宜以汤气熏之，令药入腠理，周理即差。"乃造黄耆防风汤数十斛，置于床下，气如烟雾，其夜便得语。由是超拜义兴太守。陈亡入隋，历尚药奉御。武德初，累授散骑侍郎。时关中多骨蒸病，得之必死，递相连染，诸医无能疗者，胤宗每疗，无不愈。或谓曰："公医术若神，何不著书以贻将来？"胤宗曰："医者，意也，在人思虑。又脉候幽微，苦其难别，意之所解，口莫能宣。且古之名手，唯是别脉；脉既精别，然后识病。夫病之于药，有正相当者，唯须单用一味，直攻彼病，药力既纯，病即立愈。今人不能别脉，莫识病源，以情臆度，多安药味。譬之于猎，未知兔所，多发人马，空地遮围，或冀一人偶然逢也。如此疗疾，不亦疏乎？假令一药偶然当病，复共他味相和，君臣相制，气势不行，所以难差，谅由于此。脉之深趣（旨趣），既不可言，虚设经方，岂加于旧。吾思之久矣，故不能著述耳！"年九十余卒。

②尝有亲客久阔不复来，广问其故，答曰："前在坐蒙赐酒，方欲饮，见杯中有蛇，意甚恶之，既饮而疾。"于时河南厅事壁上有角弓，漆画作蛇。广意杯中蛇即角影也，复置酒于前处，谓客曰："酒中复有所见不？"答曰："所见如初。"广乃告其所以。客豁然意解，沉疴顿愈。

（2）解释词语：

差：通"瘥"，病愈。　　　　　贻：留给。

疏：粗疏。　　　　　　　　　谅：确实。

（3）答问：杯弓蛇影。

（三）江西中医药大学《医古文》考试试卷

一、**单选题**（每空 1 分，共 40 分）

1. "晋侯梦大厉，被发及地"中，"厉"义是 （　　）
   A. 厉害　　　　B. 凶狠　　　　C. 恶鬼　　　　D. 通"癞"

2. "公梦疾为二竖子"中，"二竖子"义是 （　　）
   A. 两个仆人　　B. 两个儿童　　C. 两棵小树　　D. 两个坏人

3. "主相晋国，于今八年"中，"相"义是 （　　）
   A. 辅助　　　　B. 丞相　　　　C. 看　　　　　D. 互相

4. "今君至于淫以生疾，将不能图恤社稷"中，"图恤"义为 （　　）
   A. 图谋　　　　B. 忧虑　　　　C. 谋虑顾念　　D. 想象

5. "舍客长桑君过，扁鹊独奇之，常谨遇之"中，"过"义为 （　　）
   A. 来到　　　　B. 经过　　　　C. 过去　　　　D. 过往

6. "流涕长潜，忽忽承睫"中"忽忽"义为 （　　）
   A. 恍惚貌　　　B. 悲哀貌　　　C. 痛哭貌　　　D. 泪珠滚动貌

7. "夫如是，是医之于医尚不能知，而矧夫非医者"中，"矧"之义为 （　　）
   A. 何况　　　　B. 拉弓　　　　C. 射箭　　　　D. 箭长

8. "扁鹊以其言饮药三十日，视见垣一方人"中，"垣"义为 （　　）
   A. 矮墙　　　　B. 山丘　　　　C. 土坡　　　　D. 房屋

9. "血脉治也，而何怪"中"治"的释义除（　　）外都不正确。
   A. 治理　　　　B. 太平　　　　C. 正常　　　　D. 疏通

10. 以下没有"病愈"之义的是 （　　）
    A. 已　　　　　B. 起　　　　　C. 荒　　　　　D. 愈

11. "《阳春白雪》，和者为谁"中，"和"之义为 （　　）
    A. 唱和　　　　B. 以及　　　　C. 连同　　　　D. 跟着

12. "太子累书呼"中，"累"之义为 （　　）
    A. 劳累　　　　B. 连累　　　　C. 多次　　　　D. 厌烦

13. "遂考竟佗"中，"考竟"之义为 （　　）
    A. 考查完毕　　B. 拷打而死　　C. 考问彻底　　D. 狱中处死

14. "得病笃重"中，"笃"之义为 （　　）
    A. 甚　　　　　B. 尚　　　　　C. 非　　　　　D. 较

15. "学精于医，得金刘完素之再传，而旁通张从正、李杲二家之说"中，"旁"之义为 （　　）
    A. 广泛　　　　B. 旁边　　　　C. 周围　　　　D. 方圆

16. "得诸见闻，班班可纪"中，"班班"之义为 （　　）

A. 犹"件件"　　B. 犹"点点"　　C. 明显貌　　D. 确实貌

17. "今删其要，以备篇籍"中，"删"之义为　　　　　　　　（　　）

　　A. 删除　　　　B. 保留　　　　C. 掌握　　　　D. 选取

18. "房中者，情性之极，至道之际，是以圣王制外乐以禁内情"中，"际"之义为　　　　　　　　　　　　　　　　　　　　　　　（　　）

　　A. 间隙　　　　B. 边界　　　　C. 交合　　　　D. 关系

19. "忘躯徇物，危若冰谷"中，"冰谷"喻义为　　　　　　　（　　）

　　A. 喻寒冷　　　B. 喻深渊　　　C. 喻险境　　　D. 喻困苦

20. "观今之医，不念思求经旨，以演其所知"中，"演"之义为（　　）

　　A. 演示　　　　B. 引申　　　　C. 发挥　　　　D. 推衍，扩大

21. "降志屈节，钦望巫祝"中，"钦"之义为　　　　　　　（　　）

　　A. 虔诚　　　　B. 恭敬　　　　C. 皇命　　　　D. 谦逊

22. "兼《灵枢》九卷，迺其数焉"中，"兼"之义为　　　　（　　）

　　A. 夹杂　　　　B. 同时　　　　C. 两倍　　　　D. 加上

23. "稽其言有征，验之事不忒"中，"忒"之义为　　　　　（　　）

　　A. 特别　　　　B. 虚假　　　　C. 差错　　　　D. 过分

24. "一以参详，群疑冰释"中，"冰"为名词作状语，其意义是（　　）

　　A. 表比喻，像冰一样　　　　　B. 表工具，用冰

　　C. 表地点，在冰上　　　　　　D. 表趣向，向冰里

25. "谅非忠恕之道"中，"谅"之义为　　　　　　　　　　（　　）

　　A. 确实　　　　B. 宽容　　　　C. 体谅　　　　D. 凉

26. "众脉不见，众凶弗闻"中，"凶"之义为　　　　　　　（　　）

　　A. 凶恶　　　　B. 坏消息　　　C. 坏脾气　　　D. 喧闹声

27. "盛盛虚虚，而遗人夭殃"中，"夭殃"之义为　　　　　（　　）

　　A. 遭灾　　　　B. 早死　　　　C. 病因　　　　D. 灾祸

28. "亦岂知《难经》出自《内经》，而仅得其什一！《难经》而然，《内经》可知矣"中，这段话所要强调的意思是　　　　　　　　　　　（　　）

　　A. 《内经》之重要　　　　　　B. 《难经》之重要

　　C. 《内经》、《难经》都重要　　D. 《内经》比《难经》重要

29. "即决长波犹虞难涤"中，"虞"之义为　　　　　　　　（　　）

　　A. 考虑　　　　B. 顾虑　　　　C. 忧虑　　　　D. 欺骗

30. "知必有阙余之谬而随议其后者"中，"阙"之义为　　　（　　）

　　A. 找出　　　　B. 看到　　　　C. 发现　　　　D. 耻笑

31. "世俗乐其浅近，相与宗之"中，"宗"之义为　　　　　（　　）

　　A. 推崇　　　　B. 遵循　　　　C. 效法　　　　D. 根本

32. "夫神仙虽不目见"中，"目"之语法作用及其意义是　　（　　）

　　A. 名作状，凭眼睛　　　　　　B. 名作动，看

C. 使动用法，使有眼睛　　　　　　　　　D. 意动用法。认为是眼睛

33. "而泄之以尾闾"中，"尾闾"是指　　　　　　　　　　　　　　　　　（　　）

　　A. 田间小沟　　B. 溪流　　　　C. 大河　　　　D. 海水所归之处

34. "夫经方之难精，由来尚矣"中，"尚"之义为　　　　　　　　　　　　（　　）

　　A. 久远　　　　B. 高尚　　　　C. 重视　　　　D. 宝贵

35. "若有疾厄来求救者"中，"疾厄"之义为

　　A. 困苦　　　　B. 困难　　　　C. 病苦　　　　D. 灾难

36. "偶然治差一病，便谓天下无双，此医人之膏肓也"中，"膏肓"之义为（　　）

　　A. 心胸的深层部位　　　　　　　　　B. 不可改变的嗜好

　　C. 不可救药的病症　　　　　　　　　D. 不可疗救的恶行

37. 下面属于会意字的是　　　　　　　　　　　　　　　　　　　　　　（　　）

　　A. 病　　　　　B. 炙　　　　　C. 身　　　　　D. 寸

38. "闻"，古义为知声，今义为嗅，其古今词义的演变属于　　　　　　　（　　）

　　A. 词义扩大　　　　　　　　　　　　B. 词义缩小

　　C. 词义转移　　　　　　　　　　　　D. 词义色彩变化

39. "明能烛幽，二竖遁矣"中的"烛"是　　　　　　　　　　　　　　　（　　）

　　A. 名词作状语　　　　　　　　　　　B. 动词使动用法

　　C. 名词用作动词　　　　　　　　　　D. 名词使动用法

40. 以下句中，"焉"作形容词词尾的是　　　　　　　　　　　　　　　（　　）

　　A. 翁闻其言，涣焉无少凝滞于胸臆　　　　　B. 祸孰大焉

　　C. 乃悉焚弃向所习举子业，一于医致力焉　　D. 皮之不存，毛将安附焉

二、多选题（每题1分，共10分。多选、少选均不得分)

41. "今以躁竞之心，涉希静之涂"中"希"为：　　　　　　　　　　　　（　　）

　　A. 希望　　　　　　　　　　　　　　B. 企求

　　C. 通"稀"　　　　　　　　　　　　D. 与"静"同义　　　　E. 无声

42. 含有"只、只是"义的词语是：　　　　　　　　　　　　　　　　　（　　）

　　A. "苟不知此，而徒守其法"的"徒"

　　B. "以此视病，尽见五脏症结，特以诊脉为名耳"中的"特"

　　C. "太子起坐，更适阴阳，但服汤二旬而复故"中的"但"

　　D. "天道茫茫，运行今古，苟无穷，协唯一"的"唯"

　　E. "故第七一卷，师氏藏之，今之奉行，惟八卷尔"的"惟"

43. 属于词义范围扩大的是：　　　　　　　　　　　　　　　　　　　（　　）

　　A. 徐（安行→缓慢）　　　　　　　　B. 禽（鸟兽→鸟类）

　　C. 河（黄河→河流）　　　　　　　　D. 脚（胫→足）

　　E. 雄（雄鸟→属性为阳的事物）

44. 含有使动用法的句子是：　　　　　　　　　　　　　　　　　　　（　　）

　　A. 考校尊卑，增益以光其意。

B．一以参详，群疑冰释。

C．故天下尽以扁鹊为能生死人。

D．崇饰其末，忽弃其本，华其外而悴其内。

E．知我罪我，一任当世。

45．与"君父危困，赤子涂地"中的"赤子"同义的词有：（　　）

A．蒸人　　B．黔首　　C．苍生　　D．含灵　　E．黎元

46．以下注释正确：（　　）

A．忘躯徇物，危若冰谷。　　徇物：追求身外之物。

B．但竞逐荣势，企踵权豪。　　但：可是。

C．余宿尚方术，请事斯语。　　尚：高尚。

D．厥身已毙，神明消灭。　　厥：他们的。

E．若能寻余所集，思过半矣。　　寻：寻找。

47．含有"大概"、"或许"义的词语是：（　　）

A．"子聪明异常人，其肯游艺于医乎"的"其"

B．"独文懿喜曰：吾疾其遂瘳矣乎"的"其"

C．"若翁者，殆古所谓直谅多闻之益友"中的"殆"

D．"是妇贫而无厚味，寡而无欲，庶几可疗也"的"庶几"

E．"而窃录其医之可传者为翁传，庶使后之君子得以互考焉"的"庶"

48．以下属于古今字关系的是：（　　）

A．齐--- 剂　　　B．鍼--- 针　　　C．见 --- 现

D．反 --- 返　　　E．文 --- 纹

49．以下属于联绵词的是：（　　）

A．"须臾便如醉死，无所知"中的"须臾"

B．"先服一升，斯须尽服之"中的"斯须"

C．"遂考竟佗"中的"考竟"

D．"而愧情一集，涣然流离"的"流离"

E．"守瞋恚既甚，吐黑血数升而愈"中的"瞋恚"

50．下列词语与现代汉语意义不同的是：（　　）

A．"多用生命以济危急"中的"生命"

B．"然有阴虚火动，或阴阳两虚湿热自盛者，又当消息而用之"的"消息"

C．"宽裕汪汪，不皎不昧"中的"宽裕"

D．"音律象数之肇端，藏府经络之曲折"的"曲折"

E．"而世之俗医，遇温热之病，无不首先发表，杂以消导"的"发表"

三、注释题（每题 1 分，共 10 分）

51．病深者，其声哕

哕：

52．小儿戏门前，逆见

　　逆：

53．流涕长潸

　　潸：

54．未尝不慨然叹其才秀也

　　秀：

55．前后不伦

　　伦：

56．（《内经》）岂杀于《十三经》之启植民心

　　杀：

57．不得问其长幼妍蚩，华夷愚智

　　妍蚩：

58．晞以朝阳，绥以五弦

　　绥：

59．言而非，则大隳任事之心

　　隳：

60．恚博古如丹铅卮言后乏人也

　　恚：

四、直译题（每题 5 分，共 25 分）

61．昧经权之妙者，无格致之明。执两端者，冀自然之天功；废四诊者，犹瞑行之瞎马。得稳当之名者，有耽阁之误；昧经权之妙者，无格致之明。（《病家两要说》）

62．孔子曰：生而知之者上，学则亚之。多闻博识，知之次也。余宿尚方术，请事斯语。（《伤寒论序》）

63．使圣人预知微，能使良医得蚤从事，则疾可已，身可活也。人之所病，病疾多；而医之所病，病方少。（《扁鹊传》）

64．至若天道茫茫，运行今古，苞无穷，协惟一，推之于理，指诸掌矣，故十一曰运气类。（《类经》序）

65．纵少觉悟，咸叹恨于所遇之初，而不知慎众险于未兆。是由桓侯抱将死之疾，而怒扁鹊之先见，以觉痛之日为受病之始也。（《养生论》）

五、句读并注释题（句读10分，注释5分，共15分）

66．范文正公微时尝诣灵祠求祷曰他时得**位**相乎不许复祷之曰不然愿为良医亦不许**既而**叹曰夫不能利泽生民非大丈夫平生之志他日有人谓**公**曰大丈夫之志于相理则当然良医之技君何愿焉无乃失之卑邪公曰嗟乎岂为是哉古人有云常善救人故无弃人常善救物故无弃物且大丈夫之于学也固欲遇神圣之君得行其道思天下匹夫匹妇有不被其泽者若己推而内之沟中能及小大生民者固惟相为然既不可得矣夫能行救人利物之心者莫如良医果然为良医也上以疗君亲之疾下以救贫贱之**厄**中以保身长全在下而能及小大生民者舍夫良医则未之有也

67．位：　　　　　　　68．既而：

69．公：　　　　　　　70．莫：

71．厄：

（四）江西中医药大学《医古文》考试试卷

一、单选题（每空 1 分，共 40 分）

1. "舍客长桑君过，扁鹊独奇之，常谨遇之"中，"过"义为 （ ）
   A. 来到　　　　B. 经过　　　　C. 过去　　　　D. 过往

2. "流涕长潸，忽忽承睫"中"忽忽"义为 （ ）
   A. 恍惚貌　　　B. 悲哀貌　　　C. 痛哭貌　　　D. 泪珠滚动貌

3. "夫如是，是医之于医尚不能知，而矧夫非医者"中，"矧"之义为 （ ）
   A. 何况　　　　B. 拉弓　　　　C. 射箭　　　　D. 箭长

4. 以下除之外，都不是"脉大无伦"中，"伦"之释义 （ ）
   A. 条理　　　　B. 伦理　　　　C. 类　　　　　D. 次序

5. 以下除之外，都不是"血脉治也，而何怪"中"治"的释义 （ ）
   A. 治理　　　　B. 太平　　　　C. 正常　　　　D. 疏通

6. 以下没有"病愈"之义的是 （ ）
   A. 已　　　　　B. 起　　　　　C. 荒　　　　　D. 愈

7. "能经天地阴阳之化者，不失四时"中，"经"义是 （ ）
   A. 效法　　　　B. 树立　　　　C. 规则　　　　D. 竖立

8. "形之疾病，莫知其情"中，"莫"义是 （ ）
   A. 傍晚　　　　B. 没有　　　　C. 没有人　　　D. 没有东西

9. "能达虚实之数者，独出独入"中，"数"义是 （ ）
   A. 奇数　　　　B. 命运　　　　C. 数目　　　　D. 规律

10. "各相其病之所宜而用之"中，"相"义为 （ ）
    A. 辅佐　　　　B. 相公　　　　C. 看　　　　　D. 具指代性副词

11. "得诸见闻，班班可纪"中，"班班"之义为 （ ）
    A. 犹"件件"　　B. 犹"点点"　　C. 明显貌　　　D. 确实貌

12. "今删其要，以备篇籍"中，"删"之义为 （ ）
    A. 删除　　　　B. 保留　　　　C. 掌握　　　　D. 选取

13. "房中者，情性之极，至道之际，是以圣王制外乐以禁内情"中，"际"之义为 （ ）
    A. 间隙　　　　B. 边界　　　　C. 交合　　　　D. 关系

14. "忘躯徇物，危若冰谷"中，"冰谷"喻义为 （ ）
    A. 喻寒冷　　　B. 喻深渊　　　C. 喻险境　　　D. 喻困苦

15. "观今之医，不念思求经旨，以演其所知"中，"演"之义为 （ ）
    A. 演示　　　　B. 引申　　　　C. 发挥　　　　D. 推衍，扩大

16. "《阳春白雪》，和者为谁"中，"和"之义为 （ ）

A．唱和　　　　B．以及　　　　C．连同　　　　D．跟着

17．"太子累书呼"中，"累"之义为　　　　　　　　　　　　　　　（　　）

　　A．劳累　　　　B．连累　　　　C．多次　　　　D．厌烦

18．"遂考竟佗"中，"考竟"之义为　　　　　　　　　　　　　　　（　　）

　　A．审查完毕　　B．终老而死　　C．考问彻底　　D．狱中处死

19．"得病笃重"中，"笃"之义为　　　　　　　　　　　　　　　　（　　）

　　A．甚　　　　　B．尚　　　　　C．非　　　　　D．较

20．"学精于医，得金刘完素之再传，而旁通张从正、李杲二家之说"中，"旁"
之义为　　　　　　　　　　　　　　　　　　　　　　　　　　　（　　）

　　A．广泛　　　　B．旁边　　　　C．周围　　　　D．方圆

21．"文懿得末疾"中，"末"之义为　　　　　　　　　　　　　　　（　　）

　　A．四肢　　　　B．树梢　　　　C．尾端　　　　D．下部

22．"然有阴虚火动，或阴阳两虚，湿热自盛者，又当消息而用之"中，"消息"
之义为　　　　　　　　　　　　　　　　　　　　　　　　　　　（　　）

　　A．斟酌考虑　　B．消除生长　　C．增加减少　　D．了解情况

23．"汗下吐三法该尽治病诠"中，"诠"义是：　　　　　　　　　　（　　）

　　A．全集　　　　B．注释　　　　C．文章　　　　D．证明

24．《本草纲目原序》的作者是　　　　　　　　　　　　　　　　　（　　）

　　A．袁枚　　　　B．王世贞　　　C．喻昌　　　　D．汪廷珍

25．"生民之祸亟矣"中，"亟"义为　　　　　　　　　　　　　　　（　　）

　　A．急切　　　　B．频繁　　　　C．减少　　　　D．病名

26．"降志屈节，钦望巫祝"中，"钦"之义为　　　　　　　　　　　（　　）

　　A．虔诚　　　　B．恭敬　　　　C．皇命　　　　D．谦逊

27．"兼《灵枢》九卷，迺其数焉"中，"兼"之义为　　　　　　　　（　　）

　　A．夹杂　　　　B．同时　　　　C．两倍　　　　D．加上

28．"稽其言有征，验之事不忒"中，"忒"之义为　　　　　　　　　（　　）

　　A．特别　　　　B．虚假　　　　C．差错　　　　D．过分

29．"一以参详，群疑冰释"中，"冰"为名词作状语，其意义是　　　（　　）

　　A．表比喻，像冰一样　　　　　　B．表工具，用冰

　　C．表地点，在冰上　　　　　　　D．表趣向，向冰里

30．"谅非忠恕之道"中，"谅"之义为　　　　　　　　　　　　　　（　　）

　　A．确实　　　　B．宽容　　　　C．体谅　　　　D．凉

31．"偶然治差一病谓天下无双，此医人之膏肓也"中，"膏肓"之义为（　　）

　　A．心胸的深层部位　　　　　　　B．不可改变的嗜好

　　C．不可救药的病症　　　　　　　D．不可疗救的恶行

32．下面属于会意字的是　　　　　　　　　　　　　　　　　　　　（　　）

　　A．病　　　　　B．炙　　　　　C．身　　　　　D．寸

33. "闻"，古义为知声，今义为嗅，其古今词义的演变属于 　　　　　　　（ 　 ）
　　A．词义扩大　　　　　　　　　　　B．词义缩小
　　C．词义转移　　　　　　　　　　　D．词义色彩变化

34. "明能烛幽，二竖遁矣"中的"烛"是 　　　　　　　　　　　　　　（ 　 ）
　　A．名词作状语　　　　　　　　　　B．动词使动用法
　　C．名词用作动词　　　　　　　　　D．名词使动用法

35. 以下句中，"焉"作形容词词尾的是 　　　　　　　　　　　　　（ 　 ）
　　A．翁闻其言，涣焉无少凝滞于胸臆
　　B．厉者造焉而美肥
　　C．乃悉焚弃向所习举子业，一于医致力焉
　　D．皮之不存，毛将安附焉

36. "汗下吐三法该尽治病诠"中，"该"义为 　　　　　　　　　　　（ 　 ）
　　A．通"赅"　　　　　　　　　　　B．通"骸"
　　C．通"核"　　　　　　　　　　　D．应该

37. "夫神仙虽不目见"中，"目"之语法作用及其意义是 　　　　　　（ 　 ）
　　A．名作状，凭眼睛　　　　　　　B．意动用法。认为是眼睛
　　C．使动用法，使有眼睛　　　　　D．名作动，看

38. "而泄之以尾闾"中，"尾闾"是指 　　　　　　　　　　　　　（ 　 ）
　　A．田间小沟　　　　　　　　　　B．溪流
　　C．大河　　　　　　　　　　　　D．海水所归之处

39. "夫经方之难精，由来尚矣"中，"尚"之义为 　　　　　　　　（ 　 ）
　　A．久远　　　　B．高尚　　　　C．重视　　　　D．宝贵

40. "若有疾厄来求救者"中，"疾厄"之义为 　　　　　　　　　　（ 　 ）
　　A．困苦　　　　B．困难　　　　C．病苦　　　　D．灾难

二、**多选题**（每题1分，共10分。多选、少选均不得分)

41. 具有"病愈"义的词语是： 　　　　　　　　　　　　　　　　（ 　 ）
　　A．"其后服参膏尽数斤，病已"的"已"
　　B．"佗遂下手，所患寻差"中的"差"
　　C．"此自当生者，越人能使之起耳"的"起"
　　D．"胸藏针下五六寸，而病辄皆瘥"的"瘥"
　　E．"今主君之病与之同，不出三日必间"的"间"

42. 许慎"六书"中，属造字法的有 　　　　　　　　　　　　　　（ 　 ）
　　A．象形字　　B．会意字　　C．指事字　　　D．假借字　　E．形声字

43. 以下注释有误的是： 　　　　　　　　　　　　　　　　　　　（ 　 ）
　　A．夫欲视死别生，实为难矣。　　　　视：看。
　　B．短期未知决诊。　　　　　　短期：指生命将终之期。
　　C．九候曾无仿佛。　　　　　　曾无：不曾。

D. 神明消灭，变为异物。　　　　　　异物：指身外之物。

E. 而进不能爱人知人，退不能爱身知己。　　进：进一步。退：退一步。

44. 作形容词词尾的是：　　　　　　　　　　　　　　　　　（　　）

A. "目眩然而不瞬，舌挢然而不下"的"然"

B. "从老得终，闷若无端"的"若"

C. "夫以蕞尔之躯，攻之者非一涂"的"尔"

D. "仰观俯察，莫不皆然"的"然"

E. "翁闻之，涣焉无少凝滞于胸臆"的"焉"

45. 以下属于古今字关系的是：　　　　　　　　　　　　　　（　　）

A. 齐 --- 剂　　　　　B. 鍼 --- 针　　　　C. 见 --- 现

D. 反 --- 返　　　　　E. 文 --- 纹

46. 具有"死亡"义的词语是：　　　　　　　　　　　　　　（　　）

A. "昔仲尼没而微言绝"的"没"

B. "无先生则弃捐填沟壑"的"弃捐填沟壑"

C. "哀帝复使向子侍中奉车都尉刘歆卒父业"的"卒"

D. "四方以病来迎者，遂辐凑于道"的"辐凑"

E. "君臣无夭枉之期"的"夭枉"

47. 以下句中含有"只、仅仅"词义的是：　　　　　　　　　（　　）

A. "故第七一卷，师氏藏之，今之奉行，惟八卷尔"中"惟"

B. "太子起坐。更适阴阳，但服汤二旬而复故"中"但"

C. "精气内伤，不见于外，是所独失也"中"独"

D. "俾工徒勿误，学者惟明"中"惟"

E. "以此视病，尽见五脏症结，特以诊脉为名耳"中"特"

48. 隶书之后汉字产生的写法有：　　　　　　　　　　　　　（　　）

A. 草书　　B. 篆书　　C. 行书　　　D. 楷书　　E. 简化字

49. 属于词义范围缩小的是：　　　　　　　　　　　　　　　（　　）

A. 金　　　B. 涕　　　C. 禽　　　D. 菜　　　E. 丈夫

50. 含有意动用法的句子是：　　　　　　　　　　　　　　　（　　）

A. 寒而冷之，热而温之。

B. 舍客长桑君过，扁鹊独奇之。

C. 兹乃人神之所共耻，至人之所不为。

D. 必当安神定志，无欲无求。

E. 而贪常习故之流，犹且各是师说，恶闻至论。

三、注释题（每题 1 分，共 10 分）

51、藏之深山石室无当，盍镊之

盍：

52、小儿戏门前，逆见

逆：

53. 流涕长潸

　　潸：

54. 未尝不慨然叹其才秀也

　　秀：

55. 知十二节之理者，圣智不能欺

　　欺：

56. 俾工徒勿误，学者惟明

　　学者：

57. 不得问其长幼妍蚩，华夷愚智

　　妍蚩：

58. 晞以朝阳，绥以五弦

　　绥：

59. 言而非，则大隳任事之心

　　隳：

60. 皆鲧湮洪水之徒

　　湮：

四、直译题（每题 5 分，共 25 分。请答在第三张纸反面）

61. 夫大医之体欲得澄神内视，望之俨然，宽裕汪汪，不皎不昧。省病诊疾，至意深心，详察形候，纤毫勿失，处判针药，无得参差。（《大医精诚》）

62. 咸日新其用，大济蒸人，华叶递荣，声实相符。盖教之著矣，亦天之假也。（《黄帝内经素问注序》）

63. 人体欲得劳动，但不当使极尔。动摇则谷气得消，血脉流通，病不得生，譬犹户枢不朽是也。是以古之仙者为导引之事，熊颈鸱顾，引挽腰体，动诸关节，以求难老。（《华佗传》）

64. 卒然遭邪风之气，婴非常之疾，患及祸至，而方震栗；降志屈节，钦望巫祝；告穷归天，束手受败。（《伤寒论序》）

65. 故针有悬布天下者五，黔首共余食，莫知之也。一曰治神，二曰知养身，三曰知毒药为真，四曰制砭石小大，五曰知府藏血气之诊。（《宝命全形论》）

五、句读并注释题（句读10分，注释5分，共15分）

66. 予读褚氏遗书有曰博涉知病多诊**识**脉屡用达药尝抚卷以为名言山居僻处博历何由于是广辑古今名贤治法奇验之迹类摘门分书曰名医类案是亦褚氏博历之意也自夫**三坟**坠而九邱湮方书繁而经验废或指索难以语人**鲜**不有以为迂者医之术日益滥觞通今学古世不多见昔太史公作史记传淳于意备书其治病死生主名病状诊候方脉详悉弗遗盖将以析同异极变化求合神圣之道以立权度于万世轩岐俞扁之书非直为虚诙已也今予斯篇虽未敢僭拟先哲然宣明往范**昭**示来学既不诡于圣经复易通乎时俗指迷广见或**庶几**焉耳学者譬之由规矩以求班因彀以求羿引而伸之溯流求源推常达变将不可胜用矣。

　　67. 识：　　　　　　68. 三坟：

　　69. 鲜：　　　　　　70. 昭：

　　71. 庶几：

（五）广西中医药大学《医古文》考试试卷

一、填空：（15分）

1. 吴瑭字_____，是_____代著名醫學家，著有_____一書。

2. _____代著名醫學家_____號景岳，其《類經》之十二類中_____類排居首位。

3. _____別號啟玄子，是_____代著名醫學家，其最大的成就是爲_____作注。

4.《大醫精誠》作者是_____。其中"精"指_____，"誠"指_____。

5. 在《康熙字典》中查"阻"字應查_____部；查"郭"字應查_____部；查"遍"字應查_____部。

二、寫出下列各字的簡化字或正字：（10分）

擎（ ）　　聽（ ）　　藝（ ）　　懼（ ）　　穢（ ）　　憐（ ）

窮（ ）　　齊（ ）　　濕（ ）　　膚（ ）　　蘇（ ）　　懂（ ）

淚（ ）　　屬（ ）　　鹹（ ）　　迺（ ）　　龘（ ）　　雙（ ）

纔（ ）　　霧（ ）

三、單項選擇題：（10分）：

1. 故醫方卜筮，藝能之難精者也——其语序特点为（ ）

A、否定句宾语前置　　　　B、疑问句宾语前置

C、主谓倒装　　　　　　　D、定语后置

2. 大濟蒸人——句中"蒸"与"烝"是（ ）关系

A、古今字　　　　　　　　B、异体字

C、通假字与本字　　　　　D、繁简字

3.《〈溫病條辨〉敘》批评的医家是（ ）

A、刘完素　　　B、叶桂　　　C、陶华　　　D、吴瑭

4. 昧性命之玄要，盛盛虚虚——其中第一个"盛"和第一个"虚"皆为（ ）

A、名词　　　B、动词　　　C、使动用法　　　D、意动用法

5. 下列句子中未含偏义复词的是（ ）

A、询谋得失，深遂凤心

B、由是遍索两经，先求难易

C、補者，以若草木養口體者也

D、音律象数之肇端、藏府经络之曲折

6.《〈溫病条辨〉敘》中用以批评历代医人大多治病方法不当，徒劳无益的典故是（ ）

　　A、指鹿為馬　　　　　　　　B、禦風以絺

　　C、按圖索驥　　　　　　　　D、下士聞道

7. 彼何榮勢之云哉？——句中"之"为（　　）

　　A、助词，取消句子独立性　　　B、助词"的"

　　C、第三人称代词　　　　　　　D、助词，宾语前置标志

8. "弱冠"是指古代男子（　　）岁

　　A、十六　　　　B、十八　　　　C、二十　　　　D、三十

9. "秉"属于"六书"中的（　　）字

　　A、象形　　　　B、指事　　　　C、会意　　　　D、形声

10. 下列属于词义范围扩大的词是（　　）

　　A、河　　　　B、走　　　　C、禽　　　　D、涕

四、將下列文句按原文補充完整（可用簡體字），並解釋所填詞的意義：（20分）

1. 厥身已斃，_____消滅，變為_____，幽潛重泉，徒為啼泣。

2. 只如雞卵一物，以其_____未分，必有_____要急之處，不得已隱忍而用之。

3. 獨以_____多門，_____隻手，一言一字，偷隙毫端。

4. 勿避_____、晝夜、寒暑、飢渴、疲勞，一心赴救，無作功夫_____之心。

5. 拯_____於仁壽，濟_____以獲安者，非三聖道，則不能致之矣。

五、語譯句子：（30分）

1. 世俗樂其淺近，相與宗之，而生民之禍亟矣。

2. 咸日新其用，大濟蒸人，華葉遞榮，聲實相副。

3. 荀或請曰："佗術實工，人命所縣，宜含宥之。"

4. 而又有目醫爲小道，并是書且弁髦置之者，是豈巨慧明眼人歟？

5. 夫邪之中人，輕則傳久而自盡，頗甚則傳久而難已，更甚則暴死。

6. 第以人心積習既久，訛以傳訛，即決長波猶虞難滌。

7. 夫大醫之體，欲得澄神內視，望之儼然，寬裕汪汪，不皎不昧。

8. 志存救濟，故亦曲碎論之，學者不可恥言之鄙俚也。

9. 稽其言有徵，驗之事不忒，誠可謂至道之宗，奉生之始矣。

10. 觀今之醫，不念思求經旨，以演其所知，各承家技，終始順舊。

六、閱讀理解：（15分）

　　方之祖始於仲景後人觸類擴而充之不可計殫然皆不能越仲景之範圍蓋前人作法後人因爲創始者難爲用後起者易爲功取古人已驗之成規而斟酌用之爲效不既易乎然而執方醫病而病不能瘳甚或反而殺人者又何以說焉則以脈候未辨藥性未明惑於似而反失其真知有方而不知方之解故也方之有解始於成無己無己慨仲景之書後人罕識爰取傷寒論而訓詁之詮證釋方使觀者有所循入誠哉仲景之功臣而後覺之先導矣厥後名

賢輩出謂當踵事增華析微闡奧使古方時方大明於世寧不愉快夫何著方者日益多註方者不再見豈金鍼不度歟抑工於醫者未必工於文詞不能達意遂置而不講歟迄明始有吳鶴皋之集醫方考文義清疏同人膾炙是以梨棗再易豈為空谷足音故見之而喜歟然吳氏但一家之言其於致遠鈎深或未徹盡茲特博採廣搜網羅群書精窮奧蘊或同或異各存所見以備參稽使探寶者不止一藏嘗鼎者不僅一臠庶幾病者觀之得以印證用者據之不致徑庭寧非衛生之一助歟（清·汪昂《〈醫方集解〉序》節選）

1. 用"/"符號為以上文字斷句；（10分）

2. 解釋文中劃綫的詞語：（2分）
   瘳_____　　　衛生_____

3. 語譯文中劃綫的句子：（2分）

4. 何謂"空谷足音"？（1分）

（六）广西中医药大学《医古文》考试试卷

一、填空：（10分）

1. _____自號"啟玄子"，是_____代著名醫學家。
2. _____代著名醫學家_____號景岳，是_____派代表人物之一。
3. 《溫病條辨》的作者是_____，為_____代著名醫家。
4. 孫思邈的主要代表著作是_____。
5. 在《康熙字典》中查"陽"字應查_____部；"都"字應查_____部。

二、寫出下列各字的簡化字或正體字：（10分）

擧（　）舊（　）雜（　）極（　）迺（　）綱（　）纜（　）

義（　）繼（　）麤（　）導（　）補（　）體（　）憂（　）

慙（　）晝（　）憐（　）膚（　）關（　）雙（　）

三、單項選擇題：（10分）

1. 道聽途說——其中"道"、"途"為名詞作狀語，屬於（　　）
   A、表示動作的方式　　　　B、表示動作的地點　　　　C、表示憑借
   D、表示比喻　　　　　　　E、以上都不是

2. 大濟蒸人——句中"蒸"與"烝"是（　　）關系
   A、古今字　　　　　　　　B、異體字　　　　　　　　C、通假字與本字
   D、繁簡字　　　　　　　　E、以上都不是

3. 《〈溫病條辨〉敘》批評的醫家是（　　）
   A、劉完素　　B、叶天士　　C、陶華　　　　D、吳瑭　　　E、吳又可

4. 昧性命之玄要，盛盛虛虛——其中第一個"盛"和第一個"虛"皆為（　　　）
   A、名詞　　B、動詞　　C、使動用法　　D、意動用法　　E、為動用法

5. 下列句子中未含偏義複詞的是（　　）
   A、詢謀得失，深遂夙心　　　　B、由是遍索兩經，先求難易
   C、補者，以穀肉果菜養口體者　　D、勿避嶮巇、晝夜、寒暑一心赴救
   E、音律象數之肇端、藏府經絡之曲折

6. 《〈溫病條辨〉敘》中用以批評歷代醫人大多治病方法不當、徒勞無益的典故是（　　）
   A、指鹿為馬　　B、禦風以絺　　C、按圖索驥　　D、中流砥柱　　E、聞一知十

7. 《類經》十二類中第四類是（　　）
   A、藏象類　　　　　　　　B、脈色類　　　　C、經絡類
   D、標本類　　　　　　　　E、氣味類

8. 古代曆法中"既望"指陰曆（　　）日
   A、初一　　　B、初五　　　C、十五　　　D、十六　　　E、二十

9．"蠱"屬於"六書"中的（　　）字

A、象形　　　B、指事　　　C、會意　　　D、形聲　　　E、假借

10．下列屬於詞義範圍縮小的詞是（　　）

A、河　　　B、稍　　　C、禽　　　D、涕　　　E、過

四、將下列文句按原文補充完整（可用簡體字），並解釋所填詞的意義：（20分）

1．厥身已斃，_____消滅，變為異物，幽潛_____，徒為啼泣。

2．若有疾厄來求救者，不得問其貴賤貧富，長幼_____，怨親善友，_____愚智。

3．因敢忘陋_____，勉圖_____，固非敢弄斧班門，然不屑沿街持缽。

4．如此可為_____大醫，反此則是_____巨賊。

5．_____其言有徵，驗之事不_____，誠可謂至道之宗，奉生之始矣。

五、語譯下列句子：（30分）

1．吳子以為然，遂相與評騭而授之梓。

2．且將升岱嶽，非逕奚為？欲詣扶桑，無舟莫適。

3．假若天機迅發，妙識玄通，蕆謀雖屬乎生知，標格亦資於詁訓。

4．而又有目醫為小道，并是書且弁髦置之者，是豈巨慧明眼人歟？

5．夫邪之中人，輕則傳久而自盡，頗甚則傳久而難已，更甚則暴死。

6．第以人心積習既久，訛以傳訛，即決長波猶虞難滌。

7．夫大醫之體，欲得澄神內視，望之儼然，寬裕汪汪，不皎不昧。

8．又到病家，縱綺羅滿目，勿左右顧眄；絲竹湊耳，無得似有所娛。

9．拯黎元於仁壽，濟羸劣以獲安者，非三聖道，則不能致之矣。

10．觀今之醫，不念思求經旨，以演其所知，各承家技，終始順舊。

六、閱讀理解：（20分）

按此則草頭單方之誤人為禍尤烈第瓜蒂搐鼻治黃是仲聖法因不知孕婦應忌而誤用致斃拘方治病病必殆斯言洵不誣矣至用商陸根等猶舉其名當其誤用時或能知何藥之誤尚可設法解救特有一種以草藥治病者輾轉傳授謬稱秘方僅識其形狀氣色之草藥采而用之在用者自己尚不能舉其名而且先揉搗之使人莫能辨識故神其說以惑人治或得效則群相走

告詫為神奇後凡遇是病以為業經試驗之方放膽用之而不疑一服未效再服三服殊不知執一病之總名而以一藥統治之也且草藥之用往往力專而性猛藥病偶或相當其奏功甚捷一不相當亦禍不旋踵深願世之明哲保身者守未達不敢嘗之訓萬弗以性命為試藥之具並輾轉勸誡俾共知用藥治病雖專門名家尚須詳細體察詎可輕服草藥存僥幸之心致蹈不測之禍哉

（趙晴初 《存存齋醫話稿·學醫猶學弈》 節選）

1. 用 "/" 符號為以上文字斷句；（10分）

2. 解釋文中加點的詞語：（4分）

　　 第_____　　　 誣_____　　　 詫_____　　　 俾_____

3. 語譯文中劃綫的句子：（3分）

4. 請概括本段文字的旨意。（2分）

5. 何謂 "禍不旋踵"？（1分）

二、成人教育《医古文》考试试卷

（一）湖南中医药大学《医古文》考试试卷

一、A 型选择题（每小题 1 分，共 10 分）

1. 在"然记籍所载，前史所传，较而论之"中，"较"的本字应是　　　　　　　（　　）
   A. 校　　　　　B. 皎　　　　　C. 佼　　　　　D. 挢

2. 在《康熙字典》中，"除"所属的部首是　　　　　　　　　　　　　　　　（　　）
   A. 耳　　　　　B. 余　　　　　C. 阜　　　　　D. 邑

3. 在"岑岑周体，如痁作焉"句中，"岑岑周体"的语序为　　　　　　　　　（　　）
   A. 主谓倒置　　B. 定语后置　　C. 动宾倒置　　D. 介宾倒置

4. "今主君之病与之同，不出三日必间"句中，"间"是指　　　　　　　　　（　　）
   A. 间隔　　　　B. 悄悄　　　　C. 病愈　　　　D. 偶尔

5. 在"刘子闲居，有负薪之忧"句中，"负薪之忧"义为　　　　　　　　　　（　　）
   A. 生活贫困　　B. 身患疾病　　C. 地位低下　　D. 辛劳忧伤

6. 在"今以至精至微之事，求之于至粗至浅之思，其不殆哉"句中，"今"义为
   　　　　　　　　　　　　　　　　　　　　　　　　　　　　　　　　　（　　）
   A. 现在　　　　B. 至于　　　　C. 或者　　　　D. 如果

7. 在"予开卷细玩，每药标正名为纲"句中，"玩"义为　　　　　　　　　　（　　）
   A. 玩耍　　　　B. 玩赏　　　　C. 玩味　　　　D. 玩弄

8. 下面表示"瘦弱"义的字是　　　　　　　　　　　　　　　　　　　　　（　　）
   A. 嬴　　　　　B. 赢　　　　　C. 羸　　　　　D. 赢

9. "如对冰壶玉鉴，毛发可指数也"一语，用以比喻《本草纲目》的特点是
   　　　　　　　　　　　　　　　　　　　　　　　　　　　　　　　　　（　　）
   A. 价值非凡　　B. 选材精当　　C. 内容丰富　　D. 排列有序

10. "苟循往以御变，昧于节宣，奚独吾侪小人理身之弊而已"一句的寓意是
    　　　　　　　　　　　　　　　　　　　　　　　　　　　　　　　　（　　）
    A. 批评医生医术低劣　　　　　　　B. 感叹自己养生无方
    C. 讽谏朝廷因循守旧　　　　　　　D. 谴责官吏懦弱无能

二、X 型选择题（每小题 2 分，共 10 分）

1. 下列各句中包含通假字的有　　　　　　　　（　　）（　　）（　　）（　　）
   A. 是由桓侯抱将死之疾，而怒扁鹊之先见
   B. 晋侯梦大厉，被发及地

C. 服是足以瀹昏烦而鉏蕴结，销蛊慝而归耗气

D. 太子何病，国中治穰过于众事

2. 下面属于"灾"的异体字是 （ ） （ ） （ ） （ ）

A. 疢 B. 栽 C. 菑 D. 災

3. 下面含有"前往、到达"义的词有 （ ） （ ） （ ） （ ）

A. "将食，张，如厕，陷而卒"中的"如"

B. "彭城夫人夜之厕，虿螫其手"中的"之"

C. "故督邮顿子献得病已差，诣佗视脉"中的"诣"

D. "桓侯体病，使人召扁鹊，扁鹊已逃去"中的"去"

4. 下列各词具有"年"义的是 （ ） （ ） （ ） （ ）

A. "五六岁，亲中人有病如成者"中的"岁"

B. "此病后三期当发，遇良医乃可济救"中的"期"

C. "岁历三十稔，书考八百余家"中的"稔"

D. "依期果发动，时佗不在，如言而死"中的"期"

5. 下列句中属于意动用法的词有 （ ） （ ） （ ） （ ）

A. "舍客长桑君过，扁鹊独奇之"的"奇"

B. "虽曰贱畜贵人"中的"贱"、"贵"

C. "学者不可耻言之鄙俚也"中的"耻"

D、"予然之，之医所"中的"然"

三、填空题（每空 1 分，共 10 分）

1. 甲骨文是 _____ 时期的汉字；小篆出现于 _____ 时期。

2. 在《康熙字典》中"慕"的部首为 _____，"肝"的部首为 _____。

3. 在"乃使子豹为五分之熨以更熨两胁下"句中，"更"是指 _____；在"百余日复动，更呼佗"句中，"更"是指 _____。

4. 写出相对应的正体字："麤"—_____；"黏"—_____。

5. 在"疡医掌肿疡、溃疡、金疡、折疡之祝药"中，"祝"通 _____；在"扣其所从来，曰：壮而从军，老而停汰"中，"扣"通 _____。

解释句中带点的词（每小题 1 分，共 10 分）

1. 今君至于淫以生疾，将不能图恤社稷。

2. 出入十余年，乃呼扁鹊私坐，间与语曰。

3. 不能若是，而欲生之，曾不可以告咳婴之儿。

4. 巨阙胸藏针下五六寸，而病辄皆瘳。

5. 复者芟之，阙者缉之，讹者绳之。

6. 望龙光知古剑，觇宝气辨明珠。

7. 内怀殷忧，则达旦不瞑。

8. 只如鸡卵一物必有大段要急之处，不得已隐忍而用之。

9. 胎死，血脉不复归，必燥著母脊，故使多脊痛。

10. 逾月而视分纤，听察微，蹈危如平，嗜粝如精。

四、解释成语（每小题 2 分，共 10 分）

1. 二竖：

2. 以管窥天：

3. 负薪之忧：

4. 碔玉莫剖：

5. 道听途说：

五、语译（每小题 6 分，共 30 分）

1. 逮再饵半旬，厥毒果肆，岑岑周体，如痁作焉。

2. 夫大医之体，欲得澄神内视，望之俨然，宽裕汪汪，不皎不昧。

3. 予窥其人，睟然貌也，癯然身也，津津然谭议也，真北斗以南一人。解其装，无长物，有《本草纲目》数十卷。

4. 医师掌医之政令，聚毒药以共医事。凡邦之有疾病者、疕疡者造焉，则使医分而治之。

5. 阴淫寒疾，阳淫热疾，风淫末疾，雨淫腹疾，晦淫惑疾，明淫心疾。

六、阅读思考题（共 20 分）

古法采药多用二月八月此<u>殊</u>未<u>当</u>但二月草已<u>芽</u>八月苗未枯采掇者易辨识耳在药则未为良时<u>大率</u>用根者若有宿根须取无茎时采则津泽皆归其根其无宿根者即<u>候</u>苗成而未有花时采则根生已足而又未衰用叶者取叶初长足时用牙者自从本说用花者取花初<u>敷</u>时用实者成实时采皆不可限以时月

答题要求：

（1）为上文标点。（8 分）

（2）解释文中带框的词。（6 分）

殊：　　　　　　当：　　　　　　芽：

大率：　　　　　候：　　　　　　敷：

（3）归纳本文主旨。（6 分）

参考答案

一、1．B　2．C　3．A　4．C　5．B　6．D　7．C　8．B　9．D　10．C

二、1．ABCD　　　2．BCD　　　3．ABC　　　4．ABC　　　5．ABCD

三、1．殷商；秦朝　　　2．心；肉　　　3．交替；再一次
　　4．粗；粘　　　5．注；叩

四、1．谋虑，顾念　　2．悄悄地　　3．婴儿笑　　4．病愈
　　5．纠正　　6．看；窥察　　7．深　　8．紧急，重要
　　9．同"着"，附着　　10．高地

五、1．两个小孩，喻疾病，病邪。
（1）从竹管里看天,喻见识浅陋。或喻观察片面。
（2）背柴的劳累,生病的委婉语。
（3）碔砆之石和美玉不能区分,喻真伪优劣混淆。
（4）从路上听来的，又带到路上去传播。喻没有根据的传闻。

六、1．等到第二次服用五天，它的毒性果然发作，周身胀痛，好像疟疾发作的样子。

2．品德高尚的医师所宜具备的举止风度是，应该让精神清静，排除杂念，看上去十分庄重，气度宽宏，不亢不卑。

3．我暗中观察这个人，容貌是润泽的样子，身材是清瘦的样子，谈吐是兴趣浓厚的样子，确实是天下第一等的人才。打开它的行囊，没有多余的东西，只有《本草纲目》几十卷。

4．医师掌管医药行政命令，聚集药物以供应医疗需要。凡是国内患有内科疾病、外科疾病的人到了那里，就由他指派不同的医生分别治疗他们。

5．阴寒过度就会产生寒病，阳热过度就会产生热病，风气太过就会产生四肢抽搐的疾病，
雨湿太过就会产生肠胃疾病，夜晚迟寝太过就会产生心神惑乱的疾病，白昼劳累过度就会产生心劳疲惫的疾病。

七、答案：　（1）为上文标点。

古法采药多用二月、八月，此殊未当。但二月草已芽，八月苗未枯，采掇者易辨识耳，在药则未为良时。大率用根者，若有宿根，须取无茎时采，则津泽皆归其根；其无宿根者，即候苗成而未有花时采，则根生已足而又未衰；用叶者，取叶初长足时；用牙者，自从本说；用花者，取花初敷时；用实者，成实时采。皆不可限以时月。

  (2) 殊：甚，很   当：恰当   芽：发芽

    大率：大致，大概   候：等待。   敷：展开，开放

  (3) 本文主旨：说明采药不可限以时月。

（二）湖南中医药大学《医古文》考试试卷

一、A 型选择题（每小题 1 分，共 10 分）

1. 简化字"昼"相应的繁体字是（　　）
   A. 盡　　　　　　B. 晝　　　　　　C. 書　　　　　　D. 书

2. 《说文解字》中 "以事为名，取譬相成" 所指的造字方法是 （　　）
   A. 象形　　　　　B. 指事　　　　　C. 会意　　　　　D. 形声

3. 下列各组字，不属于异体字关系的是（　　）
   A. 乃 – 迺　　　　B. 厉 – 励　　　　C. 粗 – 麤　　　　D. 疴 – 痾

4. 在"然则，一溉之益固不可诬也"中，"诬"义为 （　　）
   A. 诬陷　　　　　B. 轻视　　　　　C. 欺骗　　　　　D. 夸大

5. 在"公觉，召桑田巫"中，"觉"的词义是 （　　）
   A. 发觉　　　　　B. 醒悟　　　　　C. 惊醒　　　　　D. 入睡

6. "佗曰：'此脉故事有胎。'"句中"故事"义为（　　）
   A. 回顾往事　　　B. 曾经表示　　　C. 墨守成规　　　D. 按照惯例

7. 在"解其装，无长物，有《本草纲目》数十卷"中，"长物"义为 （　　）
   A. 显赫之物　　　B. 贵重之物　　　C. 庞大之物　　　D. 多余之物

8. "佗遂下手，所患寻差，十年竟死"句中"寻"义为 （　　）
   A. 因此　　　　　B. 探究　　　　　C. 寻找　　　　　D. 随即

9. 下列各句中的"其"义为"大概"的有（　　）
   A. 若葛生者，其无愧古之医师者欤
   B. 今以至精至微之事，求之于至麤至浅之思，其不殆哉
   C. 其虻虫、水蛭之属，市有先死者，则市而用之
   D. 世之索医者，不闻其通书与否，见久于其业者，则瞀瞀焉从之其可乎哉

10. "普依准佗治，多所全济"句中包含的特殊语序为（　　）
    A. 主谓倒置　　　B. 定语后置　　　C. 动宾倒置　　　D. 介宾倒置

二、X 型选择题（每小题 2 分，共 10 分）

1. 下面句子中含有"前往、到达"义的词语是
   （　）（　）（　）（　）（　）
   A. "故督邮顿子献得病已差，诣佗视脉"中的"诣"
   B. "立吐蛇一枚，县车边，欲造佗"中的"造"
   C. "予然之，之医所"中的第二个"之"
   D. "将食，张，如厕"中的"如"

2. 用"六书"理论分析下列汉字，属于会意字的有
   （　）（　）（　）（　）

    A．本   B．林   C．炙   D．颜

3．下列句中各带点的词，用法属名词活用作状语的有

                      （　）（　）（　）（　）

    A．于是有烦手淫声，慆堙心耳

    B．病若在肠中，便断肠湔洗，缝腹膏摩

    C．不得道听途说，而言医道已了

    D．扁鹊过齐，齐桓侯客之

4．下列句中各带点的词，有"如果，假如"之义的有

                      （　）（　）（　）（　）

    A．我见邻里服汝药多效，意欲得方，倘以传我，此诸物为银百两，皆以相赠不吝。

    B．今以至精至微之事，求之于至粗至浅之思，其不殆哉？

    C．若太子病，所谓尸蹶者也。

    D．诏令往内东门供状，若三日不效当诛。

5．对下列句中通假字的解释正确的有　　　　（　）（　）（　）（　）

    A．"冬时有嗽上气疾"句中"嗽"通"嗽"

    B．"若有疾厄来求救者，不得问其贵贱贫富，长幼妍蚩"句中"蚩"通"媸"

    C．"坐毕归，行数里，昕卒头眩堕车"句中的"卒"通"猝"

    D．"是谓近女室，疾如蛊"句中的"谓"通"为"

三、填空题（每空1分，共10分）

1．在"将子诣诸"中，"诸"是兼词，义为＿＿＿＿＿＿；在"悟而走诸医"中，"诸"是介词，义为＿＿＿＿＿＿。

2．写出下面两个简化字相应的繁体字：药＿＿＿＿＿＿，阳＿＿＿＿＿＿。

3．"觓音求"属于注音中的＿＿＿＿＿＿法；"黔，渠廉切"属于注音中的＿＿＿＿＿＿法。

4．以"六书"理论分析，"刃"为＿＿＿＿＿＿字，"颠"为＿＿＿＿＿＿字。

5．在《康熙字典》中，"理"的部首为＿＿＿＿＿＿，"幕"的部首为＿＿＿＿＿＿。

四、解释句中带点的词（每小题1分，共10分）

1．逾月而视分纤，听察微，蹈危如平，嗜粝如精。

2．已故到谯，适值佗见收，匆匆不忍从求。

3．发为五色，征为五声，淫生六疾。

4．先生得无诞之乎？何以言太子可生也！

5．今主君之病与之同，不出三日必间。

6．佗舍去，妇稍小差。

7．建安纪年以来，犹未十稔，其死亡者，三分有二。

8．必有大段要急之处，不得已隐忍而用之。

9. 夫大医之体，欲得澄神内视，望之俨然。

10. 乃敢奋编摩之志，僭篡述之权。

五、解释成语（每小题2分，共10分）

1. 晨星：

2. 负薪之忧：

3. 朱紫混淆：

4. 冰壶：

5. 以管窥天：

六、语译（每小题6分，共30分）

1. 使圣人预知微，能使良医得蚤从事，则疾可已，身可活也。人之所病，病疾多；而医之所病，病道少。

2. 卿今强健，我欲死，何忍无急去药，以待不祥？先持贷我，我差，为卿从华佗更索。

3. 方当茹冰嚼雪，块枕草坐，愁思忧迫，冻饿摧挫，犹恐不可；而乃放不加思，恣肆颓惰。

4. 苟循往以御变，昧于节宜，奚独吾侪小人理身之弊而已。

5. 省病诊疾，至意深心；详察形候，纤毫勿失；处判针药，无得参差。

七、阅读思考题（共20分）

今庸医处疗皆耻看本草或倚约旧方或闻人传说或遇其所忆便揽笔疏之俄然戴面以此表奇其畏恶相反故自寡昧而药类违僻分两参差亦不以为疑脱或偶尔值差则自信方验若旬月未瘳则言病源深结了不反求诸己详思得失虚构声称多纳金帛非惟在显宜责固将居幽贻谴矣

答题要求：

（1）为上文标点（6分）

（2）解释文中带框的词（8分）

（3）归纳上文的中心思想（6分）

参考答案

一、1. C　2. D　3. B　4. B　5. C　6. D　7. D　8. D　9. A　10. A

二、1. ABCD　　2. BC　　3. BC　　　4. ABD　　5. ABCD

三、1. 之乎；于　　　2. 藥；陽　　　3. 直音；反切
　　4. 指事；形声　　5. 玉；巾

四、1. 高地　　　2. 被　　　　3. 过度　　　4. 欺骗
　　5. 病愈　　　6. 逐渐，渐渐　7. 年　　　8. 紧要，重要
　　9. 庄重貌　　10. 超越本分

五、1. 早晨的星星，喻稀少。
　　2. 背柴的劳累，婉指生病。
　　3. 正色与杂色混杂在一起，喻真伪优劣混淆。
　　4. 贮冰的玉壶，喻晶莹剔透。
　　5. 同"以管窥天"。从竹管里看天，喻见识浅陋。或喻观察片面。

六、1. 假如聪明的病人能预先知道微小的病变，能让高明的医生及早治疗，那么疾病可以治愈，生命可以存活。一般人担忧的事情，是担忧疾病多；然而医生担忧的事情，是担忧治法少。

　　2. 您现在强壮健康，我即将病死，您怎么忍心没有疾病收藏药物，而等待那不祥之事的发生？先拿着借给我，我病愈后，再去替您向华佗求药。

　　3. 正应当吃冰嚼雪，用土块作枕头，以草荐当坐席，让忧愁思虑胁迫自己、寒冷饥饿磨练自己，仍然只恐不够；然而你却放任不作多思，任凭个人随意颓废懒惰。

　　4. 如果说到遵循过去的老办法来处理变化了的新情况，不明白节制与宣散的道理，哪里只是咱们小人物保养身体的毛病罢了呢？

　　5. 诊察疾病，尽心尽意；察看症候，丝毫不误；处方治疗，不出差错。

七、1.
（1）今庸医处疗，皆耻看本草，或倚约旧方，或闻人传说，或遇其所忆，便揽笔疏之，俄然戴面，以此表奇。其畏恶相反，故自寡味；而药类违僻，分两参差，亦不以为疑。脱或偶尔值差，则自信方验；若旬月未瘳，则言病源深结。了不反求诸己，

详思得失，虚构声称，多纳金帛。非惟在显宜责，固将居幽贻谴矣。

（2）俄然：立即。　　戴面：仰面，自傲之态。

　　参差：不齐的样子，引申为差错。

　　值：遇到。　　差：同"瘥"，病愈。　　瘳：病愈。

　　了：完全。　　诸：兼词，之于。

（3）批评庸医耻看本草，轻忽人命。

（三）广西中医药大学《医古文》考试试卷

一、填空题（每空1分，共10分）

1. 膝者，_____之府，屈伸不能，行则偻附（3）

2. 羿之射，秋之弈，_____之医。（28）

3. 扁鹊乃使弟子子阳厉_____砥石，以取外三阳五会。（9）

4. 《备急千金要方》一书的作者是_____。（29）

5. 《用药如用兵论》作者认为，攻治"横暴之疾"则要_____。（38）

6. 《不失人情论》作者论述了三种"人情"，即："病人之情"、"旁人之情"和_____。（35）

7. "昔欧阳子暴利几绝，乞药于牛医；李防御治咳得官，传方于下走。"句中的"牛医"、"下走"都是对_____的贬称。（51）

8. "幼多羸疾，质成钝椎，长耽典籍，若唼蔗饴。遂渔猎群书，搜罗百氏。"句中的"渔猎"，在此比喻_____。（47）

9. 《不失人情论》作者李中梓，是我国_____时期的著名医学家。（35）

10. 《良方·自序》中说治病有"五难"，这"五难"是：辨疾难、治疾难、饮药难、别药难和_____难。（46）

二、单项选择题（每题1分，共10分）

1. 因五脏之输，乃割皮解肌（　　）（9）
   输：① "腧"的古字　　　② "腧"的异体字
   　　③ "腧"的繁体字　　④ "腧"的通借字

2. 向来道边有卖饼家，蒜齑大酢，从取三升饮之，病自当去。（　　）（10）
   酢：① "醋"的古字　　　② "醋"的异体字
   　　③ "醋"的繁体字　　④ "醋"的通借字

3. 其次自力服药，半年一年，劳而未验，志以厌衰。（　　）（20）
   以：① "已"的古字　　　② "已"的异体字
   　　③ "已"的繁体字　　④ "已"的通借字

4. 弟子程高寻求积年，翁乃授之，高亦隐迹不仕。（　　）（11）
   跡：① "迹"的古字　　　② "迹"的异体字
   　　③ "迹"的繁体字　　④ "迹"的通借字

5. 复者芟之，阙者缉之，讹者绳之。（　　）（47）
   缉：① "辑"的古字　　　② "辑"的异体字
   　　③ "辑"的繁体字　　④ "辑"的通借字

6. 善哉医乎!用毒以攻疹，用和以安神，易则两踬，明矣!（　　）（58）
   疹：① "痰"的古字　　　② "痰"的异体字

③"疢"的繁体字　　　④"疢"的通借字

7. 假使服食有节，起处有常，顺阴燮阳，无所败伤，宁有不闻馨香乎？

（　　）（60）

燮：①"燮"的古字　　　②"燮"的异体字
③"燮"的繁体字　　　④"燮"的通借字

8. 火官司令，烁金于炉，是之谓肺痿。（　　）（26）
烁：①"铄"的古字　　　②"铄"的异体字
③"铄"的繁体字　　　④"铄"的通借字

9. 固非敢弄斧班门，然不屑沿街持钵。（48）
"沿街持钵"在此指（　　）
①虚心向别人学习　　　②一味地依赖别人
③走村串户行医　　　④沿街叫卖药物

10. 虽然，他山之石，可以攻玉；断流之水，可以鉴形。（48）
"他山之石，可以攻玉"在此喻（　　）
①靠自己的力量成就自己的事业　　　②自力更生，奋发图强
②靠别人的推荐提高自己的声誉　　　④借助外力，辅佐自己

三、词义解释（每题 1 分，共 20 分）

1. 阴淫寒疾，阳淫热疾，风淫**末疾**，雨淫腹疾，晦淫惑疾，明淫心疾。（2）

2. 夫五脏者，身之**强**也。（3）

3. 至今天下言脉者，**由**扁鹊也。（9）

4. 熊颈鸱顾，**引輓**腰体，动诸关节，以求难老。（10）

5. 华佗**性恶**矜技，终以戮死。（43）

6. 针石之间，**毫芒**即乖。（11）

7. 滋味煎其府藏，醴**醪**煮其肠胃，芳香腐其骨髓。（20）

8. 故亦**曲碎**论之，学者不可耻言之鄙俚也。（41）

9. 夫大医之**体**，欲得澄神内视，望之俨然。（41）

10. 仲宣嫌其言**忤**，受汤勿服。（43）

11. 中古名医有俞跗、医缓汉有仓公，其论皆经理**识本**，非徒诊病而已。（43）

12. 此二事虽扁鹊、仓公，无以**加**也。（43）

13. 世之为方者，称其治效，常喜过实，《千金》、《肘后》之类，犹多**溢言**，使人不敢复信。（46）

14. 至于相合而之他脏，致他疾者，**庸**可易知哉！（46）

15. 夫《内经》之生全民命，岂**杀**于《十三经》之启植民心？（48）

16. 病斯世之贸贸也，述先贤之格言，**摅**生平之心得，穷源竟委，作为是书。（52）

17. 而乃放不加思，恣肆颓惰，当**祁寒**时，遽自溺于火，为身计者，良已左矣。（60）

18．盖前人作法，后人**因**焉。创始者难为用，后起者易为功。 （49）

19．顾乃偏僻猜忌，执一遗二，以莸为**薰**，椒兰是弃。 （60）

20．厉者造焉而美肥，辀者造焉而善驰，矧常病也。**将**子诣诸？（58）

四、语法一（指出实词活用法，并解释其义。每题1分，共10分）

1．轻身重财，二不治也。 （9）

　　重：

2．若当针，亦不过一两处，下针言"当引某许，若至，语人。" （10）

　　"若当针"的"针"：

3．其虻虫、水蛭之属，市有先死者，则市而用之，不在此例。 （41）

　　第二个"市"：

4．聘君曰："药之则寥，不药则剧。"已而果剧，治乃愈。 （26）

　　第一个"药"：

5．凡所加字，皆朱书其文，使今古必分，字不杂揉。 （45）

　　朱：

6．桔过江而为枳，麦得湿而为蛾，鸡逾岭而黑。 （46）

　　黑：

7．今火帛之臭亦烈矣，而尔顽若不知，遽俾火毒烬裳及衣。 （60）

　　烬：

8．譬如拯溺救焚，岂待整冠束发。 （52）

　　焚：

9．有之，自草泽医始。人每贱薄之，谓其游食江湖，货药吮舐，迹类丐。（51）

　　货：

10．而又有目医为小道，并是书且弁髦置之者，是岂巨慧明眼人欤？（48）

　　目：

五、语法二（指出语序特点，并解释其意。每题1分，共5分）

1．皮之不存，毛将安附焉。 （29）

　　安附：

2．是故圣人不治已病治未病，不治已乱治未乱，此之谓也。 （3）

　　此之谓也：

3．又有医人工于草书者，医案人或不识，所系尚无轻重。 （56）

　　医人工于草书者：

4．逮再饵半旬　厥毒果肆，岑岑周体，如痁作焉。 （58）

　　岑岑周体：

5．今子不务自尤，而维鼻是訾。一身之理且不达，况于政治也哉！ （60）

　　维鼻是訾：

六、简答题（每题 5 分，共 15 分）

1. 《扁鹊传》中的六"不治"，除"衣食不能适"、"形羸不能服药"、"信巫不信医"和"轻身重财"之外， 还有哪两种"不治"？ (9)

2. 在《大医精诚》中，孙思邈对医生的品德问题提出了哪些严格要求？ (29)

3. 《本草纲目》的作者是谁？《本草纲目·原序》的作者又是谁？(47)

七、语译（每段 10 分，共 20 分）

1. 夫醫藥爲用，性命所繫。和鵲至妙 猶或加思；仲景明審，亦候形證。一毫有疑，則考校以求驗。故傷寒有承氣之戒，嘔噦發下焦之問。而遺文遠旨，代寡能用；舊經秘述，奧而不售。遂令末學，昧於原本，互滋偏見，各逞己能。致微痾成膏肓之變，滯固絕振起之望，良有以也 ！

2. 予然之，之醫所。切脈觀色聆聲，參合而後言曰："子之病其興居之節舛，衣食之齊乖所由致也。今夫藏鮮能安穀，府鮮能母氣，徒爲美疢之囊橐耳！我能攻之。"乃出藥一丸，可兼方寸，以授予曰："服是足以瀹昏煩而鉏蘊結，銷蠱慝而歸耗氣。然中有毒，須其疢廖而止，過當則傷和，是以微其齊也。"

八、句读（用逗号、句号约下列文字断句，如有书名、篇名则另加书名号。共10分）

其自用甚者饮食不节以生百病好色不倦以致乏绝风寒所灾百毒所伤中道夭于众难世皆知笑悼谓之不善持生也至于措身失理亡之于微积微成损积损成衰从衰得白从白得老从老得终闷若无端中智以下谓之自然纵少觉悟咸叹恨于所遇之初而不知慎众险于未兆是由桓侯抱将死之疾而怒扁鹊之先见以觉痛之日为受病之始也害成于微而救之于著故有无功之治驰骋常人之域故有一切之寿仰观俯察莫不皆然以多自证以同自慰谓天地之理尽此而已矣纵闻养生之事则断以所见谓之不然其次狐疑虽少庶几莫知所由其次自力服药半年一年劳而未验志以厌衰中路复废

（四）广西中医药大学《医古文》考试试卷

一、寫出下列各字的簡化字或正字（15分）：

體（　　）圖（　　）壽（　　）寫（　　）歸（　　）隻（　　）薦（　　）

擾（　　）實（　　）業（　　）亂（　　）懂（　　）儀（　　）顯（　　）

燿（　　）畝（　　）慭（　　）虧（　　）儕（　　）歟（　　）綱（　　）

屬（　　）舉（　　）藥（　　）轉（　　）舊（　　）聖（　　）發（　　）

歲（　　）畢（　　）

二、單項選擇題（45分）：

1. 然則，一漑之益固不可誣也。——"誣"义为（　　）

　　A. 诬蔑　　　　B. 欺骗　　　C. 抹杀　　　D. 限制　　　E. 轻视

2. 其患瘡痍、下痢，臭穢不可瞻視，人所惡見者，但發慚愧淒憐憂恤之意。——"其"义为（　　）

　　A. 他　　　　　B. 其中　　　C. 难道　　　D. 也许　　　E. 如果

3. 吳子以為然，遂相與評騭而授之梓。——"相與"、"梓"义分别为（　　）

　　A. 一起　刊印　　　　　B. 互相　梓木　　　　C. 共同　故乡

　　D. 相好　雕版　　　　　E. 先后　地名

4. 所謂河海一流，泰山一壤，蓋亦欲共掖其高深耳。——"掖"义为（　　）

　　A. 拖拽　　　　B. 搀扶　　　C. 腋窝　　　D. 助成　　　E. 旁边

5. 風淫末疾，雨淫腹疾。——"末"义为（　　）

　　A. 次要　　　　B. 四肢　　　C. 末梢神经　D. 末尾　　　E. 细小

6. 使聖人預知微，能使良醫得蚤從事，則疾可已，身可活也。——句中所用的通假字与其本字为（　　）

　　A. 知与智　　B. 已与矣　　C. 蚤与早　　D. 身与娠　　E. 可与何

7. 惟名利是務。——其语序特点为（　　）

　　A. 主谓倒装　　　　B. 定语后置　　　C. 动词宾语前置

　　D. 介词宾语前置　　E. 以上都不是

8. 怨親善友，華夷愚智，普同一等。——"夷"义为（　　）

　　A. 东方少数民族　　　B. 平民　　　　　C. 泛指少数民族

　　D. 杀灭　　　　　　　E. 平滑

9. 夫神仙雖不目見，然記籍所載，前史所傳，較而論之，其有必也。——句中所用通假字与其本字是（　　）

　　A. 见与现　　B. 载与再　　C. 较与皎　　D. 其与期　　E. 有与又

10. 若妻信病，賜小豆四十斛。——"信"义为（　　）

　　A. 来信说　　B. 相信　　　C. 随意　　　D. 确实　　　E. 通"伸"

11．國之大臣，榮其寵祿，任其大節。——"大節"是指（　　）

  A．为人处事   B．重要原则   C．主要方面

  D．高风亮节   E．国家大事

12．乃呼扁鵲私坐，閒與語曰——"閒"义为（　　）

  A．间隔   B．病愈   C．悄悄地   D．有时   E．离间

13．世皆知笑悼，謂之不善持生也。——"持生"义为（　　）

  A．维持生活 B．调节心理 C．调养身体 D．控制生存 E．操持家务

14．然而其文簡，其意博，其理奧，其趣深。——"趣"义为（　　）

  A．旨意   B．奥秘   C．兴趣   D．趣味   E．情趣

15．斷流之水，可以鑒形。——"鑒"义为（　　）

  A．铜镜   B．鉴定   C．鉴赏   D．鉴别   E．照见

16．而貪常習故之流，猶且各是師說，惡聞至論。——"猶且"义为（　　）

  A．仍然   B．犹如   C．犹豫   D．而且   E．况且

17．是重加其疾，而望其生，吾見其死矣。——句中"而"义为（　　）

  A．你   B．如果   C．而且   D．却   E．从而

18．夫邪之中人，輕則傳久而自盡，頗甚則傳久而難已，更甚則暴死，——"頗"义为（　　）

  A．偏颇   B．更加   C．稍微   D．极度   E．非常

19．後世有子雲其憫余勞而錫之斤正焉，豈非幸中又幸？而相成之德，謂孰非後進之吾師云。——句中所用通假字与其本字是（　　）

  A．有与又 B．劳与痨 C．锡与赐 D．谓与为 E．孰与熟

20．家人車載欲往就醫——"車"为名词作状语，属于（　　）

  A．表示比喻   B．表示动作行为的工具或方式

  C．表示动作行为依据 D．表示动作行为的处所 E．表示时间

21．馳騁常人之域，故有一切之壽。——"一切"义为（　　）

  A．所有   B．一定   C．一般   D．永恒   E．非凡

22．短期未知決診，九候曾無髣髴。——"短期"义为（　　）

  A．短时   B．临时   C．死期   D．近期   E．过期

23．且將升岱嶽，非徑奚為？欲詣扶桑，無舟莫適。——"適"义为（　　）

  A．适应   B．合适   C．正好   D．前往   E．适用

24．明能燭幽，二豎遁矣。——"二豎"义为（　　）

  A．两个人   B．两个儿童   C．喻疾病

  D．两条竖线   E．以上都不是

25．我朝治治學明，名賢輩出，咸知溯原《靈》、《素》，問道長沙。——"長沙"指（　　）

  A．地名   B．张仲景   C．张介宾

  D．《伤寒杂病论》 E．《内经》

26. 故學者不得道聽塗説，而言醫道已了。——其中"道"、"途"为（　　）

    A. 名词　　　　　B. 名词作状语　　　　　C. 名词使动用法

    D. 名词意动用法　　E. 名词为动用法

27. 夫《内經》之生全民命，豈殺於《十三經》之啟植民心？——"殺"义为（　　）

    A. 抹杀　　B. 扼杀　　　C. 少、差　　　D. 残破　　E. 败坏

28. 若病結積在内，當須刳割者，便飲其麻沸散，須臾便如醉死。——下列词语与"須臾"同义的是（　　）

    A. 亡如　　B. 继而　　　C. 斯须　　　D. 方且　　E. 自非

三、語譯下列句子（30分）：

1. 如此可為蒼生大醫，反此則是含靈巨賊。

2. 第以人心積習既久，訛以傳訛，即決長波猶虞難滌，使辨之不力，將終無救正日矣。

3. 田種一也，至於樹養不同，則功效相懸。謂商無十倍之價，農無百斛之望，此守常不變者也。

4. 稽其言有征，驗這事不忒，誠可謂至道之宗，奉生之始矣。

5. 今以至精至微之事，求之於至麤至淺之思，其不殆哉？

6. 卒然遭邪風之氣，嬰非常之疾，患及禍至，而方震慄。

7. 奈何今之業醫者，亦置《靈》、《素》于罔聞，昧性命之玄要，盛盛虛虛。

8. 夫大醫之體，欲得澄神内視，望之儼然，寬裕汪汪，不皎不昧。

9. 是由桓侯抱將死之疾，而怒扁鵲之先見，以覺痛之日，為受病之始也。

10. 余每覽越人入虢之診、望齊侯之色，未嘗不慨然歎其才秀也。

四、為下文斷句（10分）：

范文正公①微時嘗詣靈祠求禱曰他時得位相乎不許復禱之曰不然願為良醫亦不許而歎曰夫不能利澤生民非大丈夫平生之志他日有人謂公曰大丈夫之志於相理則當然良醫之技君何願焉無乃失於卑耶公曰嗟乎豈為是哉古人有云常善救人故無棄人常善救物故無棄物且大丈夫之於學也固欲遇神聖之君得引其道思天下匹夫匹婦有不被其澤者若己推而納之溝中能及大小生民者固惟相為然既不可得矣夫能行救人利物之心者莫如良醫果能為良醫也上以療君親之疾下以救貧民之厄中以保身長年在下而能及小大生民者舍夫良醫則未之有也 （吳曾 《能改齋漫錄》 節選）

【注】①范文正公：指宋代范仲淹。

三、职称考试医古文试卷

(一) 湖南 (A 级，2008 年)

题次	一	二	三	四	总分	合分人	复分人
分数							

得分	评卷人

一、A 型选择题 (每小题 1 分，共 10 分)

1. 指出下列各字属何种造字法：
   佳 (　) 嚣 (　) 益 (　) 小 (　) 哀 (　)

2. 写出下列各古字 (即句中标有下划线者) 相应的今字：
   扁鹊乃使弟子子阳厉针砥石 (　)　　因敢忘陋效矉 (　)
   足以激贪而厉俗 (　)　　　　　偶然治差一病，则昂头戴面 (　)
   滞固绝振起之望 (　)

3. 写出下列各异体字的正字：
   滛 (　) 臋 (　) 頷 (　) 懑 (　) 爕 (　)

4. 写出下列各通假字 (即句中标有下划线者) 相应的本字：
   今世上卜筮祷祠，故疾病愈来 (　)　　亡如世鲜知十之才士 (　)
   疡医掌肿疡溃疡折疡之祝药 (　)　　遻以媲之，景纯通明 (　)
   不多，则君子宜与之，不可使遂泯也 (　)

5. 写出下列各繁体字相应的简化字：
   徽 (　) 護 (　) 嚇 (　) 齋 (　) 憑 (　)

6. 写出下列各简化字相应的繁体字：
   归 (　) 双 (　) 头 (　) 叶 (　) 窍 (　)

得分	评卷人

二、标点断句 (要求使用现代标点符号，每题 5 分，共 10 分)

1. 观坡仙楞伽经跋云经之有难经句句皆理字字皆法亦岂知难经出自内经而仅得其什一难经而然内经可知矣夫内经之生全民命岂杀于十三经之启植民心故玄晏先生曰人受先人之体有八尺之躯而不知医事此所谓游魂耳虽有忠孝之心慈惠之性君父危困赤子

涂地无以济之此圣贤所以精思极论尽其理也繇此言之儒其可不尽心是书乎奈何今之业医者亦置灵素于罔闻昧性命之玄要盛盛虚虚而遗人夭殃致邪失正而绝人长命所谓业擅专门者如是哉此其故正以经文奥衍研阅诚难其于至道未明而欲冀夫通神运微仰大圣上智于千古之邈断乎不能矣

2. 其自用甚者饮食不节以生百病好色不倦以致乏绝风寒所灾百毒所伤中道夭于众难世皆知笑悼谓之不善持生也至于措身失理亡之于微积微成损积损成衰从衰得白从白得老从老得终闷若无端中智以下谓之自然纵少觉悟咸叹恨于所遇之初而不知慎众险于未兆是由桓侯抱将死之疾而怒扁鹊之先见以觉痛之日为受病之始也害成于微而救之于着故有无功之治驰骋常人之域故有一切之寿

得分	评卷人

三、古文今译（1 至 5 题各 5 分，第 6 题 15 分，共 40 分）

1. 刳麝剚犀，驱泄邪恶；飞丹炼石，引纳清和。大庇苍生，普济黔首。功侔造化，恩迈财成。日用不知，于今是赖。

2. 夫十二官各有主司，维鼻何司？别臭察微。臭之不察，何以鼻为？今火帛之臭亦烈矣，而尔顽若不知，遽俾火毒烬裳及衣。壅蔽之祸，岂不大可悲乎？

3. 有讳疾不言，有隐情难告，甚而故隐病状，试医以脉，不知自古神圣，未有舍望、闻、问，而独凭一脉者。

4. 乡之诸医泥陈、裴之学者，闻翁言，即大惊而笑且排，独文懿喜曰："吾疾其遂瘳矣乎！"

5. 为问今之乘华轩、繁徒卫者，胥能识证、知脉、辨药，通其元妙者乎？俨然峨高冠、窃虚誉矣。

6. 近仆自淮南携累而东归也，奔走水陆之艰，触冒霜露之惨，既抵家而俱病焉，盖老稚数口无免者。呻吟咿嘤，僵卧满室，汤粥之奉不时，恤问之友不至，相视盼然为沟壑矣。医师何子才日来视之，疗治周勤，药裹成绩，仆有惭心，而子才无倦色。既弥月，而皆起焉。

得分	评卷人

四、阅读理解：仔细阅读下文，然后简明解答下列各题

（每题 10 分，共 20 分）

1. 惟金源刘河间守真氏者，独知热病，超出诸家，所著六书，分三焦论治，而不墨守六经，庶几幽室一镫，中流一柱。惜其人朴而少文，其论简而未畅，其方时亦杂而不精。承其后者又不能阐明其意，裨补其疏。而下士闻道若张景岳之徒，方且怪而訾之。于是其学不明，其说不行。而世之俗医遇温热之病，无不首先发表，杂以消导，继则峻投攻下，或妄用温补，轻者以重，重者以死。倖免则自谓己功，致死则不言己过，即病者亦但知膏肓难挽，而不悟药石杀人。父以授子，师以传弟，举世同风，牢不可破。肺腑无语，冤鬼夜嗥，二千余年，略同一辙，可胜慨哉！

（1）解释下列各词或成语的含义

朴—— 文——

訾—— 但——

膏肓——

（2）回答问题：本文认为刘完素学说之所以得不到推行的原因是什么？你受到怎样的启示？

2. 又若以己之心度人之心者，诚接物之要道，其于医也则不可，谓人己气血之难符。三人有疑从其二同者，为决断之妙方，其于医也亦不可，谓愚智寡多之非类。凡此之法，何非征医之道？而征医之难，于斯益见。然必也小大方圆全其才，仁圣工巧全其用，能会精神于相与之际，烛幽隐于玄冥之间者，斯足谓之真医，而可以当性命之任矣。惟是皮质之难窥，心口之难辨，守中者无言，怀玉者不衒，此知医之所以为难也。故非熟察于平时，不足以识其蕴蓄；不倾信于临事，不足以尽其所长。使必待渴而穿井，斗而铸兵，则仓卒之间，何所趋赖？一旦有急，不得已而付之庸劣之手，最非计之得者。

（1）解释下列各词或短语的含义

谓—— 征——

小大方圆—— 仁圣工巧——

怀玉——

（2）本文提出了择医标准、识医方法、任医原则，试据文分述之。

参考答案（A级）

一、

1. 隹（象形）　器（会意）　益（会意）　小（指事）　哀（形声）

2. 扁鹊乃使弟子子阳<u>厉</u>针砥石（砺）　因敢忘陋效<u>瞻</u>（矉）
   足以激贪而<u>厉</u>俗（励）　偶然治<u>差</u>一病，则昂头戴面（瘥）
   滞固绝振起之望（痼）

3. 淫（湿）　臋（臀）　顇（悴）　憋（惭）　燹（燮）

4. 今<u>世上</u>卜筮祷祠，故疾病愈来（尚）　<u>亡</u>如世鲜知十之才士（无）
   疡医掌肿疡折疡之祝药（注）　<u>遐</u>以媲之，景纯通明（何）
   不多，则君子宜<u>与</u>之，不可使遂泯也（举）

5. 黴（霉）　護（护）　嚇（吓）　齋（斋）　憑（凭）

6. 归（歸）　双（雙）　头（頭）　叶（葉）　窍（竅）

二、

1. 观坡仙《〈楞伽经〉跋》云："经之有《难经》，句句皆理，字字皆法。"亦岂知《难经》出自《内经》，而仅得其什一！《难经》而然，《内经》可知矣。夫《内经》之生全民命，岂杀于《十三经》之启植民心？故玄晏先生曰：人受先人之体，有八尺之躯，而不知医事，此所谓游魂耳！虽有忠孝之心，慈惠之性，君父危困，赤子涂地，无以济之。此圣贤所以精思极论尽其理也。繇此言之，儒其可不尽心是书乎？奈何今之业医者，亦置《灵》、《素》于罔闻，昧性命之玄要，盛盛虚虚，而遗人夭殃，致邪失正，而绝人长命。所谓业擅专门者，如是哉！此其故，正以经文奥衍，研阅诚难。其于至道未明，而欲冀夫通神运微，仰大圣上智于千古之邈，断乎不能矣。

2. 其自用甚者，饮食不节，以生百病；好色不倦，以致乏绝；风寒所灾，百毒所伤，中道夭于众难。世皆知笑悼，谓之不善持生也。至于措身失理，亡之于微，积微成损，积损成衰，从衰得白，从白得老，从老得终，闷若无端。中智以下，谓之自然。纵少觉悟，咸叹恨于所遇之初，而不知慎众险于未兆。是由桓侯抱将死之疾，而怒扁鹊之先见，以觉痛之日，为受病之始也。害成于微，而救之于著，故有无功之治；驰骋常人之域，故有一切之寿。

三、

1. 剖取麝香，截得犀角，用以驱除邪恶之疾；水飞丹砂，火炼金石，收纳清和之气。（药物）广泛庇护百姓，普遍救助人民。功德等同创造化育万物的天地，恩惠超越筹谋成全万物的帝王。人们天天用它却不知它的功用，直到现在仍然依赖着它。

2. 人体的每个器官各有主管的职责，鼻子主管什么？无非是区别各种细微的气味。不能详审气味，哪里还用得着鼻子呢？如今火烧衣帛的气味也够浓烈了，但是你迟顿得不能察知，竟然让火烧毁了下裳又烧到上衣。壅蔽堵塞（造成）的灾祸，难道不是太可悲了么？

3．有的忌讳疾病不说，有的隐曲之情难诉，甚至有人故意隐瞒疾病情状，用脉诊来试探医生的本事。不知即使古代名医，也没有舍弃望诊、闻诊、问诊，单独凭借一项脉诊的。

4．乡里拘泥陈师文、裴宗元学说的各位医生，听了丹溪翁的言论，就大为惊讶地又是讥笑又是排斥，唯独许文懿高兴地说："我的病大概将要治愈了吧！"

5．试问如今乘坐华丽的车子、拥有众多随从的人，都能识别证候，了解脉理，辨明药性，通晓医学的奥妙道理吗？只不过是一本正经地头戴高耸的桂冠、剽窃虚假的声誉罢了。

6．最近我从淮南携带家眷东归，一路尝尽跋山涉水的艰辛，历经风霜雨露的凄惨，一到家就都病倒了，全家老小几乎没有幸免的。满屋呻吟呼叫，个个躺卧在床，茶水粥饭无法及时供给，关照慰问的朋友不曾登门，只能眼睁睁地互相对视等待死亡。然而何子才医师却每天都来探望我们，治疗周到殷勤，用药取得成效，我深怀愧疚心意，而何子才却毫无厌倦神情。经历了整整一个月后，家人全都康复。

四、

1．

（1）解释下列各词或成语的含义

朴——质朴。　　　　　　　　　　　文——文采。

訾——诋毁。　　　　　　　　　　　但——只；仅仅。

膏肓——本义心下膈上的部位，喻病情危重。

（2）答：原因在于其人朴而少文，其论简而未畅，其方时亦杂而不精。承其后者又不能阐明其意，裨补其疏。另外加上张景岳等人的诋毁。启示（略）。

2．

（1）解释下列各词或短语的含义

谓——通"为"，因为。　　　　　　征——验，考察。

小大方圆——心小、胆大、行方、智圆。　　仁圣工巧——望、闻、问、切。

怀玉——喻怀才。

（2）择医标准：小大方圆全其才，仁圣工巧全其用，能会精神于相与之际，烛幽隐于玄冥之间。

识医方法：熟察于平时。

任医原则：倾信于临事。

（二）湖南（B级，2007年）

题次	一	二	三	四	总分	合分人	复分人
分数							

得分	评卷人

一、说文解字（每题5分，共30分）

1. 指出下列各字属何种造字法：
   包（　　）　秉（　　）　叉（　　）　字（　　）　　哉（　　）

2. 写出下列各古字（即句中标有下划线者）相应的今字：
   聚毒药以共医事（　　）　　　　　　滋味煎其府藏（　　）
   人之四支五藏（　　）　　　　　　　今之游权门、食厚奉者（　　）
   衣食之齐乖所由致也（　　）

3. 写出下列各异体字的正字：
   虵（　　）　闚（　　）　徧（　　）　覉（　　）　　俛（　　）

4. 写出下列各通假字（即句中标有下划线者）相应的本字：
   冬时有漱上气疾（　　）　　　　　农无畏则堕稼穑（　　）
   终朝未餐，则嚚然思食（　　）　　兴言撰缉，勒成一家（　　）
   未尝不以葆精毓神开其心（　　）

5. 写出下列各繁体字相应的简化字：
   膚（　　）　塵（　　）　殼（　　）　癱（　　）　　憂（　　）

6. 下列各词之古今词义有别，请分别解释其含义：
   寻
   　／今义（如在"寻觅"一词中）——
   　＼古义（如在"寻尺特异"一句中）——

   斤
   　／今义（如在"斤两"一词中）——
   　＼古义（如在"悯余劳而锡之斤正"一句中）——

   荐
   　／今义（如在"荐贤"一词中）——
   　＼古义（如在"乃以衽席及荐阙其中"一句中）——

／今义（如在"巨擘"一词中）——

擘

＼古义（如在"以手擘目"一句中）——

／今义（如在"赊账"一词中）——

赊

＼古义（如在"交赊相倾"一句中）——

得分	评卷人

二、标点断句（要求使用现代标点符号，每题 5 分，共 10 分）

1. 扁鹊曰其死何如时曰鸡鸣至今曰收乎曰未也其死未能半日也言臣齐勃海秦越人也家在于郑未尝得望精光侍谒于前也闻太子不幸而死臣能生之中庶子曰先生得无诞之乎何以言太子可生也臣闻上古之时医有俞跗治病不以汤液醴灑镵石挢引案扤毒熨一拨见病之应因五藏之输乃割皮解肌诀脉结筋搦髓脑揲荒爪幕湔浣肠胃漱涤五藏练精易形先生之方能若是则太子可生也不能若是而欲生之曾不可以告咳婴之儿

2. 给谏姜如农长君勉中患衄不已去血盈斗一月后衄止复患囊痈六脉如丝精神困惫始犹健饮渐至饘粥不入先后医友但云虚而当补莫测病根所在于是参耆不效桂附随之愈补而形愈虚愈温而气愈弱最后沈明生至时届冬至矣据脉与症亦谓当温无疑独念桂附太热姑用补中益气尝之毫无进退忽悟吾亦蹈其误矣夫食虽不入而大便秘结症类虚寒而口渴喜饮盖衄血之来本因邪火上炽乃遽用血脱益气之法衄虽止而热不下发为囊痈

得分	评卷人

三、古文今译（1 至 5 题各 5 分，第 6 题 15 分，共 40 分）

1. 第以人心积习既久，讹以传讹，即决长波犹虞难涤；使辨之不力，将终无纠正日矣。此余之所以载思而不敢避也。

2. 之谬，尚不能堪，而况其甚乎！矧以方生之气，不思培植，而但知剥削，近则为目下之害，远则遗终身之赢，良可叹也！

3. 位之伤德，故忽而不营，非欲而强禁也；识厚味之害性，故弃而弗顾，非贪而后抑也。

4. 苟见枝叶之辞，去本而末是务，辄怒溢颜面，若将浼焉。

5. 口必甘味，和精端容，将之以神气，百节虞欢，咸进受气。饮必小咽，端直无戾。

6. 召玉诘问其状，对曰："医之为言意也。腠理至微，随气用巧；针石之间，毫芒即乖。神存于心手之际，可得解而不可得言也。针有分寸，时有破漏；重以恐惧之心，加以裁慎之志，臣意且犹不尽，何有于病哉？此其所为不愈也。"

得分	评卷人

四、阅读理解：仔细阅读下文，然后简明解答下列各题
（每题 10 分，共 20 分）

1. 观今之医，不念思求经旨，以演其所知；各承家技，终始顺旧。省病问疾，务在口给；相对斯须，便处汤药。按寸不及尺，握手不及足；人迎趺阳，三部不参；动数发息，不满五十。短期未知决诊，九候曾无髣髴；明堂阙庭，尽不见察。所谓窥管而已。夫欲视死别生，实为难矣！

（1）解释下列各词或成语的含义

演——　　　　　　　　　口给——

短期——　　　　　　　　明堂——

窥管——

（2）回答问题：本段文字所批评的医界现实可归纳为哪几类？你对此有何感想？

2. 论曰：昔汉严君平，博学无不通，卖卜成都。人有邪恶非正之问，则依蓍龟为陈其利害。与人子言，依于孝；与人弟言，依于顺；与人臣言，依于忠。史称其风声气节，足以激贪而厉俗。翁在婺得道学之源委，而混迹于医。或以医来见者，未尝不以葆精毓神开其心。至于一语一默，一出一处，凡有关于伦理者，尤谆谆训诲，使人奋迅感慨激厉之不暇。左丘明有云："仁人之言，其利溥哉！"信矣。若翁者，殆古所谓直谅多闻之益友，又可以医师少之哉？

（1）解释下列各词的含义

毓——　　　　　　　　　溥——

信——　　　　　　　　　谅——

少——

（2）回答问题：文中的"翁"是哪位医家？作者为何谈及严君平？

参考答案（B级）

一、

1. 包（象形）　　秉（会意）　　叉（指事）　　字（会意）　　　哉（形声）

2. 聚毒药以共医事（供）　　　　滋味煎其府藏（腑）

　　人之四支五藏（肢）　　　　今之游权门、食厚奉者（俸）

　　衣食之齐乖所由致也（剂）

3. 虵（蛇）　　闅（哄）　　徧（遍）　　覈（核）　　俛（俯）

4. 冬时有漱上气疾（嗽）　　　　农无畏则堕稼穑（隳）

　　终朝未餐，则嚣然思食（枵）　　兴言撰缉，勒成一家（辑）

　　未尝不以葆精毓神开其心（保）

5. 膚（肤）　　塵（尘）　　殼（壳）　　癰（痈）　　憂（忧）

6. 寻今义：寻找。动词。古义：八尺。长度单位。

　　斤今义：质量或重量单位。古义：砍物工具。

　　荐今义：推举；介绍。古义：草席；草垫子。

　　擘今义：大拇指。古义：分开。

　　赊今义：赊欠。古义：遥远。

二、

1. 扁鹊曰："其死何如时？"曰："鸡鸣至今。"曰："收乎？"曰："未也，其死未能半日也。""言臣齐勃海秦越人也，家在于郑，未尝得望精光，侍谒于前也。闻太子不幸而死，臣能生之。"中庶子曰："先生得无诞之乎？何以言太子可生也！臣闻上古之时，医有俞跗，治病不以汤液醴灑、镵石挢引、案扤毒熨，一拨见病之应，因五藏之输，乃割皮解肌，诀脉结筋，搦髓脑，揲荒爪幕，湔浣肠胃，漱涤五藏，练精易形。先生之方能若是，则太子可生也；不能若是，而欲生之，曾不可以告咳婴之儿！"

2. 给谏姜如农长君勉中，患衄不已，去血盈斗。一月后衄止，复患囊痈。六脉如丝，精神困惫。始犹健饮，渐至饘粥不入。先后医友但云虚而当补，莫测病根所在。于是参、耆不效，桂、附随之，愈补而形愈虚，愈温而气愈弱。最后沈明生至，时届冬至矣。据脉与症，亦谓当温无疑，独念桂、附太热，姑用补中益气，尝之毫无进退。忽悟：吾亦蹈其误矣。夫食虽不入，而大便秘结；症类虚寒，而口渴喜饮。盖衄血之来，本因邪火上炽，乃遽用血脱益气之法，衄虽止而热不下，发为囊痈。

三、

1. 只是因为人心积习已久，以讹传讹，即使打开堤防引来长波巨浪仍然担心难以清除，假使辨正它不够得力，将会永无挽回改正的日子了。这是我反复思考而不敢回避的原因啊。

2. 一剂方药的错用，尚且经受不了，又何况更厉害的攻伐呢？况且对于小儿正在生长发育中的机能、体质，如若不考虑加以培养扶植，却只知道摧残削弱，那么暂时的恶果是造成眼前的危害，未来的影响是留下终身的虚弱，实在叫人叹息啊！

3. 他们知道名利地位伤害精神，所以忽略而不谋求，不是思想上贪求而在行动上强行禁止；认识到膏粱厚味伤害性命，所以放弃而不顾惜，不是内心贪恋然后克制。

4. 他如果听到虚美的空谈，丢弃根本而追求末节，便满面怒容，好像将被玷污一样。

5. （进食时，）口吃食物一定要认为它的味道甘美，要使精神和谐，仪容端正，用高度集中的注意力帮助食物消化吸收，使周身愉悦欢欣，都能受纳水谷精气。饮食时必须小口吞咽，坐姿端正，不能暴饮暴食。

6. （和帝于是）把郭玉召来，责问其中的缘由，郭玉回答说："'医'是'意'的意思。肌肤组织非常精微，因此针刺时要随着患者经气的运行而使用巧妙的针刺技术；施行针术的时候，只要极细微的差误，就可能造成治疗上的过错。针刺时病人气血运行变化的细微感受，存在于医生的心手之间，能够理会却不能说清。针刺的深浅有一定限度，针刺的时间有一定的禁忌；加上惶恐畏惧的心情，再加上决定治疗方案时过分谨慎的思想，我内心的种种顾虑尚且不能消除，那么在治疗疾病方面又会有什么心思精力呢？这大概就是不能治愈他们的原因。"

四、

1.

（1）解释下列各词或成语的含义

演——推衍扩大。

口给——本义口才敏捷，言辞不穷。这里指夸夸其谈，口头应付。

短期——病危将死之期。

明堂——鼻子。

窥管——"以管窥天"的缩语。这里比喻观察片面，以偏概全。

（2）回答：本文所批评的医界现实可归纳为两类：一类为因循守旧，固步自封；一类为草率从事，观察片面。 感想（略）。

2.

（1）解释下列各词的含义

毓——养育。　　　　　　　溥——广大。

信——确实。　　　　　　　谅——诚信。

少——轻视。

（2）回答：这位医家是丹溪翁。作者之所以谈及严君平，是基于严君平与丹溪翁在人生经历、职业地位及劝世方式、客观作用等方面的相似性，试图借古贤严君平比照笔下的丹溪翁，以肯定、褒扬丹溪翁的道德成就。

（三）湖南（C级，2007年）

题次	一	二	三	四	总分	合分人	复分人
分数							

得分	评卷人

一、说文解字（每题5分，共30分）

1. 指出下列各字属何种造字法：
   休（　） 目（　） 天（　） 膏（　） 慕（　）

2. 写出下列各古字（即句中标有下划线者）相应的今字：
   以八减之<u>齐</u>和煮之（　）　　　　<u>县</u>车边，欲造佗（　）
   战国<u>从</u>横（　）　　　　　　　　郡守子知之，属使勿<u>逐</u>（　）
   偶然治<u>差</u>一病，则昂头戴面（　）

3. 写出下列各异体字的正字：
   悫（　） 晻（　） 尳（　） 澁（　） 蠡（　）

4. 写出下列各通假字（即句中标有下划线者）相应的本字：
   医经者，原人血脉、经<u>落</u>（　）　　而方<u>伎</u>中转失一真人矣（　）
   前史所传，<u>较</u>而论之（　）　　　　治病不以<u>案</u>抚毒熨（　）
   食医掌和王之六食凡君子之食恒<u>放</u>焉（　）

5. 写出下列各繁体字相应的简化字：
   晝（　） 膽（　） 癱（　） 竊（　） 膠（　）

6. 下列各词之古今词义有别，请分别解释其含义：
   好
   ／今义（如在"好意"一词中）——
   ＼古义（如在"甘水所，多好与美人"一句中）——

   咳
   ／今义（如在"咳喘"一词中）——
   ＼古义（如在"曾不可以告咳婴之儿"一句中）——

   父
   ／今义（如在"父子"一词中）——
   ＼古义（如在"初，有老父不知何出"一句中）——

／今义（如在"淫秽"一词中）——

淫

＼古义（如在"阴淫寒疾"一句中）——

／今义（如在"体谅"一词中）——

谅

＼古义（如在"殆古所谓直谅多闻之益友" 一句中）——

得分	评卷人

二、标点断句 （要求使用现代标点符号，每题 5 分，共 10 分）

1. 壬辰北渡寓东平至甲辰还乡里一日谓友人周都运德父曰吾老欲遗传后世艰其人奈何德父曰廉台罗天益谦甫性行敦朴尝恨所业未精有志于学君欲传道斯人其可也他日偕往拜之君一见曰汝来学觅钱医人乎学传道医人乎谦甫曰亦传道耳遂就学日用饮食仰给于君

2. 是故经中言丹砂者以类芙蓉而有光言当归者以类马尾蚕首言人参者以人形黄芩以腐肠附子八角甘遂赤肤类不可悉数若果土宜乃善则云生某所不当又云某者良也又经注曰始兴为上次乃广连则不必服正为始兴也

得分	评卷人

三、古文今译 （1 至 5 题各 5 分，第 6 题 15 分，共 40 分）

1. 六月丙午，晋侯欲麦。使甸人献麦，馈人为之。召桑田巫，示而杀之。将食，张，如厕，陷而卒。

2. 而先生独能以一刀圭活之，仆所以心折而信以为不朽之人也。虑此外必有异案良方，可以拯人，可以寿世者，辑而传焉，当高出语录陈言万万。

3. 又有一郡守病，佗以为其人盛怒则差，乃多受其货而不加治，无何弃去，留书骂之。郡守果大怒，令人追捉杀佗。郡守子知之，属使勿逐。守瞋恚既甚，吐黑血数升而愈。

4. 方技者，皆生生之具，王官之一守也。太古有岐伯、俞拊，中世有扁鹊、秦和，盖论病以及国，原诊以知政。

5. 观今之医，不念思求经旨，以演其所知；各承家技，终始顺旧。省病问疾，务在口给；相对斯须，便处汤药。

6. 又若病家之要，虽在择医，然而择医非难也，而难于任医；任医非难也，而难于临事不惑，确有主持，而不致朱紫混淆者之为更难也。倘不知此，而遍听浮议，广集群医，则骐骥不多得，何非冀北驽群？帷幄有神筹，几见圯桥杰竖？危急之际，奚堪庸妄之误投？疑似之秋，岂可纷纭之错乱？一着之谬，此生付之矣。

得分	评卷人

四、阅读理解：仔细阅读下文，然后简明解答下列各题
（每题 10 分，共 20 分）

1. 夫服药求汗，或有弗获；而愧情一集，涣然流离。终朝未餐，则嚣然思食；而曾子衔哀，七日不饥。夜分而坐，则低迷思寝；内怀殷忧，则达旦不瞑。劲刷理鬓，醇醴发颜，仅乃得之；壮士之怒，赫然殊观，植发冲冠。由此言之，精神之于形骸，犹国之有君也。神躁于中，而形丧于外，犹君昏于上，而国乱于下也。

（1）解释下列各词的含义

涣然——　　　　　　　　嚣然——

衔——　　　　　　　　　夜分——

殷——

（2）回答问题：本段文字阐述了一个什么中心论点？提示了怎样的养生原则？

2. 一妇人产后有物不上如衣裾，医不能喻。翁曰："此子宫也，气血虚故随子而下。"即与黄芪当归之剂，而加升麻举之；仍用皮工之法，以五倍子作汤洗濯，皱其皮。少选，子宫上。

（1）解释下列各词的含义

喻——　　　　　　　　　与——

濯——　　　　　　　　　皱——

少选——

（2）回答问题：本段文字说明了医者临证治疗中的一个什么特点？其黄芪、当归、升麻等药的运用，体现出他对哪位医家学术思想的继承？

参考答案（C级）

一、

1. 休（会意）　　目（象形）　　天（指事）　　膏（形声）　　慕（形声）

2. 以八减之<u>齐</u>和煮之（剂）　　<u>县</u>车边，欲造佗（悬）　　战国<u>丛横</u>（纵）

　　郡守子知之，<u>属</u>使勿逐（嘱）

　　偶然治<u>差</u>一病，则昂头戴面（瘥）

3. 惓（蠢）　　晻（暗）　　躭（耽）　　澁（涩）　　䖝（虫）

4. 医经者，原人血脉、经<u>落</u>（络）　　而方<u>伎</u>中转失一真人矣（技）

　　前史所传，<u>挍</u>而论之（校）　　治病不以<u>案</u>扤毒熨（按）

　　食医掌和王之六食凡君子之食恒<u>放</u>焉（仿）

5. 晝（昼）　　膽（胆）　　癰（痈）　　竊（窃）　　膠（胶）

6. 好今义：善良。古义：容貌美好。

　　咳今义：咳嗽。古义：婴儿笑。

　　父今义：父亲。古义：老年人。

　　淫今义：淫乱。古义：过度。

　　谅今义：谅解。古义：诚信。

二、

1. 壬辰北渡，寓东平；至甲辰还乡里。一日，谓友人周都运德父曰："吾老，欲遗传后世，艰其人奈何？"德父曰："廉台罗天益谦甫，性行敦朴，尝恨所业未精，有志于学，君欲传道，斯人其可也。"他日，偕往拜之。君一见曰："汝来学觅钱医人乎？学传道医人乎？"谦甫曰："亦传道耳。"遂就学，日用饮食，仰给于君。

2. 是故《经》中言丹砂者，以类芙蓉而有光；言当归者，以类马尾蚕首；言人参者，以人形；黄芩以腐肠；附子八角；甘遂赤肤。类不可悉数。若果土宜乃善，则云生某所，不当又云某者良也。又，《经》注曰："始兴为上，次乃广、连，则不必服。"正为始兴也。

三、

1. 六月丙午日，晋景公想要尝新麦，就命令主管公田的官员献来，又吩咐厨师烹制。随后召来桑田巫，将烹制好的麦食指给他看并杀了他。（接下来）正要进食时，晋景公忽然感到腹部胀满，于是便去上厕所，最后中气下陷而死。

2. 然而唯独先生能用少许药物使我活过来，这就是我之所以由衷佩服而且确实认为他是不朽之人的原因。料想此外他一定还有可以拯救人命并使世人长寿的奇特医案和高明医方，把它们编辑并使之传播，其价值一定超过语录陈言万万倍。

3. 又有一位郡守患病，华佗认为他这个人的病大怒才能治愈，于是多多地接受他的钱财却不加以治疗。不久又丢下他离去，还留封书信大骂郡守。郡守果然大怒，派人追捕杀掉华佗。郡守的儿子知道华佗的用意，嘱咐差役不要追逐。郡守愤怒已极，吐出几升黑血就病愈了。

4. 方技是使生命生存的工具，（掌握方技）是天子之官的一种职守。上古有岐伯、俞拊，中古有扁鹊、医和，他们论述病情就能推及国情，探求诊病的道理便可推知理政的方法。

5. 看看当今的医生，不考虑探究经典著作的含义，用来扩充自己的知识，而是各自秉承家传的技艺，自始至终沿袭旧法。诊察病人，询问病情，致力于口才敏捷；面对病人片刻，便处方用药。

6. 又如病家的要事，虽然是在选择医生，但是选择医生不是难事，而困难在于任用医生；任用医生不是难事，而困难在于遇事不慌，确有主张，而不至于真伪优劣混淆，这才是更困难的啊。如果不懂得这个道理，片面听取四处流传而没有根据的话，广泛地延请医生，结果是千里良马不可多得，哪一个不是冀北的劣马呢？军帐之中需要有人神机妙算，（现实中）遇到几个张良那样的杰出人物呢？在病情危重紧急的关头，怎能忍受得了庸医胡乱用药？在证候复杂不明的时候，怎能容许众多意见的相互干扰？一步的差错，病人的性命就断送了。

四、阅读理解：

1.

(1) 解释下列各词的含义

涣然——水盛貌。　　　　　　嚣然——饥饿貌。嚣，通"枵"，空虚。

衔——含，存在心里。　　　　夜分——夜半。

殷——深厚；深沉。

(2) 中心论点：神躁于中，而形丧于外。

养生原则：养生先要养神。

2.

(1) 解释下列各词的含义

喻——明白；知晓。　　　　　与——给予。

濯——浸洗。　　　　　　　　皴——使收缩。

少选——一会儿。

(2) 回答：临证治疗特点：内外合治。

其内治所用黄芪、当归、升麻等药物，乃"补中益气汤"的基本成分，可以体现出他对李东垣学术思想的继承。

（四）江西（A、B级合卷，2007年）

一、填空题：（每空1分，共15分。A、B均做）

1. 华佗发明全身麻醉剂＿＿＿＿＿＿，比欧洲人使用麻醉剂早＿＿＿＿＿＿年。

2. 《徐灵胎先生传》的作者是清代文学家＿＿＿＿＿＿。

3. 《大医精诚》一文论述的"精"是指＿＿＿＿＿＿，"诚"是指＿＿＿＿＿＿。

4. 汉字除一小部分是"独体字"以外，大多数是由几个部分组成的＿＿＿＿＿＿。

5. 《康熙字典》是按部首编排的。它把所收的字分成＿＿＿＿＿＿个部首。

6. 我国现存最早的目录书是＿＿＿＿＿＿。

7. 我国历史上第一部分析研究汉字的专书是＿＿＿＿＿＿。

8. 词义范围的＿＿＿＿＿＿、＿＿＿＿＿＿、＿＿＿＿＿＿，是词义演变的三种基本形式。

9. 句子按结构分类，可分为＿＿＿＿＿＿和＿＿＿＿＿＿两种。

10. 通过分析汉字的形体构造来掌握一个字的意义，这种方法称为＿＿＿＿＿＿。

二、单项选择题：（每小题1分，共15分。A、B均做）

1. 我国现存最大的一部中医类书是
   A. 《类经》
   B. 《珍本医书集成》
   C. 《四部总录医药编》
   D. 《古今图书集成·医部全录》

2. 《经籍籑诂》的主编是
   A. 杨树达　　　B. 符定一　　　C. 阮元　　　D. 刘淇

3. 下面属于会意字的是
   A. 病　　　B. 胃　　　C. 炙　　　D. 星

4. "极"的本义是屋脊之栋，它的直接引申义是
   A. 穷尽　　　B. 疲困　　　C. 边境　　　D. 顶点

5. "繇此言之，儒其可不尽心是书乎"中的"其"是
   A. 语气助词　　　B. 反问副词　　　C. 揣测副词　　　D. 祈使副词

6. "夫病多而方少，未有甚于温病者矣"中的"于"是
   A. 介词，在　　　B. 介词，对于　　　C. 介词，被　　　D. 介词，比

7. "发明至理，以遗教后世"中的"发明"义为
   A. 阐发说明　　　B. 创造　　　C. 明显　　　D. 解释

8. "疾之居腠理也，汤熨之所及也"中的"汤"义为
   A. 汤药　　　B. 热水　　　C. 羹汤　　　D. 药汁

9. 下列文句中有名词活用作动词现象的是
   A. 居贫，躬自稼穑，带经而农。
   B. 量其意趣，加字以昭其义。

C．存其可济于世者，部居别白，都成一编。

D．而贪常习故之流，犹且各是师说，恶闻至论。

10．下列文句中没有特殊语序现象的是

A．普依准佗治，多所全济。　　　B．遽辞以出，人咸不之信。

C．且惧世之未信之也。　　　D．取其色之美，而不必唯土之信。

11．"皆可以梁百尺之观"中的"梁"是

A．名词用作动词　　　　　　　　B．名词用作状语

C．意动用法　　　　　　　　　　D．使动用法

12．下列文句中"之"指代第一人称的是

A．尔时虽十周程张朱何益？而先生独能以一刀圭活之。

B．子之获是药几神乎！

C．扁鹊独奇之，常谨遇之。

D．郡守子知之，属使勿逐。

13．"葳谋虽属乎生知，标格亦资于诂训"意在强调

A．天资之聪明　　　B．知识之完备　　　C．方法之得当　　　D．训诂之重要

14．"何忍无急去药，以待不祥"中"去"的意思是

A．离去　　　　　B．去掉　　　　　C．收藏　　　　　D．到去

15．"闻"的本义是

A．嗅味　　　　　B．声望　　　　　C．听见　　　　　D．消息

三、词语解释题：（解释下列文句中划线词语的意义，每词语一分，共10分。A、B均做)

1．此病后三期当发
期

2．或阴阳两虚者，又当消息而用之
消息

3．合欢蠲忿，萱草忘忧
蠲

4．谬工之治病，实实虚虚
实实虚虚

5．今删其要，以备篇籍
删

6．卒然遭邪风之气
卒

7．稽其言有征
稽

8．验之事不忒

忒

9. 短期未知决诊

短期

10. 解其装，无长物

长

五、古文今译题：（共30分。A级全做，B级做前5题）

1. 翁以母病脾，于医亦粗习，及闻文懿之言，即慨然曰："士苟精一艺，以推及物之仁，虽不仕于时，犹仕也。"乃悉焚弃向所习举子业，一于医致力焉。

2. 赞曰：纪称德成而先，艺成而后，似乎德重而艺轻。不知艺也者，德之精华也。德之不存，艺于何有？

3. 有贪得无知，轻忽人命，如病在危疑，良医难必，极其详慎，犹冀回春；若辈贪功，妄轻投剂，至于败坏，嫁谤自文。此贪倖之流也。

4. 每一书已，向辄条其篇目，撮其指意，录而奏之。会向卒，哀帝复使向子侍中奉车都尉歆卒父业。

5. 夫释缚脱艰，全真导气，拯黎元于仁寿，济羸劣以获安者，非三圣道，则不能致之矣。

6. 孔子曰："能近取譬，可谓仁之方也已。"夫仁为心性之学，尚不可以无方，况于百家众艺，可以无方而能善此乎？

七、标点注释题：（给下面短文加上现代标点，并注释带线词语。合30分。A级全做，B级做1、2题）

1. 予治方最久有方之良者辄为疏之世之为方者称其治效常喜过实予所谓良方者必目睹其验始著于篇闻不预也然人之疾如向所谓五难者方岂能必良哉一睹其验即谓之良殆不异乎刻舟以求遗剑者予所以详著其状于方尾疾有相似者庶几偶值云尔

A. 治　　B. 辄　　C. 始　　D. 向　　E. 庶几　　F. 值

2. 后闻许文懿公得朱子四传之学讲道八华山复往拜焉益闻道德性命之说宏深粹密遂为专门一日文懿谓曰吾卧病久非精于医者不能以起之子聪明才智异常人其肯游艺于医乎即慨然曰士苟精一艺以推及物之仁虽不仕于时犹仕也乃悉焚弃向所习举子业一于医致力焉

A. 益　　B. 之　　C. 子　　D. 其　　E. 苟　　F. 一

3. 五亩之宅树之以桑五十者可以衣帛矣鸡豚狗彘之畜无失其时七十者可以食肉矣百亩之田无夺其时八口之家可以无饥矣谨庠序之教申之以孝悌之义颁白者不负戴于道路矣衣帛食肉黎民不饥不寒而不王者未之有也

A. 衣　　B. 夺　　C. 谨　　D. 孝悌　　E. 颁　　F. 负

（五）江西（A、B级合卷，2010年）

一、填空（20分）　（B级做1—10题，A级做6—15题。每空1分）

1. 我国古代最早是用"读若法"来给汉字注音的。后来发展为"_____法"和"_____法"。

2. 我国古代最大的医方类书是《_____》。我国现存最大的医学类书是《_____》。

3. 古字，文字学上也称"_____文"，今字也称"_____"。

4. 古代将每月的第一天叫做"_____"，每月的最后一天叫做"_____"。

5. 在《类经·序》中，"生成之道，两仪主之"的"两仪"，是指_____，"五内洞然，三垣治矣"的"三垣"，是指_____。

6. "雜"与"藉"的简化字分别是"_____"与"_____"。

7. "覉"与"犇"分别是"_____"与"_____"的异体字。

8. 在"道者，圣人行之，愚者佩之"（《素问》）中，"佩"通"_____"。在"浩浩乎如冯虚御风，而不知其所止"（《前赤壁赋》）中，"冯"是古字，今字写作"_____"。

9. 在"未至，公梦疾为二竖子"（《秦医缓和》）中，"竖子"指_____。在"若太子病，所谓尸厥者也"（《扁鹊传》）中，"尸厥"是古病名，指_____。

10. "一傅众咻"，一般比喻_____。"御风以絺"，一般比喻_____。

11. 在《说文解字》中，术语"从某，从某"是用来解说_____字的；"从某，某亦声"，是用来解说_____字的。

12. 在"张养之令侄女，患汛愆而饮食渐减"（《医案三则》）中，"愆"的读音是_____，"汛愆"是指_____。

13. 既解释古书原文，又解释前人传注的注释体例叫作"_____"，也叫作"_____"。

14. 古书中的"_____"，可用来称指八月；"阳"可用来称指_____月。

15. 按照"六十甲子"，"甲子"后一位是"_____"，"癸亥"前一位是"_____"。

二、单项选择题（20分）　（每小题只有一个正确答案，请将所选答案的序号填入题后括号内。B级做1—20题，A级做11—30题。每小题1分）

1. 许慎所谓"视而可识，察而见意"，是解说"六书"中的

    A. 象形　　　　B. 指事　　　　C. 会意　　　　D. 形声

2. 在"九江之元龟，皆可以卜"（《与崔连州论石钟乳书》）中，"元"义为

    A. 大　　　　　B. 圆　　　　　C. 野生　　　　D. 游动

3. 在"一妇人产后有物不上如衣裙，医不能喻"（《丹溪翁传》）中，"喻"义为

    A. 明白   B. 说明   C. 比喻   D. 治愈

4. 在"古人好服食者，必有奇疾"（《用药如用兵论》）中，"奇"义为

    A. 怪   B. 大   C. 奇特   D. 罕见

5. 在"顾其方，旁涉元禁，琐及游戏"（《串雅·序》）中，"顾"义为

    A. 回顾   B. 察看   C. 注意   D. 只是

6. 以下不能替换"帝乃令贵人羸服变处，一针而差"（《郭玉传》）中"差"的是

    A. 瘳   B. 笃   C. 已   D. 起

7. 在"惟求免怨，诚然得矣；坐失机宜，谁之咎乎"（《不失人情论》）中，"咎"义为

    A. 灾祸   B. 罪责   C. 失败   D. 过失

8. 在"文懿得末疾，医不能疗者十余年"（《丹溪翁传》）中，"末疾"是指

    A. 足部的病   B. 轻微的病   C. 严重的病   D. 四肢的病

9. 在"以为《本草经》者，神农之所作，不刊之书也"（《新修本草·序》）中，"不刊"义为

    A. 不同寻常   B. 不能改动   C. 不曾校定   D. 不易流传

10. 在"然有阴虚火动，或阴阳两虚湿热自盛者，又当消息而用之"中，"消息"义为

    A. 询问病情   B. 增加药量   C. 减少药量   D. 斟酌考虑

11. 在"岑岑周体，如痁作焉"（《鉴药》）中，"岑岑"充当的结构成分是

    A. 主语   B. 谓语   C. 定语   D. 状语

12. 在"子之大父一瓢先生，医之不朽者也"中，充当句子主语和谓语的短语结构分别是

    A. 述宾 主谓   B. 偏正 述补

    C. 同位 偏正   D. 主谓 述宾

13. 以下出现名词活用作状语的是

    A. 市有先死者，则市而用之。（《大医精诚》）

    B. 雄州雾列，俊彩星驰。（《滕王阁序》）

    C. 都成一编，名之曰《串雅》。（《串雅·序》）

    D. 障百川而东之，回狂澜于既倒。（《进学解》）

14. 以下不含约数词语的句子是

    A. 乃以辛凉之剂，吐痰一升许。（《丹溪翁传》）

    B. 臣意即为柔汤使服之，十八日所而病愈。（《仓公传》）

    C. 乃出药一丸，可兼方寸。（《鉴药》）

    D. 年十四，补诸生；三试于乡，不售。（《李时珍传》）

15. 以下不含有语气助词的是

    A. 不谋而遐迩自同，勿约而幽明斯契。（《素问注·序》）

B．余何人斯，敢妄正先贤之训！ （《类经·序》）

C．或同或异，各存所见，以备参稽。 （《医方集解·序》）

D．五味或爽，时昧甘辛之节。 （《新修本草·序》）

16．以下句中"其"表祈使语气的是

A．凡吾侪同有性命之虑者，其毋忽于是也！ （《病家两要说》）

B．繇此言之，儒其可不尽心于是书乎？ （《类经·序》）

C．身非木石，其能久乎？ （《养生论》）

D．苟不以闭塞其涓涓之流，则滔天之势不能遏。 （《不治己病治未病论》）

17．以下属于声训的是

A．皿虫为蛊。　　　　　　　　B．医之为言意也。

C．望而知之谓之神。　　　　　D．洗心曰斋，防患曰戒。

18．"补水所以制火，益金所以平木，木平则风息，火降则热除" （《菊》）中，所用的修辞方法是

A．举隅　　　　　B．互备　　　　　C．分承　　　　　D．错综

19．在"医方卜筮，艺能之难精者也" （《大医精诚》）中，"艺能之难精者"应今译为

A．是难以精通的技艺　　　　　B．是技艺中难以精通的一种

C．技艺是难以精通的　　　　　D．技艺难以精通

20．"表实者里必虚，里实者表必虚，经实者络必虚，络实者经必虚。" （《汗下吐三法该尽治病诠》）就邪气实与正气虚的关系来说，表明

A．邪气实是因，正气虚是果　　B．正气虚是因，邪气实是果

C．邪气实和正气虚互为因果　　D．邪气实和正气虚互不相干

21．以下不含通假字的句子是

A．医师掌医之政令，聚毒药以共医事。 （《医师章》）

B．木之阴阳，尚有坚脆；坚者不入，脆者皮驰。 （《灵枢》三则）

C．水动而景摇，人不以定美恶；水势玄也。 （《解蔽》）

D、将之以神气，百节虞欢，咸进受气。 （《尽数》）

22．在"然犹未敢自信，且惧世之未信之也，藏诸笥者久之" （《温病条辨》叙）中，"诸"义为

A．之　　　　　B．于　　　　　C．之于　　　　　D．许多

23．在"头童齿豁，竟死何裨" （《进学解》）中，"头童"意为

A．秃头　　　B．头疼　　　C．烦恼　　　D．苦闷

24．在"气升而腴，中失其枢，火官司令，烁金于炉" （《赠医师葛某序》）中，"腴"义为

A．肥胖　　　B．鼓满　　　C．胀痛　　　D．堵塞

25．在"广暂腾而上胡儿马" （《李将军列传》）中，"暂"义为

A．突然　　　B．临时　　　C．权且　　　D．通"斩"，斩杀胡兵

26. 在"胶柱和之，七弦由是而不谐矣，无他，希声之妙，非开指所能知也"（《诸医论》）中，"希"义为

    A. 细微　　　　B. 通"稀"　　　　C. 和谐　　　　D. 优美

27. 下列有关《经籍籑诂》的叙述有错误的是

    A. 训诂学专著　　　　　　　B. 收集的是唐代以前的训诂材料
    C. 清代阮元主编　　　　　　D. 按部首编排

28. 下列反切中必然是错误的一项是

    A. 眚　诗梗切　　　　　　　B. 疢　昌震切
    C. 龋　丘雨切　　　　　　　D. 瘵　尺察切

29. 在"外无期功强近之亲，内无应门五尺之僮"（《陈情表》）中，"期"指

    A. 五个月丧服　　B. 十个月丧服　　C. 一年丧服　　D. 二年丧服

30. 在"右㕮咀都作一服水二大盏煎至一盏去渣温服食后气盛者宜服面白脱色气短者勿服"中，"温服食后"的标点应为

    A. 温服，食后。　　B. 温服。食后　　C. 温服食后　　D. 温服食后。

三、用现代汉语翻译下列文言段落（30分）（B级做1—5题，A级全做）

1. 医经者，原人血脉经络骨髓阴阳表里，以起百病之本，死生之分，而用度汤石针火所施，调百药齐和之所宜。

2. 使圣人预知微，能使良医得早从事，则疾可已，而身可活也。人之所病，病疾多；而医之所病，病道少。

3. 是役也，余诚以前代诸贤注有未备，间有舛错，掩质埋光，俾至道不尽明于世者，迨四千余祀矣。因敢忘陋效颦，勉图蚊负。

4. 一旦有疾，不得已而付之庸劣之手，最非计之得者。子之所慎，斋战疾。凡吾侪同有性命之虑者，其勿忽于是焉！

5. 假若天机迅发，妙识玄通，蒇谋虽属乎生知，标格亦资于诂训，未尝有行不由径，出不由户者也。然刻意研精，探微索隐，或识契真要，则目牛无全，而命世奇杰，时时间出焉。

6. 夫天布五行，以运万类；人禀五常，以有五脏。经络府俞，阴阳会通；玄冥幽微，变化难极。

7. 其声呜呜然，如怨如慕，如泣如诉；余音袅袅，不绝如缕。舞幽壑之潜蛟，泣孤舟之嫠妇。（《前赤壁赋》）（A级题，6分）

四、给下列文言段落加上标点符号，并解释加"＿"的词语（30分）（B级做1—2题，每小题15分；A级全做，每小题10分）

1. 或时惠王吞蛭蛭偶自出食生物者无有不死腹中热也初吞蛭时未死而腹中热蛭动作故腹中痛须臾蛭死腹中痛亦止蛭之性食血惠王心腹之积殆积血也故食血之虫死而积血之病愈食生物无不死死无不出之后蛭出安得祐乎令尹见楚王有不忍之德知蛭入腹中

必当死出因再拜贺病不为著己知来之德以喜惠王之心是与子韦之言星徙太卜之言地动无以异也（《楚惠王吞蛭辨》）

  （1）偶　 （2）须臾　 （3）殆　 （4）安

  （5）著　 （6）徙

  2. 吁余何人斯敢妄正先贤之训言之未竟知必有阙余之谬而随议其后者其是其非此不在余而在乎后之明哲矣虽然他山之石可以攻玉断流之水可以鉴形即壁影萤光能资志士竹头木屑曾利兵家是编者倘亦有千虑之一得将见择于圣人矣何幸如之独以应策多门操觚只手一言一字偷隙毫端凡历岁者三旬易稿者数四方就其业所谓河海一流泰山一壤盖亦欲共掖其高深耳（《类经》序）

  （1）竟　 （2）攻　 （3）见择　 （4）操觚

  （5）数四　 （6）河海一流

  3. 方其系燕父子以组函梁君臣之首入于太庙还矢先王而告以成功其意气之盛可谓壮哉及仇雠已灭天下已定一夫夜呼乱者四应仓皇东出未及见贼而士卒离散君臣相顾不知所归至于誓天断发泣下沾襟何其衰也岂得之难而失之易欤抑本其成败之迹而皆自于人欤书曰满招损廉受益忧劳可以兴国逸豫可以亡身自然之理也（《五代史·伶官传》序）

  （1）方　 （2）函　 （3）矢　 （4）誓天

  （5）抑　 （6）逸豫